·专科护理与管理系列丛书·

心血管外科专科护理服务能力与管理指引

主　审　李亚雄

主　编　邢竹惠　陈文敏　刘雪莲

辽宁科学技术出版社
LIAONING SCIENCE AND TECHNOLOGY PUBLISHING HOUSE

拂石医典
FU SHI MEDBOOK

图书在版编目（CIP）数据

心血管外科专科护理服务能力与管理指引/那竹惠，陈文敏，刘雪莲主编．—沈阳：辽宁科学技术出版社，2018.8（2024.6重印）

ISBN 978-7-5591-0993-4

Ⅰ．①心…　Ⅱ．①那…②陈…③刘…　Ⅲ．①心脏外科学—护理学②血管外科学—护理学　Ⅳ．①R473.6

中国版本图书馆CIP数据核字（2018）第243316号

出版发行：辽宁科学技术出版社
北京拂石医典图书有限公司
地　　址：北京海淀区车公庄西路华通大厦B座15层
联系电话：010-57262361/024-23284376
E - mail：fushimedbook@163.com
印 刷 者：北京建宏印刷有限公司
经 销 者：各地新华书店

幅面尺寸：140mm×203mm
字　　数：372千字　　印　　张：14.5
出版时间：2018年11月第1版　　印刷时间：2024年6月第2次印刷

责任编辑：李俊卿　　责任校对：梁晓洁
封面设计：潇　潇　　封面制作：潇　潇
版式设计：天地鹏博　　责任印制：丁　艾

如有质量问题，请速与印务部联系　联系电话：010-57262361

定　　价：58.00元

编委会名单

主　审　李亚雄

主　编　那竹惠　陈文敏　刘雪莲

副主编　皮静虹　付琼芬　雷　宇

编　者　（以姓氏笔画为序）

王艳红　王　飞　王平娟　孔棰竹

邓文娟　龙　俊　申国燕　付兰舒

冯雯娟　光芹丽　刘秋含　刘　艳

祁　敏　孙云华　孙　超　邹弘麟

李从佑　李金丽　李建琼　李婧菡

李雅婷　李　捷　李　思　杨克艳

杨虎涛　杨　佳　杨民慧　张金美

张　娟　张　敏　张　瑞　张嘉玲

陈柱云　陈跃清　欧阳晶　罗晓琼

周开秀　单思碧　赵丽华　胡　娟

皋娴媛　晏圆婷　殷　亚　高弋清

黄双凤　鲁秀珠　缪永萍

《专科护理与管理系列丛书》
前 言

随着我国医疗卫生事业的蓬勃发展，护士在健康管理、疾病预防、急危重症救护、患者照护、慢病管理、老年护理等各个领域将迎来新的机遇和挑战，在这样的新形势下，临床专科护理服务能力已成为体现护理专业内涵、确保病人安全的重要保证之一。

为适应医学学科的发展和患者的需求，昆明市延安医院护理部在查阅大量相关资料的基础上，组织各临床专科护理管理人员，结合临床工作实际共同编写了《专科护理与管理系列丛书》，该丛书有三大特点：

一是具有严谨的科学性和先进性。丛书以护理程序为框架、以优质护理为方向，落实责任制整体护理，结合临床专科建设与管理指南，重点研究专科护理工作的要求，找准专科护理的要点，对护理工作进行全面、全程的管理，以提高临床护理能力，不断提升护理管理水平，建立护理服务的长效机制。

二是具有较强的实用性和可操作性。丛书密切结合临床，详细介绍了各专科常见疾病的护理要点和护理技术、专科危急重症抢救与护理、护理质量控制与管理，对规范护理人员的职业行为、提高专业技术能力将起到很好的指导作用。

三是体现专业化、精细化。该丛书内容丰富翔实，阐述流畅严谨，编排层次清晰，切合现代护理管理及临床专科护理的实际，可供各级各类医院护理管理、临床护理、护理教学人员参考阅读。

医学发展日新月异，护理专业迅猛发展，希望通过这样一套兼顾实用性与针对性的丛书，切实帮助各级各类医院进一步完善护理服务体系，提高护理技术水平，提升专科服务能力，改善护理服务质量。期待各位护理人员立足当下，创新发展，促进护理服务精准对接人民群众的健康需求，在“健康中国”建设的宏伟蓝图中画上浓墨重彩的一笔。

2018年8月

前言

近年来，我国罹患心血管疾病的患者仅次于肿瘤，心血管疾病已成为严重危害我国大众健康的主要疾病之一。随着医疗水平的不断提高，大量新业务、新知识、新技术应用于临床，这些变化和发展要求医护人员要不断提高充实自己的业务知识和技术水平，以适应医疗的不断发展，为患者提供更加舒适、安全、优质的护理。对于已经确诊有手术指征的心血管疾病患者来说，平稳度过围手术期至关重要。因而，精湛的心外科手术技术以及优质的专科护理是手术成功的关键。

昆明市延安医院心脏大血管外科是国家级临床重点专科建设项目、市级医学重点学科，昆明医科大学博士、硕士学位授予学科，国家卫计委首批心脏移植定点医院（目前省内唯一能够独立开展心脏移植手术的资质医院），国家级住院医师规范化培训基地。拥有“云南省心血管外科研究所”“云南省心血管疾病重点实验室”“云南省心脏大血管外科关键诊疗技术创新团队”“云南省心血管外科治疗技术创新团队”“云南省心脏大血管疾病外科治疗技术国际联合研究中心”“云南省王春生专家工作站”以及“昆明市朱晓东院士工作站”等内设研究机构和科研平台；2013 年被评为云南省成人 ICU 专科护士培训基地；2015 年 10 月被批准为“昆明市心脏大血管外科重症护理技术中心”；2018 年 4 月被批准为“昆明市心脏大血管外科护理技术中心”。拥有四个外科病区（152 张床位）、2 个 ICU 病区（50 张床位）、9 间专用层流手术室、两个实验室，是云南省心脏大血管外科的医疗、教学、科研及人才培养基地，是西南地区规模最大的心脏外科中心。2015 年 5 月，国家医疗数据中心发布“中国最佳临床学科评估排行榜”，心脏大血管外科位列心外科全国排名第十三位。2015 年，体外循环手术量突破 2000 例，达到 2046 例。随着科室的发展壮大，实施亚专业分科，常规开设：婴幼儿（先天性心脏病）心脏外科、成人心脏外科、冠脉外科、主动脉（大血管疾病）外科、微创心脏外科五个亚专业。开展的手术包括：新生儿、疑难、复杂先天性心脏病手术重症及联合瓣膜置换术，儿童瓣膜置换术，胸腔镜辅助下瓣膜置换术，瓣膜置换术 + 冠状动脉旁路移植术，瓣膜成形术，冠状动脉旁路移植术，大血管手术，心脏移植术，其中绝大部分手术已成为常规手术。护理监护水平与外科治疗水平齐头并进，共同发展，形成了一套高效率、高质量的相对应的围术期护理模式，五个与亚专业外科治疗相匹配的护理亚专科团队。同时，护理人员也在长期的护理实践中积累了丰富的心血管疾病患者围术期护理经验。

随着科室亚专科学科发展的需要，为贯彻落实《全国护理事业发展规划（2016 – 2020 年）》《健康中国 2030 规划》《全国医疗卫生服务体系规划（2015 – 2020 年）》工作，要求心脏外科护理人员不仅要掌握全面、系统的专业知识，还要熟练掌握专科操作技能及急救、抢救能力。为提高心脏外科护理人员专科护理水平和急救、抢救能力，秉承科学性与实践性并重的态度，我们与医院护理部共同联合组织制定并撰写了《心血管外科专科护理服务能力与管理指引》。

本书内容以心外科疾病围手术期护理为主线，简洁具体地介绍了心脏大血管外科五个亚专科疾病的动态护理指引、健康教育指引、紧急病情变化指引、专科用药指引、护理评价及出院准备度，以及心外科常用护理技术、心外科专科护理质量评价指标、常用药物等。本书全面收集最新素材，从国内外同类专著中吸取实用资料，结合临床实际工作、科研中的工作经验，化繁为简、化字为图，在总结上万例心血管疾病围术期处理经验的基础上撰写而成。全书共十一章，编排系统有序、内容翔实、重点突出，具有很强的针对性、指导性和可操作性，可作为临床心外科护理人员的工作指引及培训手册，为临床专科护士提供前沿、实用、易掌握、可操作、与医疗发展同步的护理指引，对培养、指导、规范临床专科护士能力提升具有重要意义。

本书的编写得到了云南省心血管外科研究所李亚雄教授的大力支持，李亚雄教授对本书的编写提纲、内容提出了许多宝贵意见，并在百忙中为本书审稿，在此谨表最衷心的感谢和崇高的敬意。对本书所涉及参考文献的作者表示诚挚的谢意。

本书内容凝聚了40余名作者丰富的临床护理经验。为了提高本书的编写质量，我们已尽了最大的努力，但由于本书内容涉及面较广，执笔者较多，且都是利用百忙工作之余撰写书稿，实属不易，且水平和能力有限，疏漏不足之处在所难免，恳请专家、读者批评指正。更希望有志于本专业的同道共同切磋，加强交流，为促进医院专科护理质量持续改进而努力。

编者

2018年10月

目录

≪第一章

绪论

第一节 正常心脏的解剖及血液循环

一、心脏的位置、外形和毗邻

心脏是一个中空的肌性纤维器官，形似倒置的、前后稍扁的圆锥体，周围裹以心包，斜位于胸腔中纵隔内。心脏横径的 1/3 位于中线右侧，2/3 位于中线左侧（图 1－1－1）。

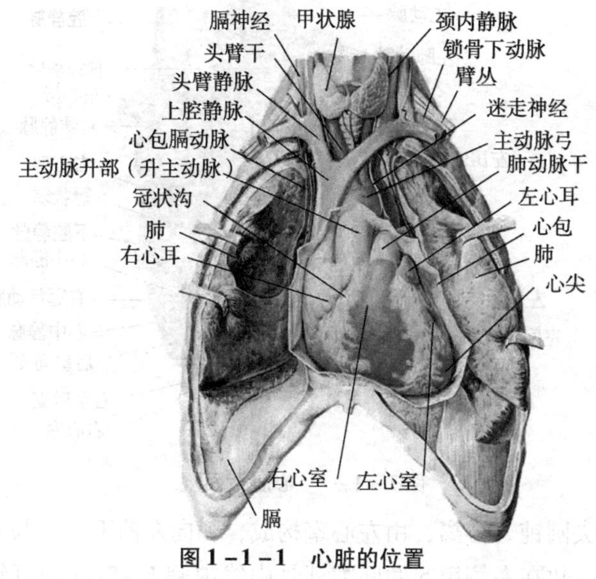

图 1－1－1 心脏的位置

心可分为一尖、一底、两面、三缘，表面有4条沟（图1-1-2，图1-1-3）

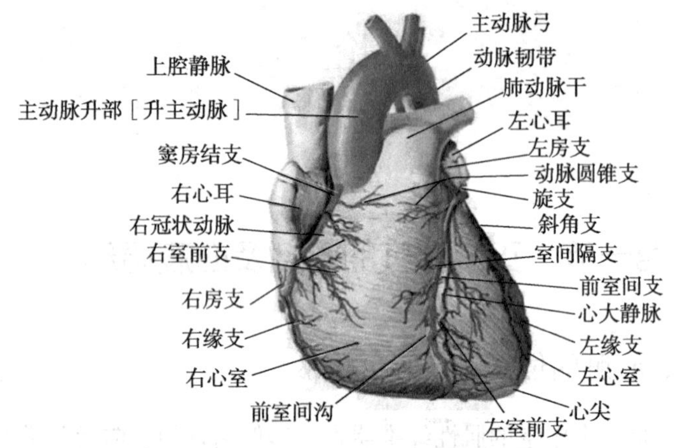

图1-1-2　心脏前面观

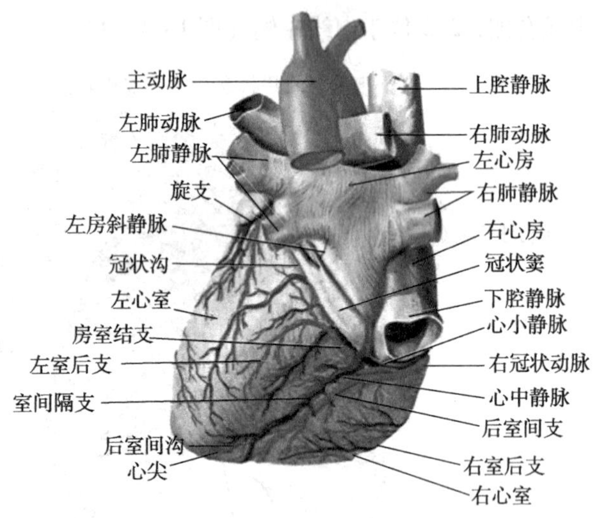

图1-1-3　心脏后面观

心尖圆钝、游离，由左心室构成，朝向左前下方，与左胸前壁接近，故在左侧第5肋间隙锁骨中线内侧1～2cm处可触及心尖搏动。心底朝向右后上方，主要由左心房和小部分的右心房构成，上下腔静脉分别从上下方注入右心房，左右肺静脉分别从左右侧注入左心房。心底部被出入心的大血管根部和心包折返缘所固定。心底后面膈心包后壁与食管、迷走神经和胸主动脉相邻。心脏前面紧贴胸壁为胸壁面，其前面的坚固胸骨在钝性损伤时对心脏起保护作用。其下面紧贴膈肌为膈面，范围较大。心脏的下缘较锐，介于膈面和胸肋面之间。左缘胸肋面和肺之间，绝大部分由左心室构成，仅上方一小部分由左心耳参与。右缘由右心房构成。心表面有 4 条沟，为冠状沟（房室沟）、前室间沟、后室间沟和后房间沟。

二、心腔

（一）右心房

右心房（right atrium）壁薄，表面光滑。右心耳短小，呈三角形，基底部宽大，其上缘与上腔静脉交界处有窦房结，为心脏起搏点所在处。近房间隔的中部有一卵圆形的浅凹陷，除下缘外，周围有增厚的嵴缘，称为卵圆窝。卵圆窝前上缘可能有未闭的小裂口与左心房相通，称为卵圆孔未闭。

三尖瓣孔与右心房室孔位于右心房内面的前下部，正常瓣孔可容纳三指尖。腔静脉窦位于右心房的后部，内壁光滑，无肌性隆起。内有上下腔静脉口和冠状窦口。上腔静脉口开口于腔静脉窦的上部。下腔静脉口开口于腔静脉窦的下部，在下腔静脉口的前缘有下腔静脉瓣，下腔静脉瓣在胎儿时有引导下腔静脉血经卵圆孔流入左心房的功能，出生后瓣膜逐渐退化，形成一残迹。冠状窦口位于下腔静脉口与右房室口之间，可容纳一指尖。冠状窦口是鉴别继发孔型和原发孔型房间隔缺损的重要标志，位于冠状窦后上方的缺损为继发孔型缺损，而在冠状窦开口前下方的缺损为原发孔型缺损。

（二）右心室

右心室（right ventricle）主要由两部分组成。一部分是流入道，为右心室的体或窦部，右心室流入道的入口为右房室口，呈卵圆形，其周围由致密结缔组织构成的三尖瓣环围绕。三尖瓣（tricuspid valve）又称右房室瓣，基底附着于三尖瓣环上，游离缘垂入心室腔。三尖瓣有三个瓣叶：隔瓣、前瓣、后瓣。隔瓣的基底部通过纤维环连接在室间隔上，游离缘通过腱索直接与室间隔相连。前瓣的基底部通过纤维环连接在右心室前壁上，其游离边缘通过腱索固定，大部分腱索与前乳头肌相连，其余的分布在邻近的隔叶和室间隔隔束区域。后瓣的基底部通过纤维环连接到右心室的后壁（膈面），游离缘通过腱索连接到乳头肌上。三个瓣叶的解剖结构使得三尖瓣的功能较二尖瓣更加复杂。成人三尖瓣口面积大约是 $8cm^2$，瓣环周长是 11 ~ 14cm。

另一部分是流出道，为右心室的漏斗部。右心室漏斗部的上界是肺动脉瓣，漏斗部的下界为室上嵴，其内壁光滑，漏斗部的后壁较薄，紧贴于主动脉根部的前壁。肺动脉瓣由三个半月瓣组成，前瓣略偏左侧，肺动脉瓣环是处于肺动脉主干和右心室流出道肌壁之间的一个界限不清楚的构造，主要由肺动脉根部、肺动脉瓣附着的纤维组织和右心室的肌肉组织构成。

（三）左心房

左心房（left atrium）是 4 个心腔中最靠后的一个心腔，其前方有升主动脉和肺动脉，后方与食管相毗邻。左心房亦可分为前部的左心耳和后部的左心房窦。左心耳较右心耳狭长，壁厚，边缘有几个深陷的切迹。由于左心耳腔面凹凸不平，当心功能障碍时，心内血流缓慢而容易形成血栓。左心房窦又称固有心房，其后壁有 4 个孔，左右各二，为肺静脉入口，左心房窦前下部借左房室口通左心室。

(四) 左心室

左心室 (left ventricle) 位于右心室的左后方，呈圆锥形，锥底被左房室口和主动脉口所占据。左室壁厚度约为右室壁厚度的3倍。左心室前壁介于前室间沟、房室沟和左冠状动脉旋支的左缘支三者之间的区域内，血管较少，是进入左心室腔的唯一壁面，被称为外科手术壁。左心室腔以二尖瓣前尖为界分为左后方的流入道和右前方的流出道两部分。

流入道又称左心室窦部，位于二尖瓣前尖的左后方，其主要结构为二尖瓣复合体，包括二尖瓣环、瓣叶、腱索和乳头肌。左心室流入道的入口为左房室口，口周围的致密结缔组织环为二尖瓣环。二尖瓣 (mitral valve) 又称左房室瓣。二尖瓣叶是一个整体结构，但前后瓣叶各有功能。前瓣叶基底大约占瓣环周长的1/3，而后瓣叶大约为基底周长的2/3，前瓣叶比后瓣叶狭长，但两瓣叶面积大小近似。两瓣叶相互连接处称为交界，有前后两个交界。正常成人二尖瓣的开口面积是4 ~ 5cm^2，是风湿性心脏病容易受累的瓣膜。

流出道又称主动脉前庭、主动脉圆锥或主动脉下窦，为左心室的前内侧部分，由室间隔上部和二尖瓣前尖组成，室间隔构成流出道的前内侧壁，二尖瓣前尖构成后外侧壁。流出道的下界为二尖瓣前尖下缘平面，此处室间隔呈一凸起，凸起上方室间隔向右方凹陷形成半月瓣下小窝，室间隔膜部即位于这个平面。流出道的上界为主动脉口，位于左房室口的右前方，口周围的纤维环主动脉瓣环上附有3个半月形的瓣膜，称主动脉瓣。主动脉瓣的功能不仅仅依赖于主动脉瓣叶，因此最好把主动脉根部结构视为一个整体。主动脉根部有4个解剖结构：主动脉环、主动脉瓣叶、主动脉窦和窦管交界。主动脉环连接主动脉根部与左心室，呈扇形嵌入主动脉瓣叶，瓣叶形状类似半月形。主动脉环大约45%附着于室间隔，55%附着于纤维组织，近侧由瓣环、远端由窦管交界包围着的主动脉壁部分是主动脉窦。机体共有三个主动脉窦和三个瓣叶，分别为：右主动脉窦（瓣）、左主动脉窦（瓣）和无冠状动脉窦（瓣）。左冠状动脉起自左主动脉窦，右冠状动脉起自右主动脉窦。按瓣膜的方位分为左半月瓣、右半月瓣和后半月瓣（图1－1－4）。

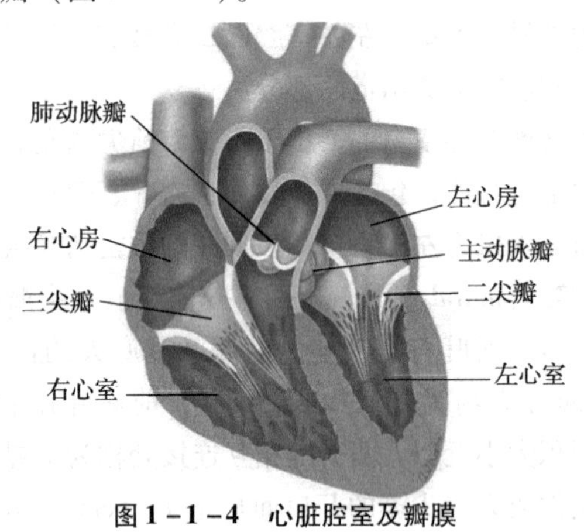

图1－1－4　心脏腔室及瓣膜

三、心脏的内部结构

（一）心纤维性支架

心纤维性支架由致密结缔组织构成，位于房室口、肺动脉口和主动脉口的周围。心纤维性支架质地坚韧而富有弹性，为心肌纤维和心瓣膜提供了附着处，在心肌运动中起支持和稳定作用。人的心纤维性支架随着年龄的增长可发生不同程度的钙化，甚至骨化。心纤维性支架包括：左右纤维三角、4个瓣膜的纤维环（肺动脉瓣环、主动脉瓣环、二尖瓣环和三尖瓣环）、圆锥韧带、室间隔膜部和瓣膜间隔等。

（二）心壁

心壁由心内膜、心肌层和心外膜组成。心内膜是一层薄的内皮层，包覆在心房和心室壁的内表面。心肌层由心肌细胞组成，是心壁的主要组成部分，具有收缩和舒张功能。另外有少量特殊的心肌细胞，具有传导性和自律性，组成心脏的传导系统。心外膜由覆盖上皮的结缔组织构成心脏的外层，即浆液性脏层心包。

（三）心间隔

心的间隔把心分隔为容纳动脉血的左半心和容纳静脉血的右半心，它们之间互不相通。左右心房之间为房间隔，左右心室之间为室间隔，心房与心室之间为房室隔。

四、心脏的血管

心脏和其他器官一样需要足够的养分供应才能存活。心脏本身的血液供应几乎全部是由冠状动脉供应的，只有少部分心内膜表面组织的养分是由心腔供应的。尽管心仅占体重约0.5%，但冠脉血流总量却占心输出量的4%～5%。

（一）冠状动脉

冠状动脉分为左右冠状动脉，左冠状动脉（left coronary artery）起源于升主动脉根部的左冠状动脉窦，主干很短，约5～10mm，向左行于主肺动脉和左心耳之间，继而向前下走行的一支血管称左前降支；另一支沿左房室沟向左室后壁延伸称左回旋支。左前降支沿室间沟下行，达心尖。它分为左室前支、右室前支、间隔支，分别供应左心室前壁、室间隔前部、希氏束、右束支、左束支的前分支。左回旋支起自左主干，环绕左心室，止于左心室后面。它可分为三支：左室前支、左室后支、左房前支，分别供应左心室侧壁、左心房、左心室后壁、左束支的后分支、窦房结、房室结。右冠状动脉（right coronary artery）起源于升主动脉根部的右冠状动脉窦，自起始部位发出后沿主动脉和升主动脉根部之间的房室沟里下行，沿途发出锐缘支动脉，止于后降支动脉。其分支为右室前支、右室后支、右房前支、窦房结动脉、后降支、左室后支、房室结动脉，负责右心房、右心室、左心室下壁、窦房结、房室结的血液供应（图1－1－5）。

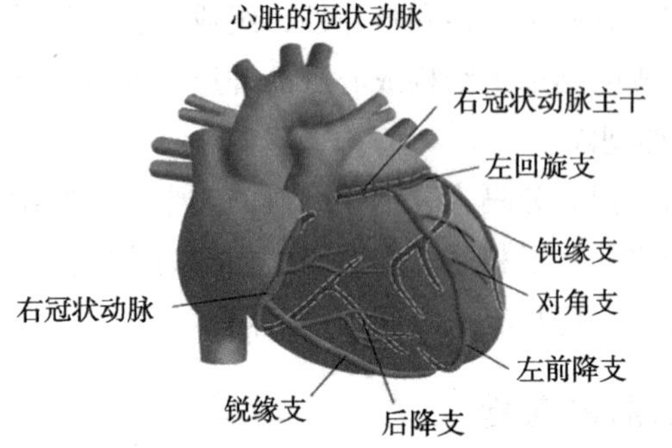

图1－1－5　心脏冠状动脉

（二）心的静脉

心的静脉可分为浅静脉和深静脉两个系统。浅静脉起于心肌各部，在心外膜下汇合成静脉网与干，经冠状窦收集汇入右心房。冠状窦的主要属支有心大、中、小静脉，此外冠状窦还收集一些小静脉属支。有些小静脉可以直接注入心腔。深静脉也起源于心肌层，直接汇入心腔，多数回流入右心房（图1－1－6）。

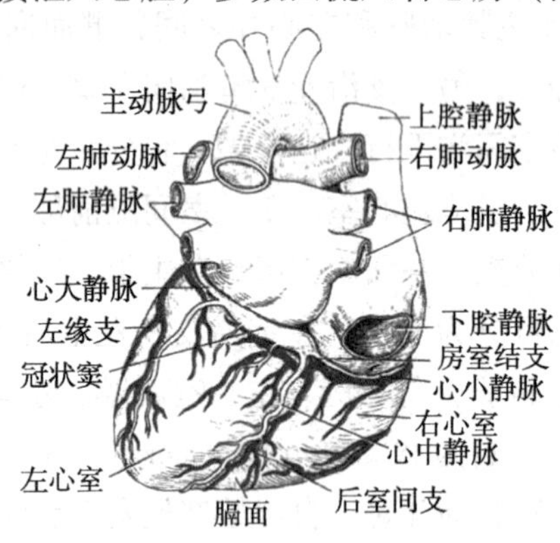

图1－1－6　心脏的静脉

五、心脏的体表投影

心脏的体表投影包括心界投影和心瓣膜投影。心界在体表的投影用左上点、左下点、右上点及右下点四点连线来表示。左右上点的连线为心上界，左右下点的连线为心下界。左上、下点之间作一稍向左突的弧形线为心左界。右上、下点之间作一稍向右突的弧形线为心右界。了解心界的位置对于临床诊断疾病具有重要意义。心脏瓣膜的体表投影的位置分别是主动脉瓣、肺动脉瓣、二尖瓣和三尖瓣。肺动脉瓣口在第 3 肋水平近胸骨左缘；主动脉瓣口在胸骨左缘第 3 肋间隙，部分位于胸骨后；二尖瓣口在第 4 肋间偏左侧；三尖瓣在第 5 肋间水平偏右方。因血流的影响心音听诊区常与瓣膜投影位置不一致。肺动脉瓣听诊区在胸骨左缘第 2 肋间，主动脉瓣听诊区在胸骨右缘第 2 肋间，三尖瓣听诊区在胸骨右缘第 4 肋间，二尖瓣听诊区在心尖区（图 1－1－7）。

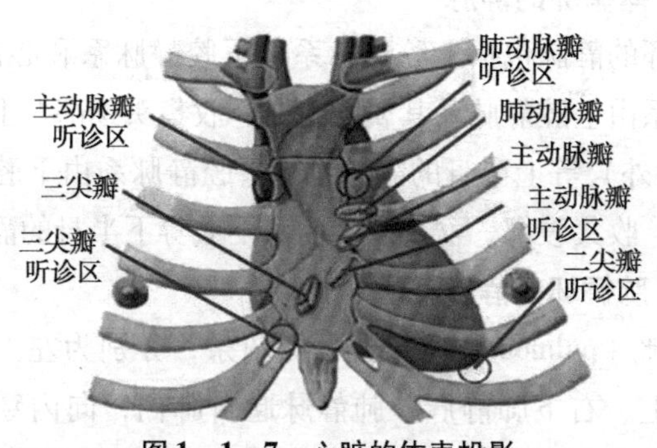

图 1－1－7 心脏的体表投影

六、体循环与肺循环

（一）体循环的动脉

主动脉（aorta）是体循环的动脉主干，主动脉由左心室发出，起始段为升主动脉，发出左右冠状动脉。升主动脉向右前上方斜行，于右侧第2胸肋关节高度移行为主动脉弓，主动脉弓凹侧发出数条细小的支气管支和气管支，主动脉弓突侧自右向左发出三大分支：头臂干、左颈总动脉和左锁骨下动脉，头臂干又分为右颈总动脉和右锁骨下动脉。

（二）肺循环的动脉

肺动脉干（pulmonary trunk）起自右心室，在升主动脉前方向左后上方斜行，至主动脉弓下方分为左、右肺动脉。左肺动脉较短，在左主支气管前方横行，分两支进入左肺上叶和下叶。右肺动脉较长而粗，经升主动脉和上腔静脉的后方向右横行，至右肺门处分3支进入右肺上、中、下叶。在肺动脉干分叉处稍左侧有一纤维性的动脉韧带，连于主动脉弓下缘，是胚胎时期动脉导管闭锁后遗迹。动脉导管若出生后6个月尚未闭锁，则称动脉导管未闭，是常见的先天性心脏病之一。

（三）体循环的静脉

体循环的静脉包括上腔静脉系、下腔静脉系和心内静脉系。上腔静脉系由上腔静脉及其属支组成，收集头颈部、上肢和胸部（心和肺除外）等上半身的静脉血。下腔静脉系由下腔静脉及其属支组成，收集腹部、盆部、会阴和下肢等下半身的静脉血。

（四）肺循环的静脉

肺静脉（pulmonary vein）每侧两条，分别为左上、左下肺静脉和右上、右下肺静脉。肺静脉起自肺门，向内穿过纤维心包，注入左心房后部。肺静脉将含氧量高的血液输送至左心房。左肺上、下静脉分别收集左肺上、下叶的血液，右肺上静脉收集右肺上、中叶的血液，右肺下静脉收集右肺下叶的血液。

体、肺循环的动静脉见图1－1－8。

（五）体循环与肺循环路径

1\. 体循环路径（大循环）　左心室$\xrightarrow{\text{主动脉瓣}}$主动脉⟶主

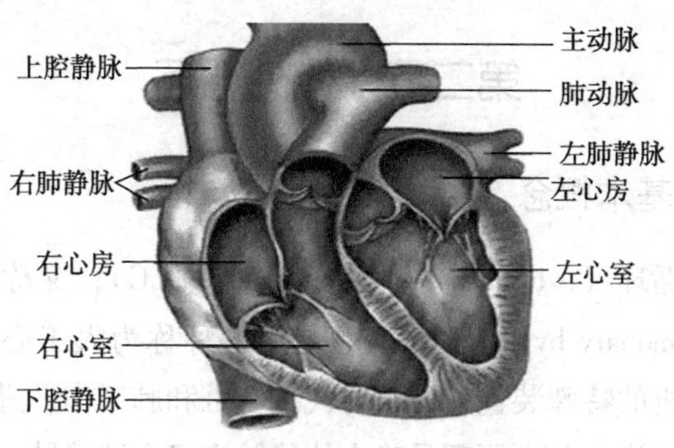

图 1-1-8 体肺循环的动静脉

动脉各级分支⟶毛细血管网（静脉血）⟶各级静脉⟶上下腔静脉及冠状窦⟶右心房（图 1-1-9）。

2. 肺循环路径（小循环） 右心室$\xrightarrow{\text{肺动脉瓣}}$肺动脉⟶肺动脉各级分支⟶肺毛细血管（动脉血）⟶左右肺静脉⟶左心房（图 1-1-9）。

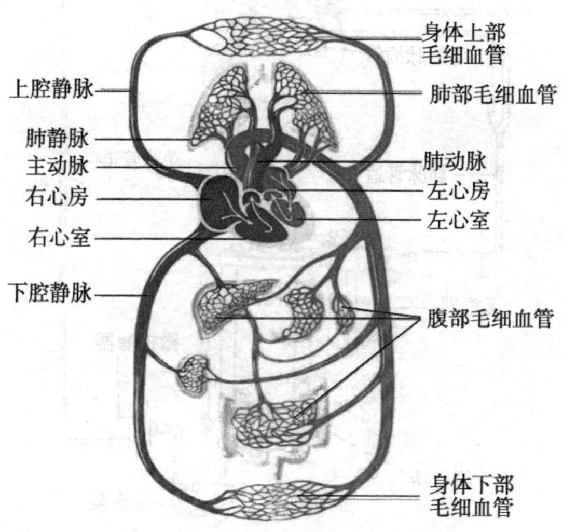

图 1-1-9 心脏大小循环示意图

第二节　体外循环

一、基本概念

体外循环（extracorporeal circulation，ECC），又称心肺转流（cardiopulmonary bypass，CPB），是用一种称为人工心肺机或者体外循环机的特殊装置，可暂时代替心脏和肺工作，进行血液循环及气体交换。基本原理是将人体静脉血经上腔静脉、下腔静脉引出体外，经人工肺氧合并排出二氧化碳，再将氧合后的血液经人工心脏泵入人体动脉系统，维持全身重要器官的血液灌注和氧供（图1－2－1）。体外循环的应用，既保证了心脏手术时清晰的手术视野，又保证了心脏重要器官的供血，是心脏大血管外科手术顺利进行的重要保证措施。

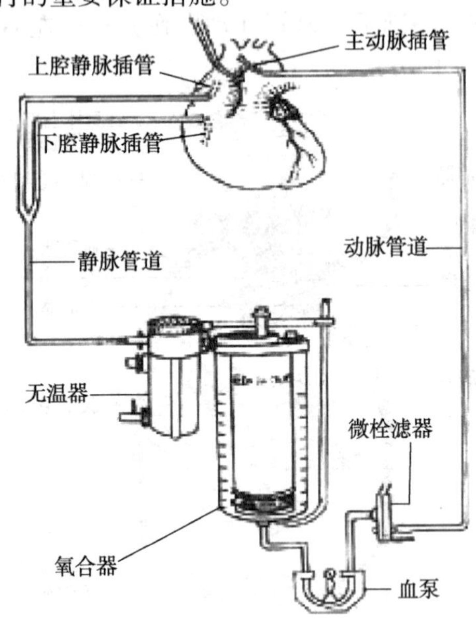

图1－2－1　体外循环示意图

二、体外循环装置与设备

(一) 人工心肺机

人工心肺机（Heart - Lung Machine）也叫做体外循环机，是体外循环装置的主要部分之一。体外循环机是由一组泵组成的可以驱动血液按预定方向和速度流动的机械设备，根据在体外循环手术中的需求不同，可分为主泵和从泵。主泵也叫血泵又称人工心，是体外循环机的核心组成部分，主要作用是替代人工心脏的射血功能，保证脏器的灌注。从泵主要用于心脏停搏液的灌注、心内吸引及心外吸引。主泵（血泵）有两种类型：滚压泵和离心泵。其中滚压泵是目前临床上最常用的配置，然而对于一些大体重、预计手术时间长者常使用离心泵作为主泵，其可以明显减少血细胞破坏。

滚压泵主要由弧形泵槽、轴心、旋转臂及滚柱组成。其工作原理：将泵管置于泵槽中，电机旋转运动通过传动装置传入泵的中心轴，带动与中心轴相连接的滚压轴自行运转，通过挤压充满血液的泵管，血液随泵头的运动向前推进，从而形成持续血流。滚压泵有单头泵和双头泵两种类型。

离心泵由泵头（离心杯）、流量传感器、驱动器、控制装置及手动驱动装置等组成。离心泵根据物体做同心圆运动时产生的向外力（离心力）大小与转速和质量成正比的原理而设计。其工作原理：内置磁铁在电机的带动下，使锥形叶轮高速旋转，带动液体流动，叶轮旋转速度越快，液体产生的离心力也越大。离心泵的流量传感器可以探测流量，传感方式有超声和电磁两种。

(二) 氧合器

氧合器又称人工肺，主要功能是代替肺进行气体交换，将静脉血氧合成动脉血，同时排出二氧化碳。现代氧合器除了配有气体交换部分外，还配有储血室、热交换器、滤过装置等。它除无内分泌功能外，在短时间内已基本代替了肺功能。根据氧合类型的不同氧合器的发展经历了四个阶段：生物肺氧合器、血膜式氧合器、鼓泡式氧合器、膜式氧合器。目前使用最普遍的是膜式氧合器。

膜式氧合器（膜肺）是当前最符合人体生理的人工氧合器。其作用原理与人体气体交换过程相似，血液与气体不直接接触，而是通过一层极薄的膜（微孔或无孔）完成气体交换的人工氧合。绝大部分的静脉血通过重力引流进入膜肺的回流室。小部分胸腔和心腔的血液通过吸引泵注入膜肺的回流室，经过滤网去除气栓、组织碎片和其他微栓。血泵将回流室的血液注入变温室进行热力交换，再进入氧合室进行气体交换，血红蛋白结合 O_2，血液释放 CO_2，形成动脉氧合血，再通过管道注入患者体内。根据膜的基本结构将膜肺分为微孔型膜肺和无孔型膜肺。微孔型膜肺是临床上应用最广的膜肺，主要为中空纤维膜肺，膜选用材料为聚四氟乙烯、聚丙烯等。有微孔的薄膜具有近似人体肺脏的气体通透性。血液与微孔膜接触时，立即产生血浆的轻微变化和血小板黏着，使微孔膜涂上一层极薄的蛋白膜，这层膜不影响血液的流动，同时气体也易于扩散通过，但又使气体不直接接触血液，减轻了继发的血浆蛋白的变性和血小板的黏附。这种膜肺组织相容性好，气体交换能力强，可有效地排除二氧化碳，但长时间转流后氧合性会逐渐下降，这主要是因为随着转流时间延长，微孔膜表面的蛋白沉淀增加，使膜的厚度增加，进而气体弥散能力下降。其使用时间上限约为6小时。

（三）过滤器

体外循环中会产生一定的固体栓子和气体栓子。固体栓子的来源：库血中变性的白细胞和血小板栓子，管道和接头净化不足而残存的微栓，泵管在辊压摩擦中脱落的微栓，手术过程中产生的组织碎片、纱布、小线头、心内赘生物等，血液与非生物管道接触导致一定的血液变性而产生的微栓等。气体栓子的来源：体外循环温度变化导致气体在血液中溶解度变化而在复温阶段容易产生的微气栓，体外循环中产生的湍流会增加微气栓的产生（湍流多发生于体外循环管道细、灌注流量大、管道接头多、搏动灌注等）。体外循环过程中，使用微栓过滤器能够有效减少微血管栓塞和重要器官损伤。

1. 血液过滤器

（1）动脉微栓过滤器：是体外循环血液进入体内的最后一道关口，它的应用可明显减少心脏手术的脑部并发症。动脉微栓过滤器多为滤网式，孔径为20～40μm。应根据患者体重选用适当的型号。目前临床使用的动脉微栓过滤器依其单位时间过滤量大小分为：成人型、儿童型、婴儿型和新生儿型。

（2）储血过滤器：储血过滤器是体外循环中微栓的主要滤除装置。它滤除来自心腔内或手术视野吸引血里的微栓。储血过滤器一般为渗透式过滤，在最外层有60～80μm的滤网，25μm以上的血液微栓90%可经混合方式滤过后清除。储血过滤器的滤过特点表现在滤过量大，压力低。

（3）其他：如白细胞过滤器、含血心脏停搏液去白细胞过滤器、去除白细胞输血过滤器、晶体预冲液过滤器等。

2. 气体过滤器　气体过滤器是混合式微栓过滤器，可用于二氧化碳、氮气和氧气等医用气体的过滤，体外循环中，将其连接于氧合器的氧气供应管上，滤网孔径为0.2～0.5μm，可滤除微栓和病原体。临床使用时应避免进水。

（四）体外循环辅助装置

体外循环辅助装置包括：变温水箱、血液超滤装置、血液回收机、各种体外循环监测系统。

三、体外循环管道和插管

（一）体外循环管道

体外循环需要将各种规格、类型的管道插管与人工心肺相互连接，建立体外循环环路进行体外循环心脏手术。具体包括：动脉泵管、静脉引流管、右心吸引管、左心吸引管、心脏停搏液灌注管、自体循环排气管等。

国内外生产的各种型号规格的管道，均采用国际统一标号，即管道内径标号（ID），临床体外循环常用的规格型号有3/16in（4.7mm）、1/4in（6.3mm）、3/8in（9.5mm）、1/2in（12.7mm）。为了方便临床使用，目前往往将上述管道按照患者的不同需要组装成配套包，分为：成人型、儿童型、婴儿型及小婴儿型。

体外循环管道管径的选择，应该根据患者的体重、体表面积及灌注量和手术种类而定。原则上，在既能保证足够的动脉灌注量，又不影响静脉血液引流的前提下，尽量减少接头、缩短管道的长度，并选用较细管径，这样既可以减少预充量和血液接触异物的表面积又可以减少血液破坏，增加安全性。尤其对体重较小的婴幼儿，如果选用管径较粗、管道过长的管道，可增加预充量，对婴幼儿机体内环境扰乱较明显。

临床上根据体外循环管道中各管道用处的不同，在管道端粘贴不同颜色的标志，以方便临床医师、体外循环医师、器械护士识别，防止在临床应用时，手术台上和台下发生错误。一般动脉灌注管两端设红色标记，静脉引流管两端设蓝色标记。

（二）体外循环插管

体外循环插管是体外循环系统与自身循环系统之间的桥梁。通过静脉插管和其他各种引流管，将患者身体内的血液引入体外循环装置；动脉泵再将经过气体交换的动脉血通过动脉插管泵入患者动脉系统。

1. 动脉、静脉插管规格国际化标准　国内外均采用国际标准统一编号体外循环动脉、静脉插管规格型号，常用按插管的外周径法制（Fr）标号，Fr = 插管外径（CD）×3.14（表1-2-1）。

表1-2-1　体外循环动脉、静脉插管口径的选择参考标准

体重(kg)	升主动脉插管(Fr)	上腔静脉插管(Fr)	下腔静脉插管(Fr)	股动脉插管(Fr)	股静脉插管(Fr)
5	6~8	12~16	16~20	6~8	6~8
5~10	8~10	16~20	20~22	8~10	8~10
10~15	10~14	20~22	22~24	10~12	10~12
15~20	14~16	22~24	24~26	12~14	12~14
20~30	16~18	24~26	26~28	14~15	14~15
30~40	18~20	26~28	28~30	15~17	15~17
40~50	20~22	28~30	30~32	17~19	19~21
50~60	22~24	30~32	32~34	19~21	21~23
60 以上	24	32~34	34~36	21	23~25

2. 动脉插管　体外循环心脏手术常用的动脉插管部位有升主动脉、股动脉和腋动脉，以升主动脉最为常用。股动脉和腋动脉插管主要适用于行升主动脉插管有困难的患者，如再次心脏手术、大血管手术、胸腔镜辅助下小切口手术和 ECMO 支持等。临床多采用股动脉插管，但股动脉插管可影响同侧的下肢血流，若灌注时间过长，可产生下肢缺血综合征，如酸中毒、肌细胞和神经细胞坏死等；对血管闭塞病和严重主动脉弓或降主动脉粥样硬化的患者，股动脉插管逆行灌注可能导致围术期脑栓塞、动脉夹层形成或术后肾功能不全等。与股动脉插管相比，腋动脉插管可避免脑栓塞，提供顺行灌注的血流，并且不容易出现有关插管

的并发症，主要选用右侧腋动脉。

3. *静脉插管* 常用的静脉插管有上腔静脉、下腔静脉和股静脉插管，其中经右心耳和右心房壁进行上腔静脉插管和下腔静脉插管是临床上最常用的方法。对于主动脉瓣置换或冠状动脉旁路移植术等无需切开右心系统的手术，往往插入单根、腔房双极静脉插管（简称腔房静脉插管）。股静脉插管主要用于无需开胸或者开胸前紧急心肺复苏支持、胸部小切口手术或一些大血管手术、ECMO 等。上下腔静脉插管有直头插管和直角插管，直头插管是临床上最常用的，可经右心房置入上、下腔静脉后保持在右心房；直角静脉插管可避开右心房面直接插在腔静脉近右房处。有 2% ~4% 的先天性心脏病患者有左上腔静脉，其直接开口于右房或冠状静脉窦，术中可根据具体情况作出不同处理：时间短，左上腔静脉回流不多，不影响术野，可不处理；时间短，左上腔回流中等，可在此血管外套阻断带，并监测上腔静脉压，若静脉压 >15mmHg，应松解阻断带，放血至静脉压降低后，再阻断左上腔静脉进行手术；时间长，回流量大，则应插单独的左上腔引流管。

4. *左心吸引管* 左心吸引管可经右上肺静脉、房间隔（卵圆窝）或左心室心尖部置入，起到左心减压的作用。

5. *心脏停搏液灌注插管*

（1）主动脉根部灌注管：适用于大部分无主动脉瓣膜病变的心脏直视手术，主要有 Y 形灌注管（适用于冠脉搭桥手术）和带侧孔的直型灌注插管（侧孔用于开放升主动脉后排气）两种类型。

（2）左右冠状动脉直接灌注管：适用于要切开主动脉根部的手术，如主动脉瓣置换及主动脉根部瘤。

（3）冠状静脉窦逆行灌注管：常用于冠状动脉严重病变的冠脉搭桥手术，也可用于其他类型的手术，如主动脉根部手术时使用逆行灌注可避免冠状动脉直接灌注，以缩短心肌保护和主动脉阻断时间及避免冠状动脉开口处的损伤。

（4）多功能心脏停搏液灌注装置：适用于冠脉搭桥时的桥灌以及顺行、逆行联合灌注。

四、体外循环的实施

1. 体外循环前准备　体外循环心脏大血管手术创伤大，对心脏、脑等重要器官生理功能影响大，尤其是病情复杂、心脏功能差、合并症多的患者，危险性更大。充分的准备工作对手术成功至关重要。

（1）全面评估：充分了解患者病史、心肺功能、肝肾功能、凝血功能及合并症。根据患者病情、手术方式制定体外循环计划，包括对氧合器、管道和插管、预充方案、库血使用、体外循环方法等的选择。

（2）体外循环仪器及物品的准备：体外循环机、变温水箱和变温毯、ACT 检测仪调试；适合患者型号及手术要求的氧合器和各种插管、过滤器；预充液种类及量、血液制品、是否需要超滤等；各种药品如肝素、鱼精蛋白、血管活性药物、碳酸氢钠、甘露醇、抗生素、激素、电解质等。

（3）管道安装及预充：在手术开始前需要完成体外循环管道的连接及预充排气，转流前再次检查。

2. 血液稀释　血液稀释是指大量的外源性液体快速地输入血管内，或某种原因引起大量的组织间液体经毛细血管进入血液循环内，使血液黏稠、血细胞比容下降的状态，是体外循环的必需过程。其基本原则是：消除低温引起的血液黏稠度增加，减少血液破坏，避免低温引起的动静脉短路；改善微循环，增加组织器官的灌注；保证有效的脑灌注，减少微血管栓塞；减少异体血液的使用，防止输血源性疾病的传播；维持适当的胶体渗透压，减轻组织水肿。

3. 肝素抗凝与拮抗　体外循环中体外循环管道及氧合器等人工非生物表面会强烈刺激血液凝固过程启动，因此，全身肝素化是体外循环的先决条件和手术安全的基本保障。抗凝要求是：快速、可靠、可监测及可被快速拮抗。目前使用的抗凝剂是肝素，肝素的使用方案为：经中心静脉或右心房直接注射肝素400U/kg，5～10 分钟后监测 ACT（激活全血凝固时间），ACT 达到 380 秒方能进行动静脉插管，ACT 达到 480 秒方能开始体外循环，当 ACT < 480 秒时，则必须追加肝素，追加剂量视具体情况而定，一般建议每相差 50 秒追加 50～60IU/kg。体外循环中应每隔 30～40 分钟监测一次 ACT，体外循环结束后采用鱼精蛋白中和肝素，再监测 ACT，使 ACT 尽可能的接近患者基础值。正常 ACT 的生理值在 60～120 秒。鱼精蛋白中和肝素的比例为：每 1mg 鱼精蛋白中和 100IU 肝素。

4. 体外循环建立　动脉插管是保证血流注入人体内的重要通道，静脉插管是保证静脉血充分引流至体外循环的管道，插管应满足引流充分、不影响手术野、创伤小等条件。

5. 前并行的管理　前并行指体外循环开始到主动脉阻断（冠状动脉循环阻断）前这一阶段。主要目的是实现患者自身呼吸循环到完全人工心肺机支持阶段的过渡，并进行适当降温，为心脏停搏做准备。

前并行管理要点：①维持动静脉出入平衡。缓慢启动动脉泵，逐渐松开静脉控制钳，根据动静脉压力、储血室液面及心脏充盈度来调整合适的流量，维持动静脉出入平衡。②保证心肌的血流灌注。此阶段心脏易发生室颤，因此维持心脏跳动和充分的冠状动脉血流对心肌保护极为重要，总的原则是“心脏不宜引空，温度不宜过低”。③防止心腔过胀。心腔过度膨胀可增加心肌耗氧，严重者可破坏心肌亚结构，使心肌纤维的横桥功能障碍，造成心肌收缩无力，心脏手术中保证心脏的空虚状态是心肌保护的重要手段之一。④准备好心脏停搏液，为心脏停搏做准备。

6. 心脏停搏与完全心肺转流

（1）心脏停搏：当前并行温度降到预定值时，术者可阻断上腔静脉、下腔静脉和升主动脉，一般阻断顺序为下腔静脉、上腔静脉、升主动脉。主动脉阻断后应立即灌注心脏停搏液，使心脏迅速停搏，减少心肌缺血时间，降低心肌代谢。

（2）完全心肺转流：完全心肺转流指从上腔静脉、下腔静脉和升主动脉阻断开始，到患者升主动脉开放、心脏复跳这一段时间。此阶段的呼吸、循环功能完全由人工心肺机取代，在体外循环全过程中持续时间最长，是灌注的最重要阶段。此过程中体外循环师应该密切监测重要灌注指标和生命体征，维持相应温度下水、电解质、酸碱平衡，维持内环境稳定，保证组织灌注。体外循环中灌注压维持在成人 50～80mmHg、儿童 40～50mmHg、婴幼儿 30～40mmHg，只要保证充分的灌注流量，对患者是安全的。然而对于存在脑血管病史、高龄、高血压、糖尿病、颈动脉狭窄等情况时，灌注压应该维持在相对较高的水平，维持在 60～90mmHg，以保证重要器官的灌注。

（3）温度：各种体外循环心脏手术患者都要经历降温、复温的温度变化。低温可以降低全身代谢，减少氧耗量，从而允许在一个相对安全的时间内阻断心脏血液循环，降低全身血流量以矫治心脏病变，满足手术操作的需要；同时大脑及全身重要器官可避免缺血、缺氧性损害。理论上温度每下降1℃，脑组织氧耗下降约7%；30℃时，代谢率为正常的60%～70%，28℃时，氧耗量下降约50%，20℃时代谢率仅为正常的25%。

根据降温的程度，按照国家标准临床上将体外循环分为：①常温体外循环（36～37℃），用于操作简单、时间短的心内手术。②浅低温体外循环（33～35℃），用于大部分心脏体外循环手术。心内操作即将结束时开始复温，心脏复苏时血温维持在36～37℃。③中低温体外循环（28～32℃），适用于病情重、心脏功能差的患者，如复杂心内畸形、重症瓣膜置换手术及部分大血管手术。④深低温体外循环（17～27℃），主要适用于需要在停循环或者低流量下才能完成的心血管手术。

7. 心脏复跳与后并行的管理

（1）心脏复跳：心内操作完毕，即可开放主动脉阻断钳，恢复冠状动脉循环，心脏得到供血，心脏复跳。心脏复跳有赖于以下因素：心脏畸形得到纠正、温度复温到33～35℃、血气及电解质正常。

（2）后并行管理：后并行指升主动脉开放、心脏复跳到体外循环停止这一阶段，此时患者心肺和人工心肺机共同维持呼吸循环，由完全心肺机支持逐渐向患者自身独立的循环呼吸过渡，即呼吸循环功能由非生理状态逐渐向生理状态过渡。同样机体在这一阶段也是逐渐适应的过程，因此保证过渡的平稳是后并行管理的关键。

后并行的主要任务：手术后的心脏逐渐恢复功能，从体外循环过渡到自身循环；调节血气及电解质；继续进行体表及血液复温；调整体内血容量，在心功能允许情况下尽量补充体内血容量；调整血红蛋白浓度，如血细胞比容过低，则使用利尿剂或滤水器使血细胞比容达到预期水平；治疗心律失常，包括必要时安装临时起搏器等；婴幼儿停循环后的改良超滤。

8. 停止体外循环的标准

（1）降低灌注流量时能维持满意的动脉压；

（2）血容量基本补足，中心静脉压基本接近转流前水平，维持在10～15mmHg，无心房膨胀，左心房压维持在10～18mmHg；

（3）鼻咽温36～37℃，直肠温达到35℃以上；

（4）血红蛋白浓度成人达80g/L，儿童达80g/L，婴幼儿达110g/L；

（5）血气及电解质基本正常；

（6）心率、心律调到满意；

（7）外周组织灌注充分，SaO_2 >65%。

五、体外循环监测系统

1. 心电图监测　心电图（electrocardiogram，ECG）监测是目前体外循环手术中必备的监测手段。体外循环心脏直视手术中心脏灌注停搏液后，心脏电活动静止效果可用心电图监测，以此作为监测心肌保护效果的重要指标。如果灌注后有持续电活动或心室颤动，在排除干扰后，应考虑：存在主动脉瓣关闭不全，灌注时停搏液未进入冠状动脉循环；主动脉阻断不完全，来自主动脉插管的血液将灌注液冲走；心肌肥大，灌注液数量相对不足；停搏液中钾离子浓度不够或温度不够低。

2. 动脉血压监测　动脉血压监测是心血管系统工作状态最常用指标之一。主要监测动脉管道内的压力变化，它也是评定循环功能的主要指标之一。成人平均动脉压（MAP）为50～80mmHg，小儿30～50mmHg。动脉血压的影响因素有灌注流量、血管张力、麻醉深度、血液黏度。

3. 中心静脉压监测　中心静脉压监测（central venous pressure，CVP）是监测右心功能和了解人体血容量的重要指标，广泛用于各类心脏手术患者的监测。CVP可反映体外循环过程中静脉回流情况等。体外循环时，回流血液经上下腔静脉插管或右房插管及管道，通过重力引流到人工肺的储血室。因此，位于上腔静脉或右心房的中心静脉管在转流时测得的CVP常为零或负值。如果CVP持续升高，则提示有静脉回路的梗阻。

4. 左房压监测　左房压（left atrium pressure，LAP），需将

导管放入左心房，目前主要用于心脏手术术中及术后监测。正常人平均为 8mmHg 左右，为了维持术后充分的心排血量，术后早期 LAP 在 15～20mmHg。

5. 连续血氧饱和度监测　体外循环中通过监测血氧饱和度变化可及时增减氧浓度和及时增减动脉灌注流量，以满足机体的需要。静脉氧饱和度在 60%～70%，说明组织灌注比较好；血氧偏低，提示组织缺氧、灌注不足，需要加大灌注量；偏高则提示有动静脉短路，组织灌注也不良。

6. 血气及电解质监测　临床低温体外循环手术中主要关注点在于低温期间的酸碱平衡管理。血气分析一般在不同程度的低温下进行，它不仅能准确反映呼吸、循环衰竭时体内缺氧和酸碱平衡紊乱情况，而且在酸碱平衡失调时了解机体代谢程度，通过动态观察可以帮助了解病情的演变过程和对治疗措施的反应，对体外循环手术具有极为重要的意义。

7. 灌注指标监测　供血管路压力、动脉灌注流量、吸引泵流量、静脉引流状况及通气量等。

8. 体外循环安全监测　包括动脉路泵压力监测、体外循环动脉气泡监测、血平面监测、温度监测。

六、心肌保护

在心脏手术过程中外科医生需要无血的手术野和停跳的心脏来进行精确的操作，同时，又必须做到良好的心肌保护，以确保术后心脏能够顺利复跳。所以心肌保护是心脏外科手术中非常关键的问题之一。体外循环广义的心肌保护概念包括心脏血流阻断前、阻断期间及心脏再灌注后的所有有关心肌保护的措施。体外循环心肌保护的核心技术是维持心肌能量代谢平衡。目前临床使用的心肌停搏液主要包括：St. Thomas 液、St. Thomas 稀释血停搏液、HTK 液体，HTK 液用量大，约 30～50ml/kg，灌注时间较长，为6～8分钟。

CPB中心肌保护的策略是停搏、低温和引流。CPB开始后至阻断升主动脉前心肌保护重点在于两个方面：一是维持适当的灌注压，保证心脏搏动；二是建立心内引流避免心腔过度膨胀。

（一）停搏液灌注方法的选择

灌注方法包括顺灌、逆灌、直灌、桥灌、持续温血灌注和温诱导—冷维持—温复苏。各种灌注方法最核心一点是要能让停搏液在患者心肌组织内均匀分布，达到迅速灌停减轻心肌损伤的目的。目前临床上最常用的是经主动脉根部顺行灌注，但在伴有严重冠状动脉狭窄或堵塞的患者，狭窄严重或堵塞的冠脉支配区域左、右冠灌注（直视下）停搏液分布较少，导致危险缺血区心肌保护效果不理想，有时甚至难以灌停，不但影响操作，而且导致搭桥后心功能障碍等并发症发生。因此，主动脉顺行灌注结合经冠状静脉窦逆行灌注或冠脉桥灌注停搏液可减少严重动脉粥样硬化冠脉搭桥患者心肌酶释放，减轻心肌细胞缺血再灌注损伤，对缺血再灌注心肌具有良好的保护效果。

（二）心肌保护应遵循的原则

1. 低温　至今低温仍是降低心脏能量消耗的主要手段之一。心肌张力、心率和心肌收缩是心肌耗氧最重要的三种方式，低温可以同时降低这三条途径所引起的能量消耗，而且低温还可以明显降低心脏停止收缩以后的基础消耗。

2. 钾去极化停跳　采用高钾浓度液体灌注心肌，使心肌去极化停跳，心电活动停止是目前使用广泛的停跳手段，可以减少甚至基本停止心肌电活动的耗能。

3. 提供能量和代谢底物　缺血导致心肌损伤的过程实际上就是心肌内部供氧不足，导致能量和代谢底物耗竭，代谢产物积聚的过程。给缺血心肌提供氧及代谢底物或者能量也可以降低心肌的损伤。在心肌保护液中添加血液以及供能物质如磷酸肌酸，就是为了提供能量和代谢底物。

4. *减轻细胞内酸中毒* 缺血条件下，糖酵解是产生 ATP 能量的主要途径，糖酵解产生的乳酸和 ATP 的水解会导致 H^+ 积聚，引起酸中毒。心肌缺血时心肌的 pH 也会不断下降，影响心功能恢复，因此，心肌保护液中通常添加缓冲对来中和 H^+，减少对心肌的损伤。

5. *药物* 在心肌保护液中添加一些药物以更好的保护心功能也是心肌保护中的常用手段，比如添加甘露醇增加晶体渗透压以减轻细胞水肿。

七、体外循环对机体的影响

体外循环过程是非生理性过程，在体外循环和低温过程中，机体可释放大量炎性介质，某些炎性介质可导致器官和组织尤其是心、肺、血液系统不同程度的损害。体外循环过程中阻断开放升主动脉，可导致心肌缺血-再灌注损伤，再加上手术本身对心脏结构和功能的改变，可使心脏术后出现不同程度的水肿，严重者可导致收缩力减低，舒张功能减退，在 12～24 小时达高峰，48～72 小时慢慢消退。在体外循环过程中，机体由搏动性血流改变为近乎平流，对一些敏感器官会有影响，如脑、肾等器官。体外循环过程中可使血小板消耗和凝血因子失活，是引起术后出血的主要原因。体外循环过程中由于低灌注、低血压、低血容量、组织缺氧、血液稀释及术后利尿等常导致酸碱失衡和电解质紊乱。体外循环术后常见的并发症有：

（1）神经系统并发症：发生率约 2%，主要有脑缺血缺氧性损伤、脑栓塞、颅内出血、脊髓及外周神经损伤等。

（2）循环系统并发症：低心排血量、心律失常、高血压、低血压、肺动脉高压。

（3）肺部并发症：肺不张、ARDS。

(4) 血液系统并发症：肝素诱导血小板减少综合征、凝血功能紊乱导致出血。

(5) 肾功能不全。

(6) 消化道出血。

八、体外膜肺氧合

(一) 概念

体外膜肺氧合（extracorporeal membrane oxygenation，ECMO）是将患者的静脉血引流至体外，经气体交换后，再从动脉或静脉送回患者体内。ECMO 可在心脏泵功能衰竭时提供血液流动的动力，增加组织灌流，改善循环。对已衰竭的心脏，可减轻其工作量，让心脏有一个休息恢复的机会，降低前负荷，以减少静脉瘀血症状。在呼吸功能衰竭时，ECMO 可取代肺脏气体交换功能，排除体内的二氧化碳并且维持血液的氧合状态，使患者减少对呼吸机的依赖，让肺脏得到休息，使之获得恢复的机会。虽然 ECMO 也是替代心肺功能，其原理接近传统的 CPB，但两者之间仍有很大的不同。

CPB 用于心内直视手术时，静脉回流以及手术区域的吸引经常携带大量的空气，同时在手术过程中，患者往往有快速且大量的血容量变化。因此，在静脉回流管路中间，要有一个大的贮血槽，用于滤除携带的空气，并调整患者体内外之间血容量的巨大变化。但因在贮血槽中，血液有流动缓慢甚至停滞的现象，因此需要使用大量的抗凝剂防止血液在贮血槽内形成血栓。另外，CPB 时，在肺部血管和心腔内也有血液停滞的现象，这也需要完全的抗凝以防止血栓的形成。相比之下，ECMO 只提供部分的心肺支持，使用时患者本身的心肺仍继续工作，体内以及整个循环中没有血液停滞的现象，只需轻微的抗凝作用，便足以防止血栓在系统中形成。而且由于 ECMO 是一个密闭管路系统，也没有气体进入，因此ECMO中不适用贮血槽。虽然出血仍是ECMO使用时最常见的并发症，但由于不需要像CPB那样完全抗凝，所以仍可用于监护病房的重症患者，而CPB则没有这种长期使用的可能性。总之，心肺体外循环和ECMO最大不同点在于静脉血贮血槽的有无，这也决定了运作时所需要的抗凝程度及其他相关的因素。

（二）ECMO类型及作用

体外膜肺氧合分静脉－动脉模式（veno－arterial ECMO，VA－ECMO）和静脉－静脉模式（veno－venous ECMO，VV－ECMO）两种。后者引流患者静脉血至体外，经氧合及去除二氧化碳后再从静脉输回，其只能替代肺脏的气体交换功能，对心脏的循环功能没有帮助，因此单纯用于肺部疾病。而VA－ECMO引流患者的静脉血，经气体交换后从动脉输回，而且其可提供血液循环的动力，也就是说能够在VV－ECMO的基础上进一步替代心脏的泵功能，因此，该方法可同时取代心肺功能，对心、肺疾病皆有支持作用。VA－ECMO常见的插管位置为股静脉－股动脉或者右颈内静脉－右颈动脉，其中右颈内静脉－右颈动脉转流是目前婴幼儿ECMO最常用的方法。而VV－ECMO一般采用左股静脉－右股静脉或右颈内静脉－右股静脉插管（图1－2－2）。

（三）适应证和禁忌证

1. VV－ECMO适应证

（1）新生儿肺部疾患引起的呼吸衰竭；

（2）各种原因（外伤性、感染性、手术后、肺移植前后）导致的内科治疗无效的严重ARDS。

2. VV－ECMO禁忌证　通常的排除标准是患者处于不适合干预的濒死状态，当患者有以下任何一种情况出现时认为不适合进行VV－ECMO辅助：不可复性中枢神经系统损伤；严重慢性

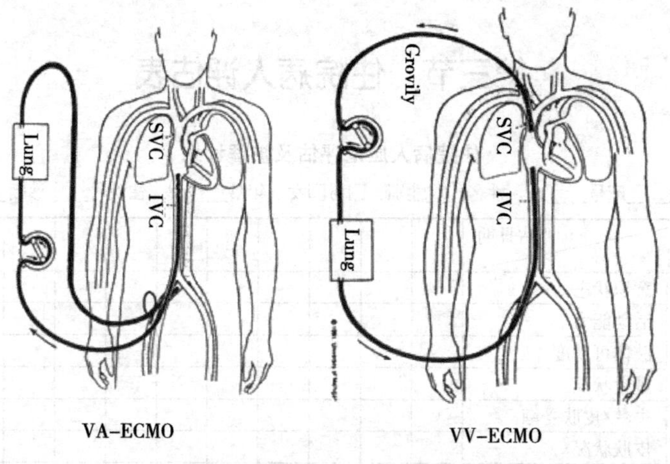

图 1－2－2　ECMO 示意图

肺疾患；多器官功能衰竭；颅内出血 > Ⅱ级；由于肝素涂层管路的运用，抗凝禁忌性疾病已不作为绝对禁忌证。

3. VA－ECMO 适应证

（1）心脏术后心源性休克。

（2）各种原因（急性心肌梗死、暴发性心肌炎、心脏介入治疗突发事件、等待心脏移植、长期慢性充血性心力衰竭患者急性失代偿、难治性恶性频发的室性心律失常、药物中毒、溺水及冻伤等）引起的心搏骤停或心源性休克。

（3）严重呼吸衰竭和严重 ARDS 患者。

4. VA－ECMO 禁忌证　VA－ECMO 循环辅助的相对禁忌证和绝对禁忌证与 VV－ECMO 治疗 ARDS 的禁忌证基本相同。随着 VA－ECMO 循环辅助技术的不断发展，除非患者在 VA－ECMO 辅助前存在极其严重的不可逆性危及生命的病变外，其他疾病条件均可视为 VA－ECMO 循环辅助的适应证，而非禁忌证。

第三节　住院病人评估表

住院病人压疮评估及护理计划

科室____床号____床　姓名____性别：□男□女　年龄____岁　住院号____诊断____

项目＼评估日期										
压疮危险因素评估	意识状态									
	活动能力									
	肢体可动度									
	进食状况									
	失禁/皮肤受潮									
	皮肤状况									
总评分										
危险等级										
护理措施	床单元整洁干燥									
	Q2h 翻身									
	使用气垫床									
	营养支持治疗									
	尿失禁护理									
	大便失禁护理									
	局部减压									
	其他：									
评估者签名										

Norton 改良量表评分：

分值	意识状态	活动能力	肢体可动度	进食状况	失禁/皮肤受潮	皮肤情况
4	清醒/嗜睡	行动自如	完全能动	进食足够	皮肤干爽	正常状况
3	意识模糊	步行需扶助	有些限制	进食不足	偶有受潮	颜色异常
2	昏睡	能够起床	极度限制	进食量少	常有受湿	温度异常
1	昏迷	长期卧床	不能活动	不能进食	一直受湿	缺水/水肿
压疮危险评分等级	H（高危险）：≤12 分			L（低危险）：19～23 分		
	M（中危险）：13～18 分			N（无危险）：24 分		

填表说明：1. “危险因素评估”空白栏对照“评分标准”填写分值，“危险等级”使用相应字母表示。

2. 低危险每周评估一次，中危险及以上需每天评估。

3. 在采用相应的护理措施栏用“√”表示执行。

住院病人导管评估及护理计划

科室____床号____床　姓名____性别：□男□女　年龄____岁　住院号____诊断____

评估项目			分值	评估日期									
导管危险因素评估	Ⅰ类导管	胸管	3										
		T管	3										
		口鼻插管	3										
		气管插管	3										
		动静脉插管	3										
		脑室引流管	3										
	Ⅱ类导管	引流管	2										
		负压球	2										
		深静脉导管	2										
		三腔管	2										
		造瘘管	2										
	Ⅲ类导管	导尿管	1										
		输液管	1										
		胃管	1										
		氧气管	1										
	意识	烦躁	4										
		意识不清	3										
	其他	幼儿	2										
		不配合	2										
总评分													
护理措施	加强固定												
	使用约束带												
	警示标识												
	安全教育												
评估者签名													

填表说明：1. 本表评分≥10分者，需每天评估，并在护理记录单上记录相关护理情况，直到出院；

2. 在采用相应的护理措施栏用“√”表示执行。

保护性约束评估表

科室____床号____床　姓名____性别：□男□女　年龄____岁　住院号____诊断____

日期/时间	约束需求评估	意识	部位	松解		约束部位皮肤观察				松紧度	体位	护理记录	签名
				时间（分钟）	保护	颜色	温度	损伤					
								有	无				

填表说明：本表需每天评估。

1. 约束需求评估（约束原因）：①认知紊乱 ②坠床危险 ③行为紊乱 ④确保治疗有效进行 ⑤其他原因 ⑥停止约束

2. 意识：①清醒 ②嗜睡 ③意识模糊 ④昏睡 ⑤昏迷

3. 部位：①左手腕 ②左脚踝 ③左肩部 ④右手腕 ⑤右脚踝 ⑥右肩部

4. 松解：松解时间以分钟表示，肢体保护表示松解肢体在松解时间内的保护和固定，以“√”表示。

5. 约束部位皮肤观察：正常均以“√”标识，如填写“异常”或者有损伤，则请在护理记录上写明皮肤情况。

6. 松紧度为伸入“一指”，以“√”表示。

7. 体位：①左侧卧位 ②右侧卧位 ③平卧位 ④骶尾部垫气垫圈 ⑤其他______。

皮肤观察记录单

科室____床号____床 姓名____性别：□男□女 年龄____岁 住院号____诊断____

日期/时间	皮损部位	皮肤情况	皮损面积	皮损表面渗出		更换敷料	外用药	签名
			cm × cm	有	无			

填表说明：1. 患者出现压疮以外的皮肤异常，需填写本表，每周评估 1 ~ 2 次，如皮肤局部发生变化，随时评估。

2. 皮损部位：在人体图标上标出皮肤破损部位，并在边上标序号，如“①、②”，表格中填序号。

3. 皮肤情况：①红肿 ②水疱 ③破损 ④结痂 ⑤愈合

4. 皮损表面渗出：在相应栏内“√”表示，如有，需注明：①少 ②中 ③多

5. 更换敷料、外用药根据实际情况填写。

住院病人自理能力评估及护理计划

科室____床号____床　姓名____性别：□男□女　年龄____岁　住院号____诊断____

评估项目 \ 分值 \ 评估日期															
自理能力评估	项目	完全独立	需部分帮助	需极大帮助	完全依赖										
	进食	10	5	0	–										
	洗澡	5	0	–	–										
	修饰	5	0	–	–										
	穿衣	10	5	0	–										
	控制大便	10	5	0	–										
	控制小便	10	5	0	–										
	如厕	10	5	0	–										
	床椅转移	15	10	5	0										
	平地行走	15	10	5	0										
	上下楼梯	10	5	0	–										
	总评分														
	自理能力分级														
	H（重度依赖）：≤40 分；M（中度依赖）：41～60 分；L（轻度依赖）：61～99 分；N（无需依赖）：100 分														
护理措施	晨间护理	1. 整理床单位													
		2. 面部清洁和梳头													
		3. 口腔护理													
	晚间护理	1. 整理床单位													
		2. 面部清洁													
		3. 口腔护理													
		4. 会阴护理													
		5. 足部清洁													
	对非禁食患者协助进食/水														

续表

评估日期 分值 评估项目												
护理措施	卧位护理	1. 协助患者翻身及有效咳嗽										
		2. 协助床上移动										
		3. 压疮预防及护理										
	排泄护理	1. 失禁护理										
		2. 床上使用便器										
		3. 留置尿管护理										
	床上温水擦浴											
	其他护理	1. 协助更衣										
		2. 床上洗头										
		3. 指/趾甲护理										
	患者安全管理											

填表说明：

1. 自理能力评估对照评分标准填写相应分值；“自理能力分级”使用相应字母表示。
2. 轻度依赖每周评估一次，中度依赖三天评估一次，重度依赖需每天评估。
3. 在采用相应的护理措施栏用“√”表示执行。

第四节 导管核查表

呼吸机相关性肺炎预防核查表

目的：规范操作步骤，通过团队合作，降低呼吸机相关性肺炎对患者的伤害。

时间：呼吸机使用过程中。

执行人：医师/护士

注意事项 ：通过现场及病历记录核查，符合即在□打“√”

填表时如有疑虑，请立即联系感控办

姓名：　　　　科室　　　　ID　　　　床号

核查项目	是	否
插管、吸痰或口腔护理前后是否做手卫生？	□	□
插管前消化道是否脱污染？	□	□
是否优先考虑经口插管？	□	□
是否调节患者为仰卧位，抬高床头 30°～45°？	□	□
血糖是否控制在 6.1～7.8mmol/L？	□	□
是否使用抑酸制剂（H_2 受体阻滞剂等）？	□	□
Ramrey 评分是否控制在 2～4 之间？	□	□
是否每日执行口腔护理 3 次？（漱口液为 0.1% 氯己定）	□	□
是否每日评估患者能否拔管？（尽早拔管）	□	□
是否尽早实施肠内营养？	□	□

记录人：

年　　月　　日

导管相关尿路感染预防核查表

目的：规范操作步骤，通过团队合作，降低导管相关尿路感染对患者的伤害

时间：行留置导尿管时，或置管后72小时

执行人：床旁护士

注意事项：通过现场或病历记录核查，符合即在□打“√”；

填表时如有疑虑，请立即联系感控办

姓名： 科室 ID 床号

核查项目	是	否
插管前		
插管、护理尿管前后是否做手卫生？	□	□
使用无菌物品，如手套、口罩、帽子、铺巾、纱布以及0.5%氯己定？	□	□
是否检查无菌导尿包的有效期和包装？	□	□
插管中		
是否用皮肤消毒液大范围的擦拭阴部？	□	□
是否在导管尖端涂抹润滑油？	□	□
是否固定导管以免被牵扯？	□	□
是否标识尿管放置时间？	□	□
插管后（72小时）		
明天评估该患者放置尿管的适应证？	□	□
是否标识尿袋更换时间？	□	□
收集袋是否低于膀胱高度？	□	□
是否检查管路有无打结？	□	□
检查收集袋是否接触地面？	□	□
是否有规律地排放收集袋中的尿液？	□	□
是否保持（导管到尿袋）系统的密闭性？	□	□
是否每天进行导管的清洁护理？	□	□
是否在排大便后，进行导管的清洁？	□	□
疑似感染时是否更换导管，并行病原学检测（尿常规、培养计数）？	□	□

记录人：

年 月 日

导管相关血流感染预防核查表

目的：规范操作步骤，通过团队合作，降低中心静脉导管对患者的伤害

时间：执行 CVC/PICC 插管时

执行人：床旁护士

注意事项：通过现场或病历记录核查，符合即在□打“√”；

填表时如有疑虑，请立即联系感控办

姓名：　　　　　　　科室　　　　　　　ID　　　　　　　床号

核查项目	是	否
插管前		
本次插管是紧急的吗？	□	□
插管、护理中心静脉导管前后是否做手卫生？	□	□
插管人员是否戴口罩、帽子、无菌手套，穿无菌衣？	□	□
插管所用医疗器械、器具及各种敷料是否无菌？	□	□
Time out：是否再次确认患者、穿刺部位、穿刺方式？	□	□
插管中		
是否选择锁骨下静脉穿刺？	□	□
是否进行皮肤消毒？	□	□
消毒剂在皮肤是否停留 30 秒以上？	□	□
是否铺无菌单？	□	□
是否用无菌透明敷料覆盖插管处？	□	□
插管后		
是否每天评估中心静脉导管安置情况？	□	□
透明敷料是否 1 ~2 次/周，或无菌纱布两天一次更换？	□	□
当敷料潮湿、松弛或有明显血迹，是否及时更换？	□	□
是否用消毒溶液擦拭接头？	□	□
三通接头内有血迹时是否更换？	□	□
紧急状态下的插管，是否在 48 小时内拔除或更换管道？	□	□
输入血制品、脂肪乳剂后是否更换？	□	□
疑似感染时是否及时拔管，并行病原学检查？	□	□

记录人：

年　　月　　日

第五节　术前访视

一、手术室术前访视

1. *术前访视的概念*　术前访视即手术室护士术前进入病房对手术患者进行术前相关知识教育，为手术做准备，减少手术患者及家属对手术的担忧和恐惧，从而保证手术和麻醉的顺利实施，确保手术成功。

2. *术前访视的目的*

（1）收集资料，评估患者情况，制定相应的护理计划，充分评估术前、术中可能出现的护理问题，并做好采取相应护理措施的思想准备，以便能充分及时地应对突发情况，在术前、术中、术后实施正确的护理。

（2）了解患者的心理状况，针对患者的具体问题，及时与患者沟通，做出心理护理、疏导，缓解患者对于手术的不安和恐惧，使患者处于一个最佳的适合手术治疗和护理的生理和心理阶段。

（3）向患者提供有关术前麻醉及护理方面的信息，提高患者对手术的应激能力。

（4）激发手术室护士自觉学习专业知识，提高交流技巧，提升业务水平，锻炼工作能力，拓展视野，建立全新的护理理念。

3. *术前访视的方式*　见表1－5－1。

表1－5－1　术前访视方式

访视者	手术巡回护士为主，洗手护士为辅	
访视对象	手术患者及家属	
访视时间	手术前一日，避开患者休息、用餐、探视及查房时间，根据患者情况合理安排，一般为手术前一日15：00－17：00	
访视方法	一对一	通过文书、宣传画册、语言沟通交流一对一宣教
	一对多	通过宣传画册、多媒体、视频进行宣教

4. 手术室术前访视流程　见图 1-5-1。

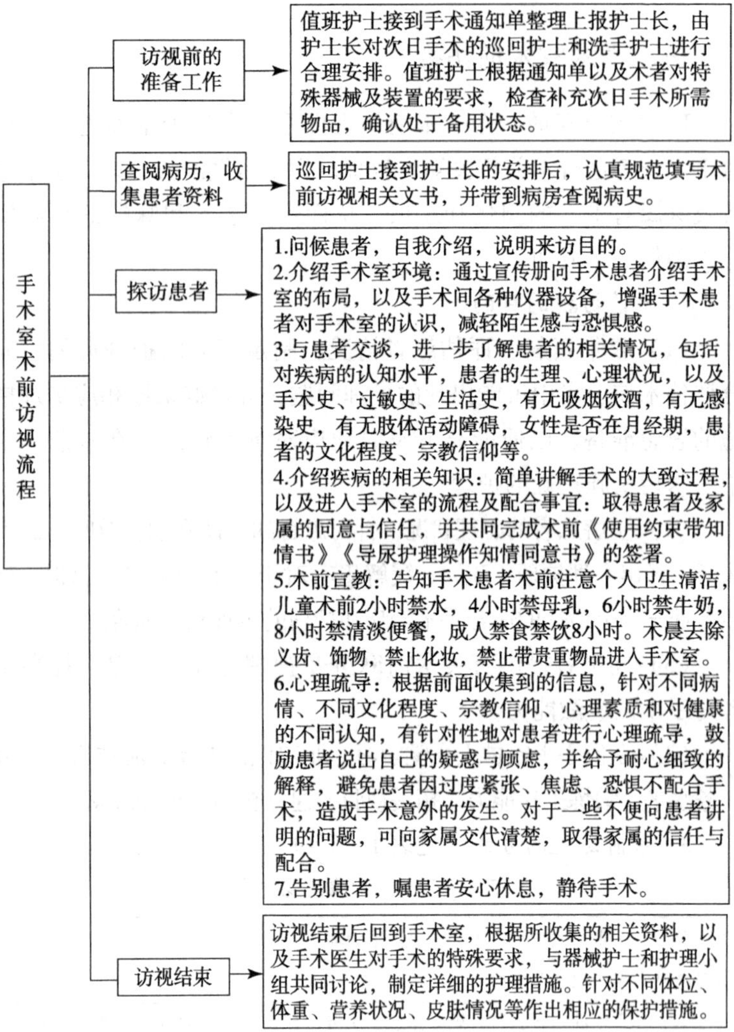

手术室术前访视流程

- 访视前的准备工作 → 值班护士接到手术通知单整理上报护士长，由护士长对次日手术的巡回护士和洗手护士进行合理安排。值班护士根据通知单以及术者对特殊器械及装置的要求，检查补充次日手术所需物品，确认处于备用状态。
- 查阅病历，收集患者资料 → 巡回护士接到护士长的安排后，认真规范填写术前访视相关文书，并带到病房查阅病史。
- 探访患者 →
  1.问候患者，自我介绍，说明来访目的。
  2.介绍手术室环境：通过宣传册向手术患者介绍手术室的布局，以及手术间各种仪器设备，增强手术患者对手术室的认识，减轻陌生感与恐惧感。
  3.与患者交谈，进一步了解患者的相关情况，包括对疾病的认知水平，患者的生理、心理状况，以及手术史、过敏史、生活史，有无吸烟饮酒，有无感染史，有无肢体活动障碍，女性是否在月经期，患者的文化程度、宗教信仰等。
  4.介绍疾病的相关知识：简单讲解手术的大致过程，以及进入手术室的流程及配合事宜：取得患者及家属的同意与信任，并共同完成术前《使用约束带知情书》《导尿护理操作知情同意书》的签署。
  5.术前宣教：告知手术患者术前注意个人卫生清洁，儿童术前2小时禁水，4小时禁母乳，6小时禁牛奶，8小时禁清淡便餐，成人禁食禁饮8小时。术晨去除义齿、饰物，禁止化妆，禁止带贵重物品进入手术室。
  6.心理疏导：根据前面收集到的信息，针对不同病情、不同文化程度、宗教信仰、心理素质和对健康的不同认知，有针对性地对患者进行心理疏导，鼓励患者说出自己的疑惑与顾虑，并给予耐心细致的解释，避免患者因过度紧张、焦虑、恐惧不配合手术，造成手术意外的发生。对于一些不便向患者讲明的问题，可向家属交代清楚，取得家属的信任与配合。
  7.告别患者，嘱患者安心休息，静待手术。
- 访视结束 → 访视结束后回到手术室，根据所收集的相关资料，以及手术医生对手术的特殊要求，与器械护士和护理小组共同讨论，制定详细的护理措施。针对不同体位、体重、营养状况、皮肤情况等作出相应的保护措施。

图 1-5-1　手术室术前访视流程

二、重症监护室术前访视

见图 1－5－2。

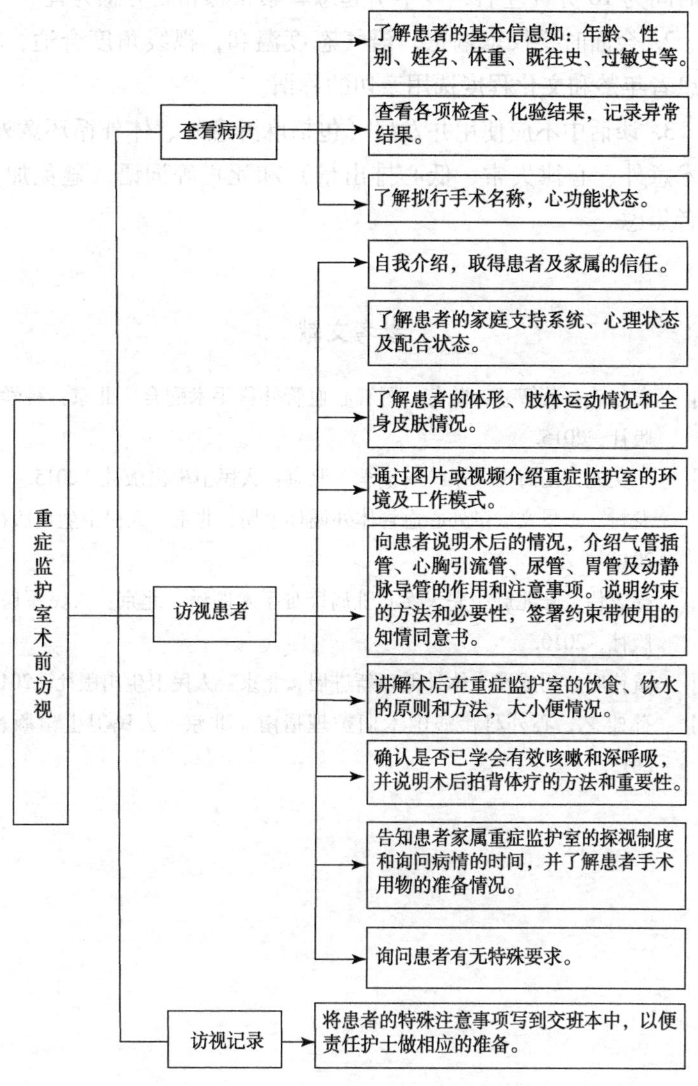

图 1－5－2　重症监护室术前访视

重症监护室术前访视注意事项：

1. 术前访视最好错开患者治疗、进食及家属探望时间，访视时间为10分钟左右，以不引起患者紧张感和疲劳感为宜。

2. 会面时要仪态端正，语气态度温和，视线角度合适，根据患者年龄和文化程度选用亲切的称谓。

3. 谈话中不应使用并发症（包括麻醉意外、体外循环意外、手术意外、心律失常、低心排出量）和死亡等词语，避免加重患者焦虑。

参考文献

[1] 龚仁蓉，黄智慧，陈芳．图解心血管外科手术配合．北京：科学出版社，2015.

[2] 丁文龙，王海杰．系统解剖学．北京：人民卫生出版社，2015.

[3] 龙村，李景文．阜外心血管体外循环手册．北京：人民卫生出版社，2013.

[4] 徐志伟，陆兆辉．先天性心脏病疑难手术图谱．北京：人民军医出版社，2010.

[5] 黄伟明，周成斌．体外循环新进展．北京：人民卫生出版社，2017.

[6] 孙桂芝．心外科疾病围术期护理指南．北京：人民卫生出版社，2013.

≪第二章

先天性心脏病患儿的护理指引

先天性心脏病是先天性畸形中最常见的一类，约占各种先天畸形的28%，指在胚胎发育时期由于心脏及大血管的形成障碍或发育异常而引起的解剖结构异常，或出生后应自动关闭的通道未能闭合（在胎儿属正常）的情形。先天性心脏病的发病率为7%～8%。如不经治疗，有20%～50%先心病患儿于出生后1年内死亡，其中1周内死亡者占30%，1个月内死亡者占50%。所以，及时的救治与护理非常重要。先天性心脏病通常分为三大类：①非发绀型（左向右分流）先天性心脏病：此种先心病患者的畸形不造成未氧合血进入体循环，因此不表现出青紫，如房间隔缺损、室间隔缺损、动脉导管未闭、主动脉窦瘤破裂等；②发绀型（右向左分流）先天性心脏病：此类患者的静脉血，即未氧合血混入体循环中，所以表现出青紫，此类先心病的畸形往往比较复杂，如：法洛四联症、右室双出口、大动脉转位、永存共同动脉干等；③梗阻型（无分流）先天性心脏病：如主动脉缩窄、主动脉弓中断、肺动脉狭窄等。少部分先天性心脏病在5岁前有自愈的机会，另外有少部分患者畸形轻微、对循环功能无明显影响，而无需任何治疗，但大多数患者需要手术治疗矫正畸形。随着医学技术的飞速发展，手术效果已经极大提高，目前多数患者如及时手术治疗，可以和正常人一样恢复正常，生长发育不受影响，并能胜任普通的工作、学习和生活的需要。

第一节　左向右分流型先天性心脏病（非发绀型）护理指引

一、概述

（一）房间隔缺损

房间隔缺损（atrial septal defect，ASD）是胚胎发育期的原始心房间隔在发生、吸收和融合过程中出现异常，致左、右心房间存在血液分流的先天性畸形，是最常见的先天性心脏病之一。房间隔缺损可以单独存在，也可以与其他畸形一同存在，此病多见于女性，男女比例为1:2～1:4（图2－1－1）。

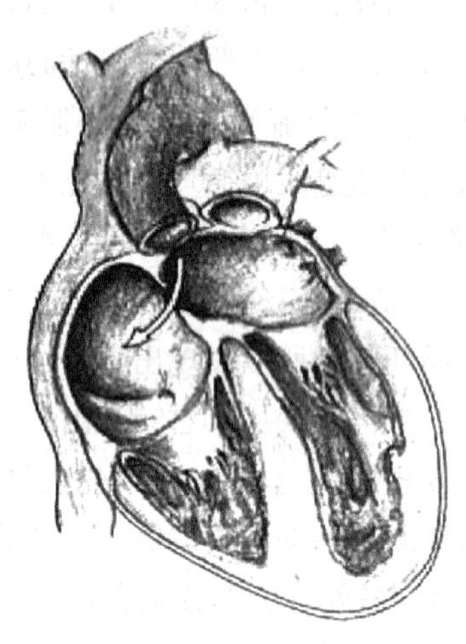

图2－1－1　房间隔缺损

1. 病理解剖　房间隔缺损可分为原发孔房缺和继发孔房缺。

（1）原发孔房缺：位于冠状静脉窦的前下方，缺损下缘靠近二尖瓣瓣环，多伴有二尖瓣大瓣缺裂。

（2）继发孔房缺：多见，位于冠状静脉窦后上方，绝大多数为单孔缺损，少数为多孔缺损，也有筛状缺损。根据缺损的解剖位置又分为四种类型，即中央型（卵圆孔型）、上腔静脉型（静脉窦型）、下腔静脉型和混合型（图 2－1－2）。

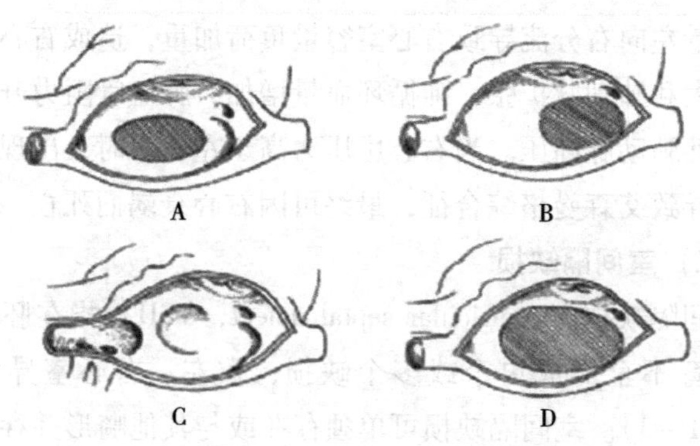

图 2－1－2　房间隔缺损分型

A. 中央型；B. 下腔型；C. 上腔型；D. 混合型

①中央型（卵圆窝型）：这是心房间隔缺损中最多见的一种，约占全部病例的 80% 以上。缺损位于卵圆窝或其附近，周围为心房间隔组织，缺损面积一般较大，直径多为 1～4cm。一般为单发，有时是多发的筛状小孔。

②上腔型静脉窦缺损：缺损位于上腔静脉入口下方，下缘为房间隔，从上腔静脉回流来的血液可以直接流入左、右心房，亦称高位缺损，常常合并右上肺静脉异位引流。

③下腔型缺损：下缘缺乏心房间隔组织，直达下腔静脉入口处。有较大的下腔静脉瓣，手术时误为间隔下缘，缝合后产生下腔静脉引流入左心房。一般情况下，下腔静脉回流来的血液可同时分流入两侧心房，亦称低位型缺损。

④混合型：两种或两种以上的缺损同时存在，心房间隔几乎完

全缺如，其血流动力学变化与单心房畸形相似，有的称为单心房。

2. 病理生理　正常左心房压力高于右心房，房间隔缺损引起血液自左向右分流，分流量取决于两心房压力差、缺损大小和左、右心室充盈的大小。初生婴儿两心房压力接近，缺损几乎无分流；随着年龄增大，心房压差增加，血液自左向右分流量增多。大量左向右分流导致右心室容量负荷加重，造成右心房、右心室增大和肺动脉扩张，肺循环血量增加，肺血管阻力升高，引起梗阻性肺动脉高压。当右心房压力高于左心房时，出现右向左逆流，导致艾森曼格综合征，最终可因右心衰竭而死亡。

（二）室间隔缺损

室间隔缺损（ventricular septal defect，VSD）指在胚胎期室间隔发育不全形成单个或多个缺损，致左、右心室异常交通（图 2－1－3）。室间隔缺损可单独存在或与其他畸形并存，占先天性心脏病的 12%～20%。其发病原因尚不明确，目前认为与遗传、孕母接触放射线、宫内感染有关。

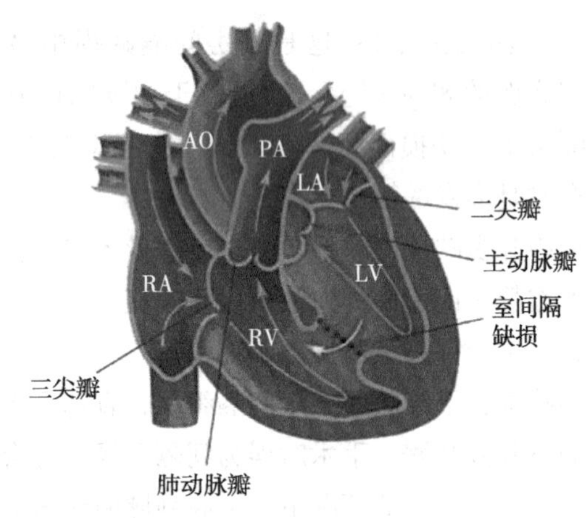

图 2－1－3　室间隔缺损

1. 病理解剖　根据室间隔的解剖标志可将室间隔分为流入道、小梁部、流出道、膜部及肌部，膜部为前三部的交界处，单纯局限于膜部的室间隔缺损较少，多向周边延伸。据此，将室间隔缺损可分为五种类型：干下型室间隔缺损、嵴下型室间隔缺损、膜部室间隔缺损、膜周型室间隔缺损、肌部室间隔缺损。其中膜周型最常见，占 60% ~ 70%，缺损位于室上嵴的后下方，上缘邻近主动脉右冠瓣和无冠瓣，向下延伸至肌嵴和圆锥乳头肌，传导束走行于其后下缘，右侧邻近三尖瓣隔瓣，依其扩展延及的部位可分为：①单纯膜部型；②膜周小梁部型：缺损向肌部小梁部延伸；③膜周流出道型：缺损向流出道延伸，也称嵴下型室间隔缺损；④膜周流入道型：缺损向流入道延伸，此型常可见衍生自三尖瓣的纤维组织黏附于缺损边缘，形成假性室隔瘤，使缺损变小或完全阻止分流，达到自然闭合；⑤膜周融合型：膜周型室间隔缺损向两个或两个部位以上延伸称膜周融合型，此型缺损如位于主动脉无冠瓣下方，主动脉瓣常脱垂嵌入室间隔缺损中，造成主动脉瓣关闭不全；⑥隔瓣后型：缺损位于三尖瓣隔瓣的下方，距主动脉瓣远而距房室传导束很近，其前缘常有一部分残留的膜样间隔组织。

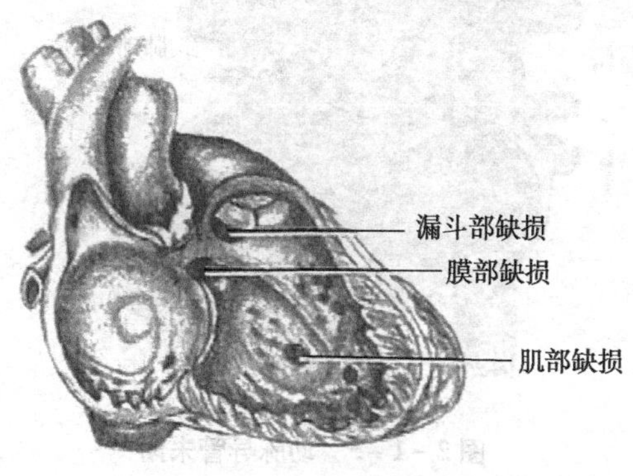

图 2－1－4　室间隔缺损分型

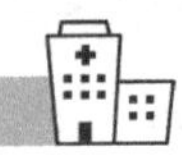

2. 病理生理　正常左心室压力高于右心室，室间隔缺损时，左心室血液经缺损向右心室分流，分流量取决于左、右心室的压力阶差、缺损大小和肺血管阻力。缺损小、分流量小，不引起肺动脉压力升高；缺损大、分流量大，右心容量负荷增大，肺动脉压力逐渐增高，肺小动脉反应性痉挛。长期大量的左向右分流，使肺小动脉继发性管壁内膜增生和中层增厚、纤维化，管腔狭小，肺血管阻力增加，最终导致梗阻性肺动脉高压，致使左向右分流明显减少。后期肺循环阻力超过体循环阻力时，右心室压力超过左心室压力，出现右向左逆流，引起发绀、艾森曼格综合征，最终可因严重缺氧和右心衰竭而死亡。

（三）动脉导管未闭

动脉导管是胎儿期连接主动脉峡部和肺动脉根部之间的生理性血流通道。出生后 80% 的患儿两个月内自行闭合，成为动脉韧带。若过期未闭合称为动脉导管未闭（patent ductus arteriosus，PDA）（图2－1－5），占先天性心脏病总数的15%～21%，男性多于女性，比例为3:1。

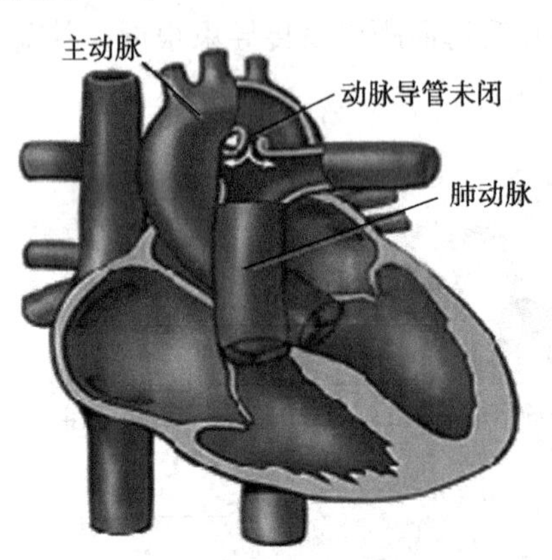

图2－1－5　动脉导管未闭

1. 病理解剖　根据未闭的动脉导管解剖形态，分为管型、漏斗型、窗型、哑铃型和动脉瘤型5种（图2-1-6）。其中以漏斗型最多见，窗型较少见。导管通常10mm长，直径从数毫米至1~2cm不等。

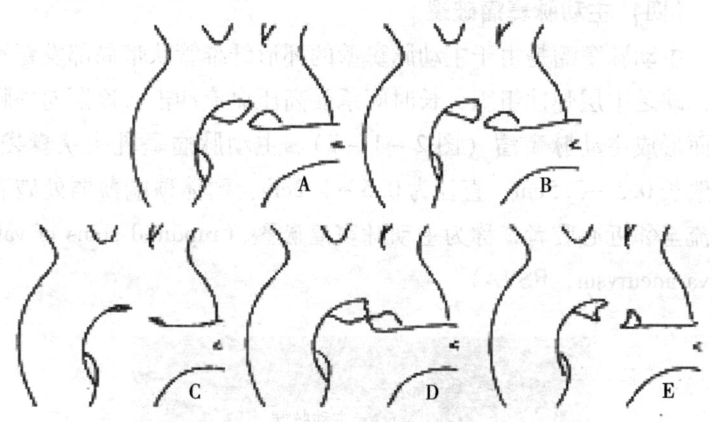

图2-1-6　动脉导管未闭分型

A. 管型；B. 漏斗型；C. 窗型；D. 哑铃型；E. 动脉瘤型

根据未闭动脉导管的大小、长短和形态不一，一般分为五型：①管型，导管长度多在1cm左右，直径粗细不等；②漏斗型，长度与管型相似，但其近主动脉端粗大、向肺动脉端逐渐变窄；③窗型，肺动脉与主动脉紧贴，两者之间为一孔道，直径往往大；④动脉瘤型，导管中部呈瘤样膨大，管壁很薄；⑤哑铃型，两端粗、中间细。前两型多见，尤其是管型。

2. 病理生理　动脉导管未闭的患儿，出生后主动脉压力升高，肺动脉压力下降，主动脉血持续流向肺动脉，形成左向右分流，分流量取决于主动脉和肺动脉之间的压力阶差和肺动脉导管直径。左向右分流血量增加肺循环血量，左心回血量增多，容量负荷增加，导致左心室肥大，甚至左心衰竭。肺循环血量增加引发肺小动脉反应性痉挛，使肺动脉压力升高，造成右心阻力负荷加重和右心室肥大。随着肺循环阻力持续升高，若肺动脉压接近或超过主动脉压力，呈现双向甚至逆转为右向左分流，出现发绀、艾森曼格综合征，最终可致右心衰竭而死亡。

（四）主动脉窦瘤破裂

主动脉窦瘤是由于主动脉窦壁的环形纤维管状带局部发育不良，缺乏中层弹性组织，长时间承受高压血流冲击，逐渐向外膨出而形成主动脉窦瘤（图 2－1－7）。主动脉瘤呈乳头状囊袋，一般长 0.5～3.5cm，直径为 0.5～1.2cm，瘤体顶端薄弱处破裂血流至邻近心腔者，称为主动脉窦瘤破裂（ruptured sinus of valsalva aneurysm，RSVA）。

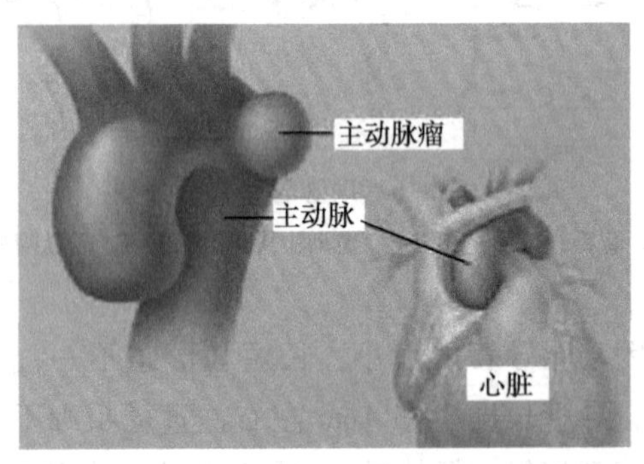

图 2－1－7　主动脉窦瘤

1. *病理解剖*　破裂多发生于右冠状动脉窦，且破入右心室。其次为无冠状动脉窦，多破入右心房，是一种少见的先天性心脏病，占先天性心脏病的 0.32%～3.56%。多合并其他心脏畸形，其中合并室间隔缺损最多见，亚洲国家发病率高，男性多于女性，年龄在 20～40 岁之间的占 80%，儿童甚少。极少数的主动脉窦瘤由于后天原因所致，多为感染，如细菌、真菌或风湿等侵蚀。后天者不多见，更罕见破裂。

2. 病理生理　根据窦瘤的部位及破入不同的腔室而有不同的病理生理变化，如破入心包则可因急骤发生的心脏压塞而迅速死亡。临床上以右冠动脉窦瘤破入右心室更为常见，并具有典型的类似心室水平急性左向右分流的病理生理特征。主动脉窦瘤破裂后，主动脉的血液立即注入右心室或右心房，引起大量的"左向右分流"，肺循环血量增多，容量负荷增加，产生右心室肥大和肺动脉高压，直至右心衰竭。窦瘤破入右心室者，心脏扩大和心力衰竭发生相对较慢。若破入右心房，由于右心房压力很低，产生大量分流，右心房压力骤升，右心房迅速扩大，上、下腔静脉血液回流障碍，可迅速引起心力衰竭，导致死亡。若破入心包，可立即造成心包填塞，导致患者突然死亡。

（五）主动脉－肺动脉间隔缺损

主动脉－肺动脉间隔缺损（aorta－pulmonary septal defect，APSD）是胚胎期动脉干分隔为主动脉和肺动脉发育不全，在升主动脉和肺动脉之间遗留口径不等的缺损，导致半月瓣以上主动脉与肺动脉间的异常交通，也叫主动脉－肺动脉瘘或主动脉－肺动脉窗（图2－1－8），是一种罕见的先天性血管畸形，往往合并一些复杂畸形，占先天性心脏病的0.03%～1%。

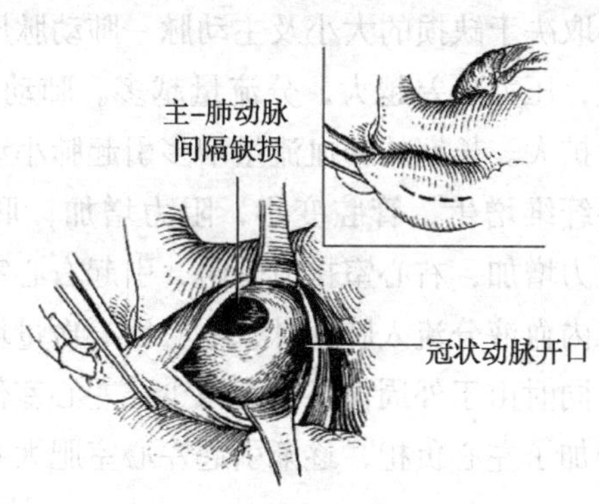

图2－1－8　主－肺动脉间隔缺损

自1830年Flliotson首次描述该病以来已有近200年历史。

1. 病理解剖　目前分型方法有多种，1978年Mori等提出将主－肺动脉间隔缺损分为3型。

Ⅰ型：主－肺动脉间隔近端缺损，约占70%；

Ⅱ型：主－肺动脉间隔远端缺损，约占25%；

Ⅲ型：主－肺动脉间隔完全缺损，约占5%。

1979年Richardson等提出新分型法，其中Ⅰ、Ⅱ型与Mori分型法相同，Ⅲ型为右肺动脉异常起源于升主动脉的后壁外方（图2－1－9）。

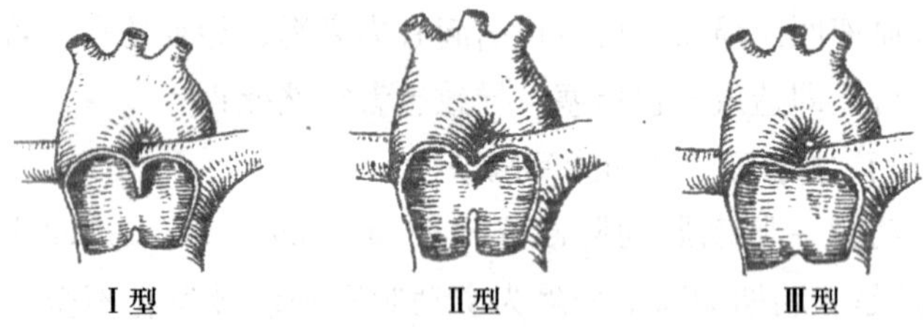

图2－1－9　主－肺动脉间隔缺损分型

2. 病理生理　由于主动脉内压力高于肺动脉内的压力，因而主动脉内的血液经缺损进入肺动脉，引起自“左向右分流”。分流量的大小取决于缺损的大小及主动脉－肺动脉压力阶差的大小。缺损越大，压力阶差越大，分流量越多。肺动脉血量增多，肺动脉充血、扩大。长期的肺血流量增多引起肺小动脉痉挛，内膜增厚，中层纤维增生，管腔变小，阻力增加，形成肺动脉高压。肺血管阻力增加，右心室排血受阻，引起右心室肥大及右心衰竭。主动脉内血液分流入肺动脉，左心回心血量增多，左心室前负荷增加；同时由于外周循环血液减少，左心室代偿增加左心室排血，又增加了左心负担，逐渐引起左心室肥大及左心衰竭。

二、常见护理诊断/问题与护理目标

见表2－1－1。

表2－1－1 常见护理诊断/问题与护理目标

	常见护理诊断/问题	护理目标
术前	活动无耐力/与体循环血量减少、组织缺氧有关	术前未出现缺氧发作。
	营养失调/低于机体需要量与体循环血量减少、组织缺氧、喂养困难有关	护理目标：患儿饮食习惯得到调整，为手术做好准备。
	生长发育迟缓/与心脏结构及功能异常有关	营养素摄入充分，为手术做好准备。
	潜在并发症：感染、心律失常、急性左心衰竭等	患者术前未发生并发症或得到及时发现和处理。
	焦虑、恐惧/与疾病的反复发作及担心预后有关	情绪平稳，能配合各项检查和治疗。
	有受伤的危险/与患者年龄小有关	未发生跌倒、坠床及窒息等意外事件。
	知识缺乏/与患者和家属缺乏先天性心脏病知识及和文化水平有关	患者和家属了解疾病相关知识，积极配合手术治疗。
术后	心输出量减少/与手术及心肌收缩力降低有关	循环稳定，生命体征平稳。
	不能维持自主呼吸/与体外循环，麻醉，术前肺充血有关	患儿顺利脱离呼吸机。
	有出血的危险/与术中应用肝素、血管吻合、术后躁动、高血压有关	术后未发生大出血。
	有感染的危险/与手术及术后抵抗力下降有关	住院期间未发生感染。
	低效型呼吸形态/与患儿年龄小咳嗽无力，痰液黏稠有关	保持呼吸道通畅，及时清除呼吸道分泌物。
	疼痛/与手术有关	疼痛症状缓解。
	潜在并发症：肺高压危象、高血压、喉返神经损伤	患儿无并发症发生。

三、护理措施

（一）术前护理

1. 常规准备　见图 2-1-10。

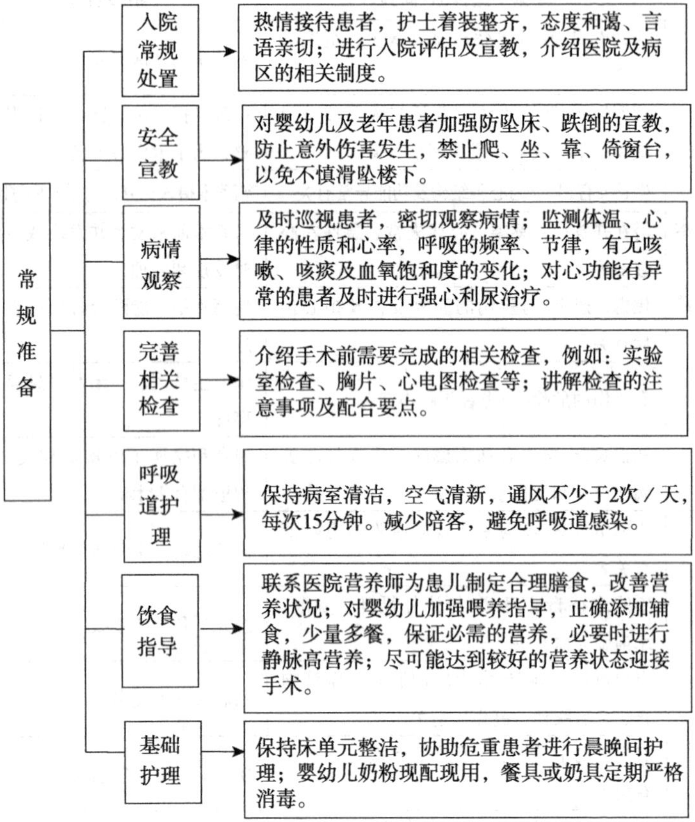

常规准备	项目	内容
常规准备	入院常规处置	热情接待患者，护士着装整齐，态度和蔼、言语亲切；进行入院评估及宣教，介绍医院及病区的相关制度。
	安全宣教	对婴幼儿及老年患者加强防坠床、跌倒的宣教，防止意外伤害发生，禁止爬、坐、靠、倚窗台，以免不慎滑坠楼下。
	病情观察	及时巡视患者，密切观察病情；监测体温、心律的性质和心率，呼吸的频率、节律，有无咳嗽、咳痰及血氧饱和度的变化；对心功能有异常的患者及时进行强心利尿治疗。
	完善相关检查	介绍手术前需要完成的相关检查，例如：实验室检查、胸片、心电图检查等；讲解检查的注意事项及配合要点。
	呼吸道护理	保持病室清洁，空气清新，通风不少于2次／天，每次15分钟。减少陪客，避免呼吸道感染。
	饮食指导	联系医院营养师为患儿制定合理膳食，改善营养状况；对婴幼儿加强喂养指导，正确添加辅食，少量多餐，保证必需的营养，必要时进行静脉高营养；尽可能达到较好的营养状态迎接手术。
	基础护理	保持床单元整洁，协助危重患者进行晨晚间护理；婴幼儿奶粉现配现用，餐具或奶具定期严格消毒。

图 2-1-10　左向右分流型先天性心脏病患者术前常规准备

2. 心理准备　见图2－1－11。

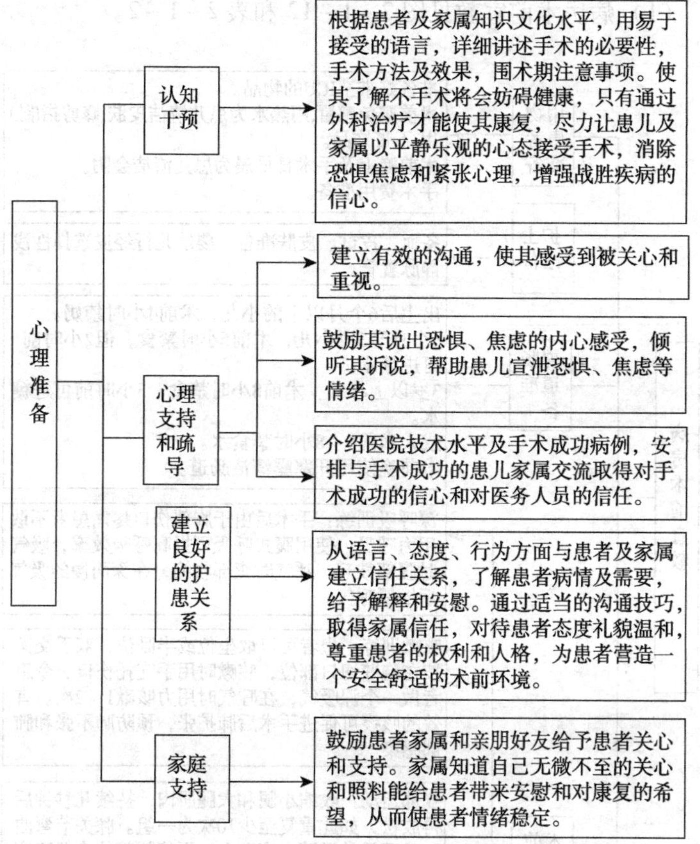

图2－1－11　左向右分流型先天性心脏病患者术前心理准备

3. 术前宣教及访视

（1）病房术前宣教见图 2 –1 –12 和表 2 –1 –2。

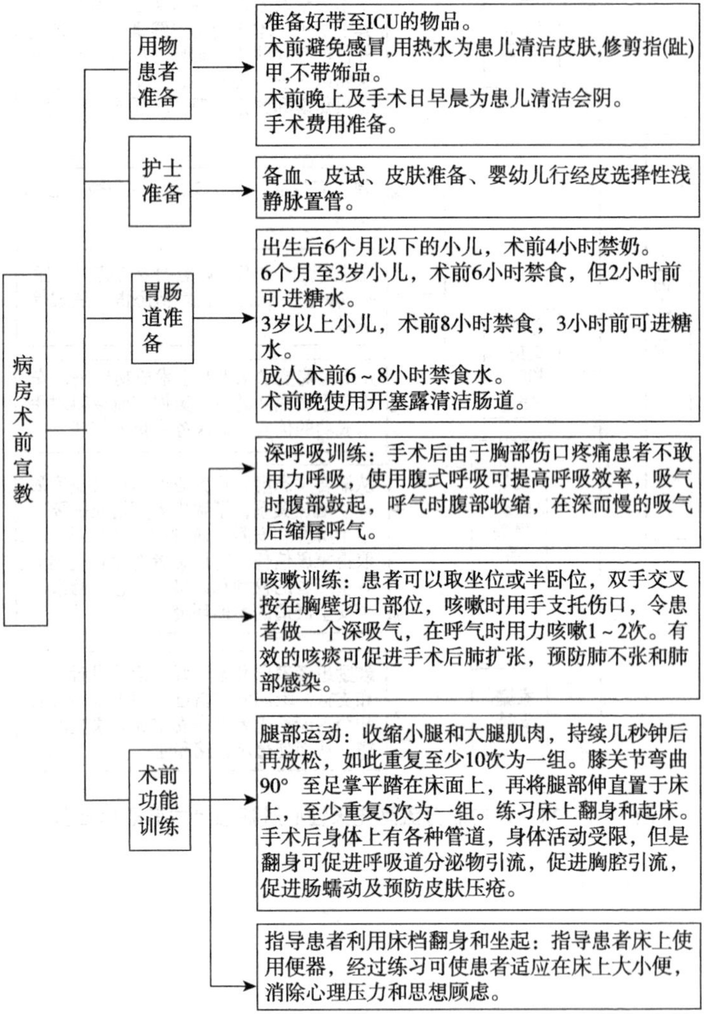

图 2 –1 –12　左向右分流型先天性心脏病患者术前宣教

表 2-1-2　左向右分流型先天性心脏病患者术前摄入食物种类及禁食时间

摄入种类	禁食时间
清饮料	4 小时
母乳	4 小时
配方奶	6 小时
牛奶	6 小时
固体食物	8 小时

（2）ICU 术前访视见第一章第五节。

（3）手术室术前访视见第一章第五节。

（二）术中护理

1. 室间隔缺损修补术

（1）用物准备

①手术器械：常规体外器械（图 2-1-13）及胸骨锯（图 2-1-14）。

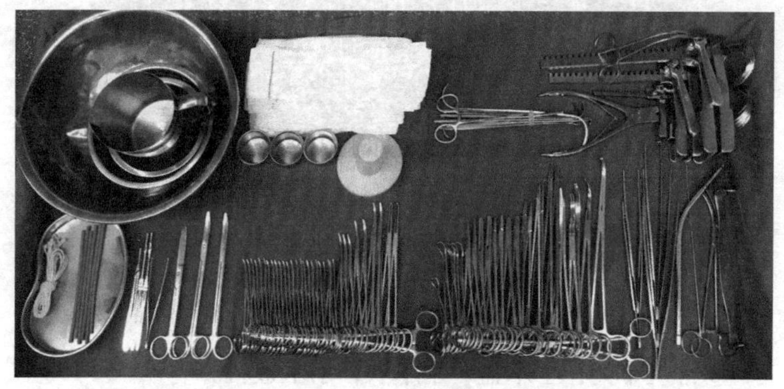

图 2-1-13　常规体外器械

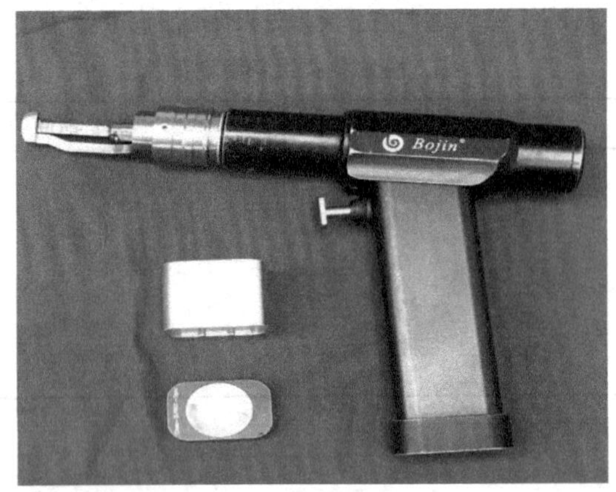

图 2-1-14　胸骨锯

②特殊器械：小儿精细器械（图 2-1-15）。

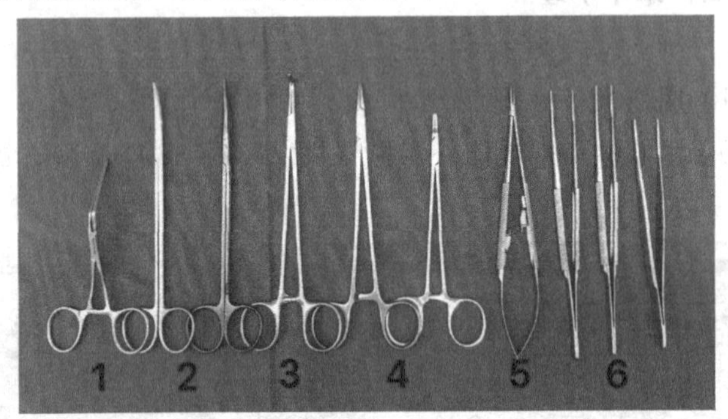

图 2-1-15　小儿另加精细器械

1. 阻断钳；2. 精细小剪刀；3. 小儿直角钳；4. 小儿精细持针器；5. 笔式持针器；6. 精细无损伤镊

③常规布类：手术盆，手术衣，手术敷料。

④一次性用物：缝线（图 2-1-16）。

（2）严格执行手术室安全核查制度及手术室清点制度。

（3）手术步骤见图 2-1-17。

4-0
PROLENE
5-0
PROLENE
ETHICON
SILK
4-0
MONOCRYL
W3206
PDS II

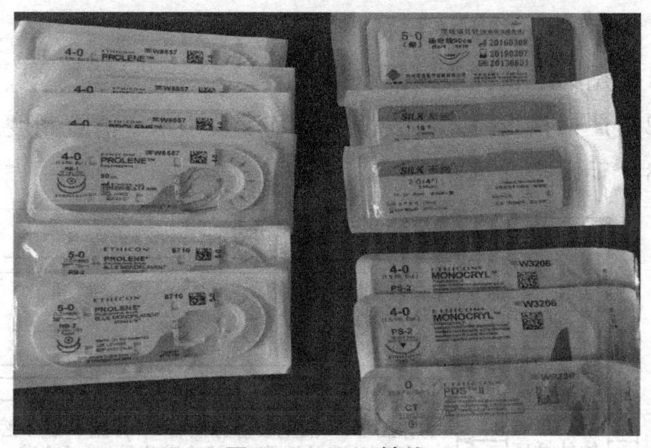

图 2－1－16 缝线

室间隔缺损修补手术步骤
消毒铺巾
按胸部外科手术铺巾方法。
开胸
1.切开皮肤。
2.锯开胸骨。
3.切开心包。
建立体外循环
游离主动脉→缝主动脉荷包→缝上腔荷包→插主动脉插管→插上腔静脉插管→转流→缝下腔荷包→插下腔静脉插管→缝冷灌荷包→插冷灌→游离上下腔静脉。
心内操作
（以膜周型室间隔缺损为例）切开右心房→插左心吸引管→提吊右心房→暴露室缺位置及大小→修剪适宜大小的涤纶补片（小儿可用自体心包片）→修补缺损→关闭右心房切口。
心脏复跳
开放主动脉、上下腔静脉。
通过体外循环辅助心脏至血流动力学平稳。
停机中和
拔出灌注管→拔出下、上腔静脉插管→鱼精蛋白中和→拔出主动脉插管。
止血关胸
放置引流管→止血→缝合心包→清点手术用物→缝合胸骨→缝合肌层和皮下及皮肤→无菌粘贴敷料覆盖伤口。

图 2－1－17 室间隔缺损修补手术步骤

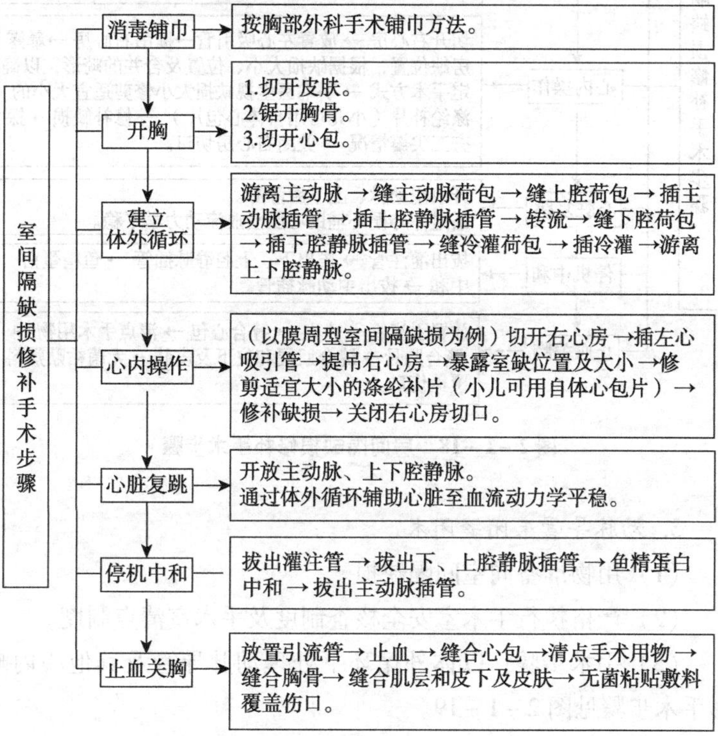

2. 房间隔缺损修补术

(1) 用物准备同室间隔缺损。

(2) 严格执行手术室安全核查制度及手术室清点制度。

(3) 手术步骤见图 2-1-18。

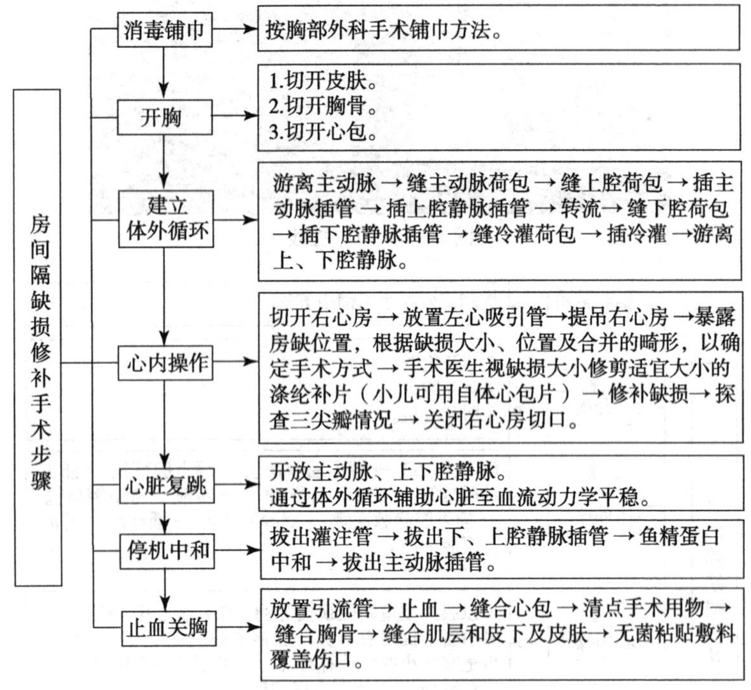

图 2-1-18　房间隔缺损修补手术步骤

3. 动脉导管未闭缝闭术

(1) 用物准备同室间隔缺损。

(2) 严格执行手术室安全核查制度及手术室清点制度。

(3) 手术步骤：以体外循环下处理动脉导管及其他心内畸形手术步骤见图 2-1-19。

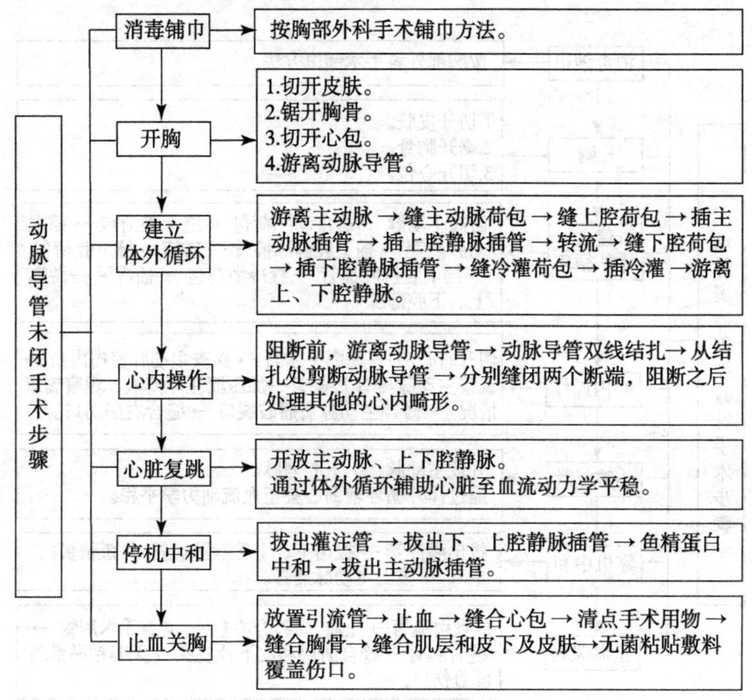

图 2－1－19　动脉导管未闭手术步骤

4. 主动脉窦瘤破裂修补术

（1）用物准备同室间隔缺损。

（2）严格执行手术室安全核查制度及手术室清点制度。

（3）手术步骤：根据破入心腔的切口修补主动脉窦瘤，本章节切口为右房切口（图 2－1－20）。

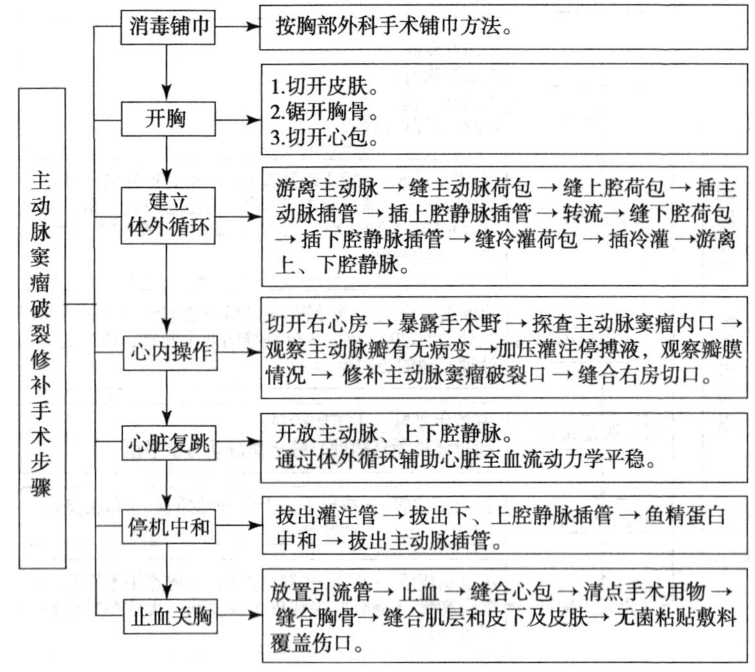

图 2－1－20　右房切口主动脉窦瘤破裂修补手术步骤

5. 主动脉－肺动脉间隔缺损修补术

（1）用物准备：同室间隔缺损。

（2）严格执行手术室安全核查制度及手术室清点制度。

（3）手术步骤：根据手术分型确定手术方法，本章以Ⅰ型近端缺损合并房间隔缺损为例，近端缺损位于主动脉瓣窦近上方，于升主动脉左侧壁与主肺动脉交通（图 2－1－21）。

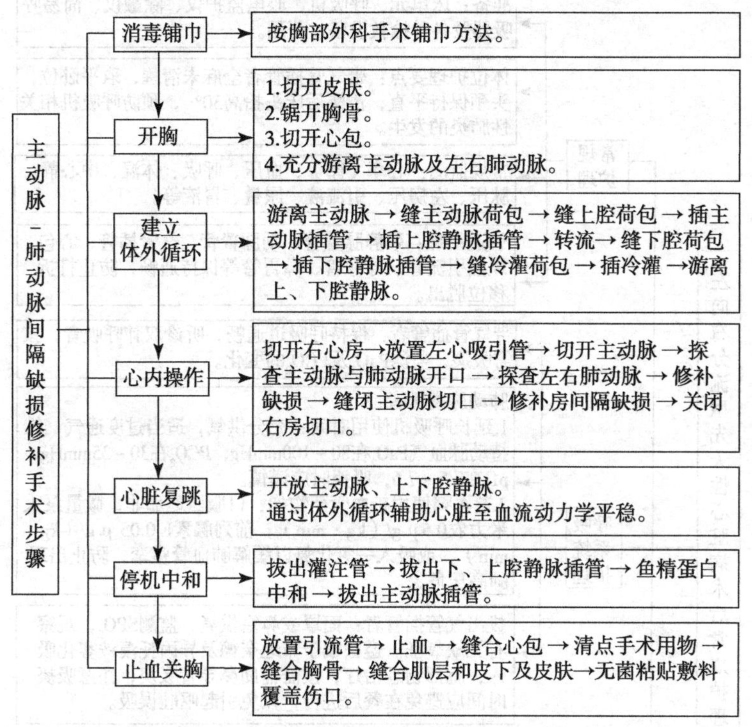

图2－1－21　主动脉－肺动脉间隔缺损修补手术步骤

（三）术后护理

1. 术后常规护理　见图2－1－22。

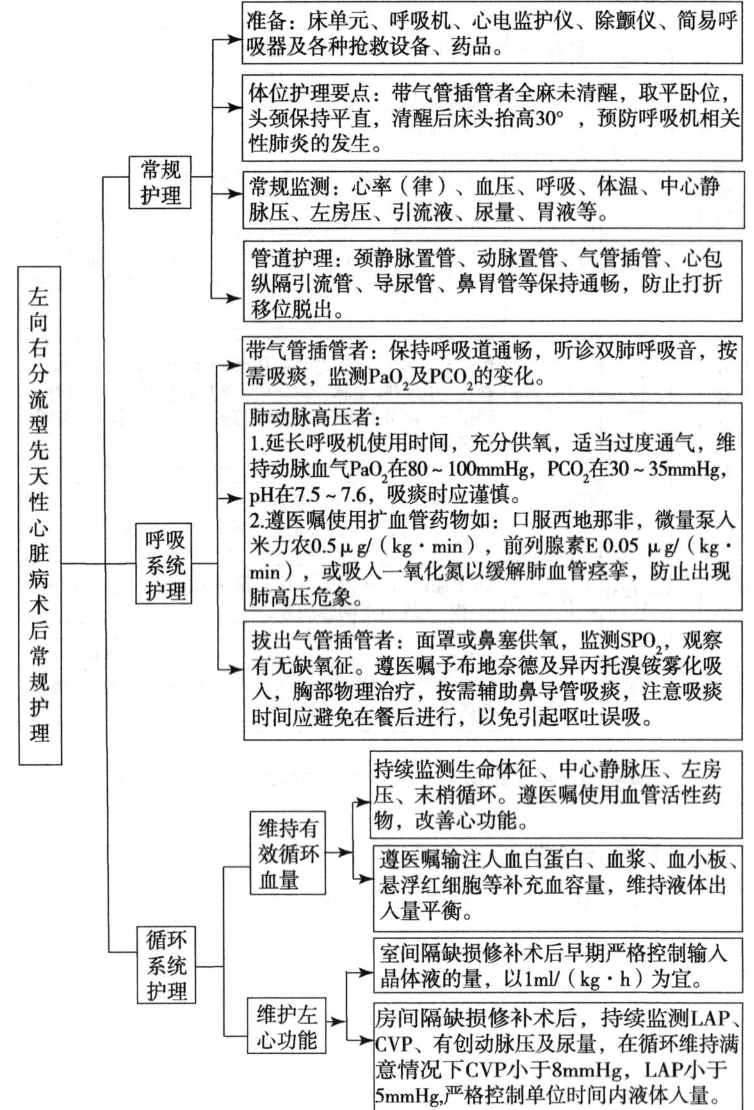
左向右分流型先天性心脏病术后常规护理
常规护理
准备：床单元、呼吸机、心电监护仪、除颤仪、简易呼吸器及各种抢救设备、药品。
体位护理要点：带气管插管者全麻未清醒，取平卧位，头颈保持平直，清醒后床头抬高30°，预防呼吸机相关性肺炎的发生。
常规监测：心率（律）、血压、呼吸、体温、中心静脉压、左房压、引流液、尿量、胃液等。
管道护理：颈静脉置管、动脉置管、气管插管、心包纵隔引流管、导尿管、鼻胃管等保持通畅，防止打折移位脱出。
呼吸系统护理
带气管插管者：保持呼吸道通畅，听诊双肺呼吸音，按需吸痰，监测PaO_2及PCO_2的变化。
肺动脉高压者：
1.延长呼吸机使用时间，充分供氧，适当过度通气，维持动脉血气PaO_2在80～100mmHg，PCO_2在30～35mmHg，pH在7.5～7.6，吸痰时应谨慎。
2.遵医嘱使用扩血管药物如：口服西地那非，微量泵入米力农0.5μg/（kg·min），前列腺素E 0.05μg/（kg·min），或吸入一氧化氮以缓解肺血管痉挛，防止出现肺高压危象。
拔出气管插管者：面罩或鼻塞供氧，监测SPO_2，观察有无缺氧征。遵医嘱予布地奈德及异丙托溴铵雾化吸入，胸部物理治疗，按需辅助鼻导管吸痰，注意吸痰时间应避免在餐后进行，以免引起呕吐误吸。
循环系统护理
维持有效循环血量
持续监测生命体征、中心静脉压、左房压、末梢循环。遵医嘱使用血管活性药物，改善心功能。
遵医嘱输注人血白蛋白、血浆、血小板、悬浮红细胞等补充血容量，维持液体出入量平衡。
维护左心功能
室间隔缺损修补术后早期严格控制输入晶体液的量，以1ml/（kg·h）为宜。
房间隔缺损修补术后，持续监测LAP、CVP、有创动脉压及尿量，在循环维持满意情况下CVP小于8mmHg，LAP小于5mmHg,严格控制单位时间内液体入量。

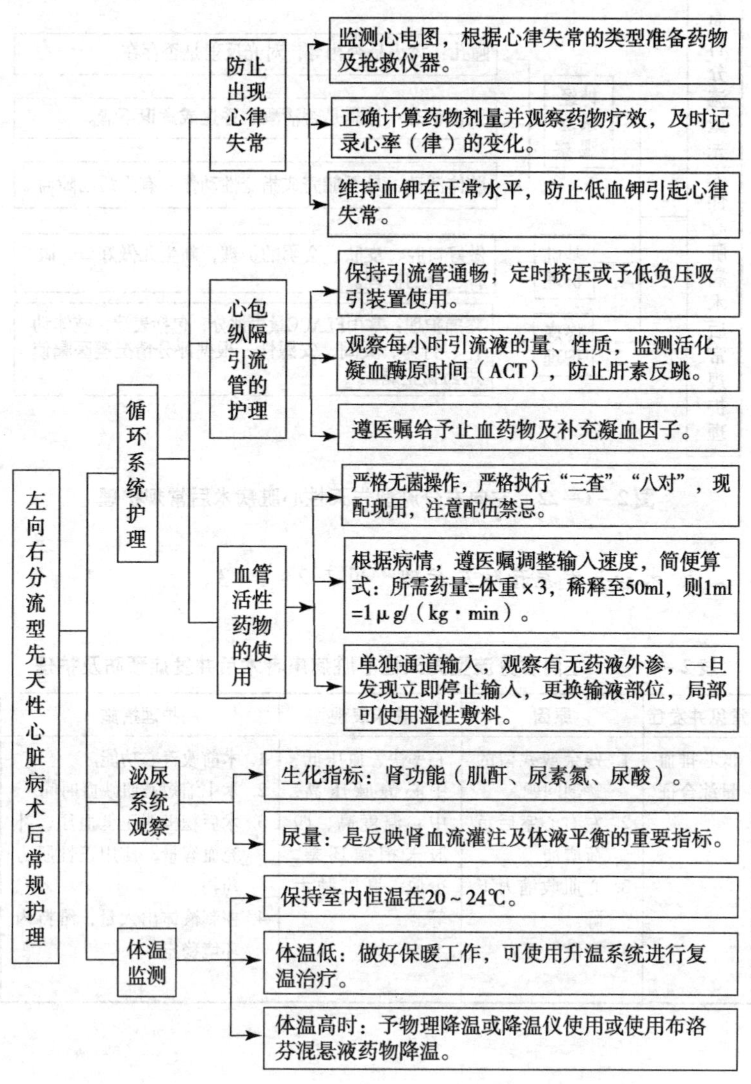

左向右分流型先天性心脏病术后常规护理
循环系统护理
防止出现心律失常
监测心电图，根据心律失常的类型准备药物及抢救仪器。
正确计算药物剂量并观察药物疗效，及时记录心率（律）的变化。
维持血钾在正常水平，防止低血钾引起心律失常。
心包纵隔引流管的护理
保持引流管通畅，定时挤压或予低负压吸引装置使用。
观察每小时引流液的量、性质，监测活化凝血酶原时间（ACT），防止肝素反跳。
遵医嘱给予止血药物及补充凝血因子。
血管活性药物的使用
严格无菌操作，严格执行“三查”“八对”，现配现用，注意配伍禁忌。
根据病情，遵医嘱调整输入速度，简便算式：所需药量=体重×3，稀释至50ml，则1ml=1μg/（kg·min）。
单独通道输入，观察有无药液外渗，一旦发现立即停止输入，更换输液部位，局部可使用湿性敷料。
泌尿系统观察
生化指标：肾功能（肌酐、尿素氮、尿酸）。
尿量：是反映肾血流灌注及体液平衡的重要指标。
体温监测
保持室内恒温在20~24℃。
体温低：做好保暖工作，可使用升温系统进行复温治疗。
体温高时：予物理降温或降温仪使用或使用布洛芬混悬液药物降温。

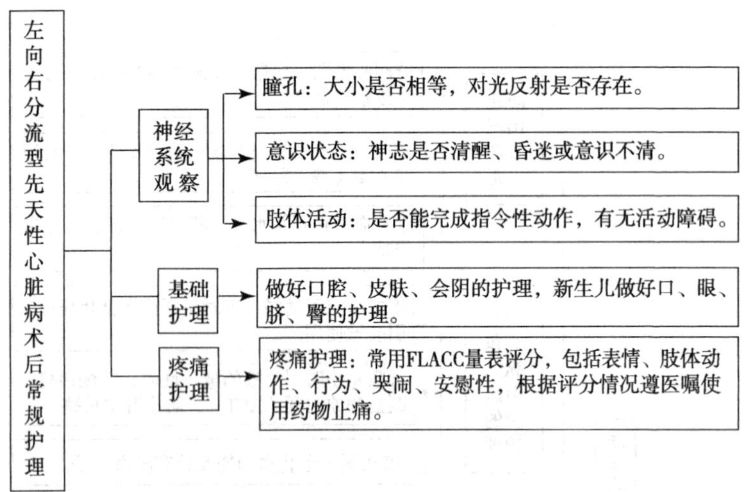

图 2-1-22　左向右分流型先天性心脏病术后常规护理

2. 术后并发症预防及护理　见表 2-1-3。

表 2-1-3　左向右分流型先天性心脏病患者术后并发症预防及护理

常见并发症	原因	临床表现	护理措施
低心排血量综合征	1. 残余或残留的解剖问题。 2. 左右心室后负荷增加。 3. 心肌收缩力下降。 4. 容量超负荷。	心率快、血压低、中心静脉压高，中心温度高、四肢末梢循环差、少尿、肝脏肿大等。	1. 术前改善心功能。 2. 术中缩短心肌缺血时间。 3. 术后积极纠正低血压、补充血容量，使用正性肌力药物。 4. 控制液体出入量，维持内环境稳定。

续表

常见并发症	原因	临床表现	护理措施
肺动脉高压危象	1. 肺动脉高压。 2. 缺氧或其他原因导致肺血管痉挛性收缩，肺血管阻力增加，右心血排出受阻，致突发性肺高压和低心排血的症状。	临床表现为低氧、低血压、外周低灌注。	1. 扩张肺动脉和体循环血管药物的应用，运用降低肺血管阻力的药物如：西地那非、前列腺素、米力农。 2. 维持心功能稳定，密切监测 CVP、BP、HR、肺动脉压和左房压的变化。 3. 术后早期充分镇静、肌松，延长呼吸机辅助时间。 4. 吸痰操作时动作轻柔，充分供氧。 5. 吸入一氧化氮或 ECMO 支持。
心律失常	1. 长时间体外循环及围术期心肌保护不良，术中传导系统和心肌损伤。 2. 低氧、低温。 3. 代谢紊乱、电解质失衡。	心电图检查可出现房颤、房性期前收缩、室性期前收缩、结性心律失常、房室传导阻滞。	1. 动态监测心电图。 2. 遵医嘱使用抗心律失常药物。 3. 安置心脏起搏器，并观察使用情况。
喉返神经损伤	术中误伤喉返神经。	声音嘶哑，饮水呛咳。	1. 拔出气管插管后应鼓励发声，及时发现异常。 2. 单纯性声音嘶哑应禁声和休息。 3. 遵医嘱应用激素和营养神经的药物。
心包切开综合征	1. 术前心功能差。 2. 术后心包引流管堵塞。	术后数日至数周起发热、窦性心动过速、恶心呕吐、腹痛等。	1. 遵医嘱补液。 2. 使用强心、利尿药。 3. 协助医生行心包穿刺引流。

3. 术后康复护理　见图 2－1－23。

左向右分流型先天性心脏病术后康复护理

- 呼吸道护理
  - 胸部物理治疗一般选择在餐前30分钟、餐后2小时、睡前进行。方法：协助病人取坐位或侧卧位，操作者五指并拢呈弓形为握杯状，用以患者能承受的中等力量为宜，从肺下叶开始，以40～50次/分的频率，由下至上、由外向内，每天3～4次叩击，时间不超过30分钟，以15～20分钟最佳。
  - 咳嗽后注意观察心律，有无缺氧（注：叩击的时间和强度应根据患者的具体情况而定，若痰多，可增加次数。若患者咳嗽反应弱，则在吸气后给予刺激——按压及横向滑动胸骨上窝的气管，以使咳嗽）。
- 合理饮食
  - 原则以清淡、少盐、少糖为主，蛋白质适中，富含维生素、易消化的食物。服利尿药物时可多吃含钾的水果、蔬菜，如香蕉、橘子、番茄等，以补充因服用利尿药物而引起的低钾。
  - 指导婴幼儿家长母乳喂养方法：采用母乳喂养，分段喂食，吸奶时随时注意患儿面部情况，如出现发绀、呼吸过快时，应立即停止喂奶；喂奶最好抱着喂，采用半坐卧姿45°，喂奶完毕之后，应抱着婴儿轻拍背部排气，予以右侧卧位，抬高床头并观察有无溢奶现象出现。
- 手术切口护理
  - 平卧或床头抬高30°，不宜俯卧，可取左、右侧卧位。床头抬高有利于呼吸，减轻伤口疼痛；保持伤口清洁干燥，如有污染、渗血、渗液及时报告医生给予及时处理。
  - 指导病人认识和了解常用药物，让病人知道所用药物名称、主要作用、不良反应、预防和处理措施及特别注意事项，使病人心中有数，主动配合治疗。
- 用药指导
  - 学会自我观察用药后的效果与机体反应，将其及时反馈给医护人员，以便调整用量，从而达到最佳药物疗效。合理使用抗生素，预防感染。
- 生活能力训练
  - 术后病情稳定时，患者可在床上坐起，自己练习吃饭、喝水、洗脸、刷牙、穿脱衣裤等运动。恢复期患者可进行下地步行活动，步行训练的顺序是：坐位、站位、扶床移动、独立移步、室内走动。
  - 运动幅度和运动量可逐渐增加，如步行训练可由慢步逛街逐步过渡到上楼梯、快步行走。幼儿心脏手术刀口愈合后，还要练习扩臂，防止“鸡胸”。

图 2－1－23　左向右分流型先天性心脏病术后康复护理

四、出院准备度（图2－1－24）

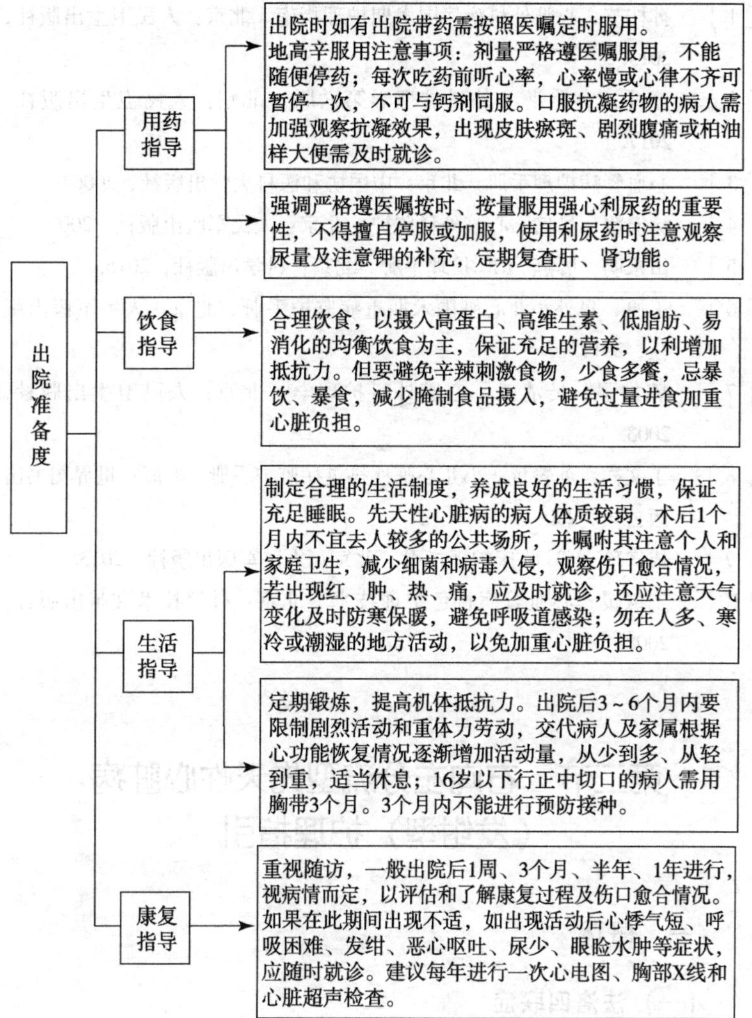

图2－1－24　左向右分流型先天性心脏病患者出院准备度

参考文献

[1] 孙桂芝. 心脏外科疾病围术期护理指南. 北京：人民卫生出版社，2013.

[2] 李乐之，路潜. 外科护理学第六版. 北京：人民卫生出版社，2017.

[3] 心血管病护理手册. 北京：中国协和医科大学出版社，2006.

[4] 徐宏耀，吴信. 心脏外科监护. 北京：人民军医出版社，2007.

[5] 田永明，廖燕. ICU 护理手册. 北京：科学出版社，2015.

[6] 王旭. 阜外小儿心脏围术期重症监护手册. 北京：人民军医出版社，2011.

[7] 郭加强，吴清玉. 心脏外科护理学. 北京：人民卫生出版社，2003.

[8] 丁文祥，苏肇伉. 小儿心脏外科重症监护手册. 上海：世界图书出版公司，2009.

[9] 成守珍. ICU 临床护理指引. 北京：人民军医出版社，2013.

[10] 刘淑媛. 心血管病特色护理技术. 北京：科学技术文献出版社，2008.

第二节　右向左分流型先天性心脏病（发绀型）护理指引

一、概述

（一）法洛四联症

法洛四联症（tetralogy of Fallot，TOF）是最常见的发绀型先天性心脏病，占所有患先天性心脏病的活产婴儿的 3% ~5%，发病率约为 1/3600。1888 年，Fallot 详细描述了其病理改变及临床表现。基本病理特征是肺动脉狭窄、右心室肥大、主动脉骑跨及室间隔缺损（图2－2－1），其中肺动脉狭窄是决定病情严重程度、影响预后的主要因素。由于肺动脉狭窄，引起：①血液进入肺循环受阻，引起右心室代偿性肥厚，右室压力增高，超过左心室时，产生逆向分流，静脉血进入体循环，出现青紫；②进入肺循环进行气体交换的血流量明显减少，加重青紫的程度。另外，主动脉骑跨在两心室之上，部分右心室血和左心室血同时射入主动脉，使主动脉的血液为动—静脉混合血，引起组织器官缺氧，使青紫更为严重。由于缺氧，刺激骨髓代偿性产生过多的红细胞，血液黏稠度增加，血流缓慢，容易形成脑血栓。

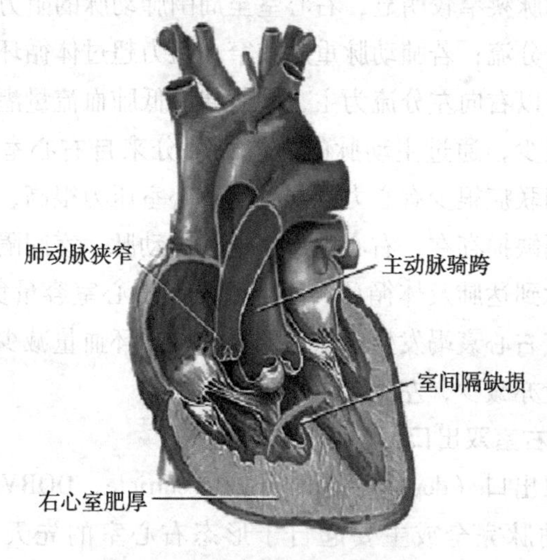

图2－2－1　法洛四联症

1. *病理解剖*　在法洛四联症的四种病理改变中，最为重要的是肺动脉狭窄和室间隔缺损，因为主动脉骑跨与室间隔缺损的位置有关，右心室肥厚则是继发于肺动脉狭窄和室间隔缺损。法洛四联症肺动脉狭窄的特点是，几乎都包含漏斗部和右心室流出道的其他部位，如肺动脉瓣、主肺动脉或分支。严重的肺动脉狭窄若使右室至肺动脉的血流完全中断则为肺动脉闭锁，肺血来自未闭的动脉导管和（或）体肺侧支。TOF 室间隔缺损的特点：大多数位于主动脉或主动脉和肺动脉下方，为嵴下型缺损或干下型缺损；此外，法洛四联症的室间隔缺损较大，直径与主动脉瓣口相近。

2. 病理生理　法洛四联症的病理生理改变取决于肺动脉狭窄的程度。由于主动脉瓣口很靠近室间隔缺损，因此左右心室收缩期峰压相等。通过室间隔缺损的血流方向与血流量由肺动脉狭窄的程度所决定。若肺动脉狭窄程度轻，心室水平仍为左向右分流；若肺动脉狭窄较明显，右心室至周围肺动脉的阻力相仿，心室水平双向分流；若肺动脉重度狭窄，阻力超过体循环阻力，引起心室水平以右向左分流为主，同时伴有低肺血流量灌注，肺静脉回流量减少，通过主动脉的血流大部分来自右心室，造成发绀。法洛四联症很少有心力衰竭，其右心室压力很高，但由于有大的室间隔缺损存在，右心室血可通过肺动脉、室间隔缺损及骑跨的主动脉到达肺及体循环，通常不引起右心室容量负荷增加，因此很少有右心衰竭发生。法洛四联症肺循环血量减少，回流至左心的血量亦减少，左心衰竭罕见。

（二）右室双出口

右室双出口（double - outlet right ventricle，DORV）是指主动脉和肺动脉完全或主要起自于形态右心室的先天性心脏病（图 2 - 2 - 2）。是一种少见的先天性心脏病，占先天性心脏病的 1% ~2%。

1. 病理解剖

（1）心房心室的连接：心房心室的连接关系上可能有各种情况，约 76% 心房心室的连接一致，11% 心房心室的连接不一致。

（2）大血管关系：多数病例两大动脉位置正常，主动脉在

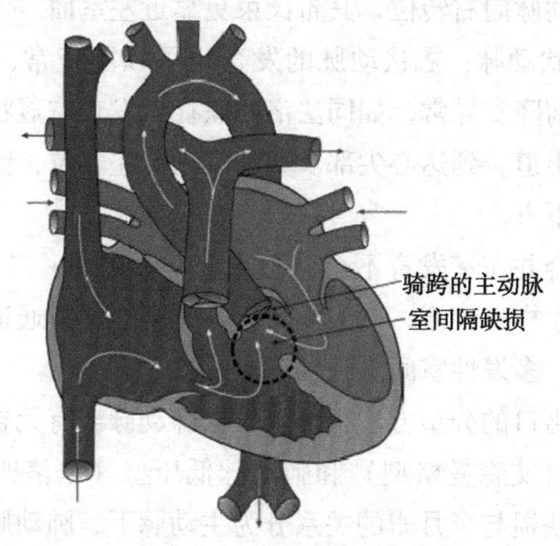

图 2-2-2　右室双出口

肺动脉的右后方；部分病例主动脉在肺动脉的右侧；少数病例主动脉在肺动脉的左前位。

（3）室间隔缺损（VSD）：室间隔缺损为左室的唯一出口，90% 的患者室间隔缺损较大，10% 的患者室间隔缺损较小，没有室间隔缺损者罕见。右室双出口在室间隔完整的情况下，一定合并大的房间隔缺损，为左心血流的出口。主动脉与室间隔缺损的关系对于外科手术很重要，有 4 种情况：室间隔缺损位于主动脉下方、肺动脉下方、在主动脉和肺动脉下方及远离两大动脉。室间隔缺损在肺动脉下方者称 Taussing - Bing 畸形。

（4）流出道：右室双出口在主动脉及肺动脉下方均可有肌性圆锥，常合并肺动脉瓣狭窄，肺动脉主干及其分支的任何位置均可发生狭窄，与法洛四联症相似，但合并右室双腔心者少见。主动脉下狭窄不常见，常发生在合并肺动脉下室间隔缺损的右室双出口者。

（5）传导束：右室双出口的传导束分布与法洛四联症相似，

不过由于主动脉向右转位，其希氏束更靠近左室面。

（6）冠状动脉：冠状动脉的发育也可以不正常，可为单一冠状动脉或前降支异常，如同法洛四联症，发自右冠状动脉，横跨过右室流出道，到达心尖部。如为主动脉左转位，则冠状动脉跨过肺动脉下方。

本病可合并左室发育不全，心室上、下排列，二尖瓣狭窄、骑跨，降落伞样二尖瓣，二尖瓣闭锁，完全性房室通道，主动脉缩窄或中断，多发性室间隔缺损等。

右室双出口的分型方法很多，根据肺动脉瓣有无狭窄分为肺动脉高压型（艾森曼格型）和肺动脉低压型（法洛四联症型）。根据室间隔缺损与半月瓣的关系分为主动脉下、肺动脉下、双动脉下方及远离大动脉。

2. 病理生理　由于右室双出口病变不同，可有不同的病理生理改变，如不合并肺动脉瓣或右室流出道狭窄，室缺较大，患者可无明显发绀，与大的室间隔缺损相似，但发生肺动脉高压和肺血管病变更严重，并可能出现心功能不全的表现。合并右室流出道或肺动脉瓣狭窄时似法洛四联症，患者出现发绀和低氧血症。如合并其他心脏畸形，还会有相应的病理变化。

（三）完全性大动脉转位

完全性大动脉转位（transposition of great arteries，TGA）的房室连接关系一致，心室大动脉连接不一致，所以主动脉起自形态右心室，肺动脉起自形态左心室，是一种较常见的发绀型复杂心脏畸形，占先天性心脏病的5%～7%。在活产儿中发病率占0.2‰，男性发病率较高（男/女比例3:1）。

1. 病理解剖　病理解剖的主要特征如图2－2－3。

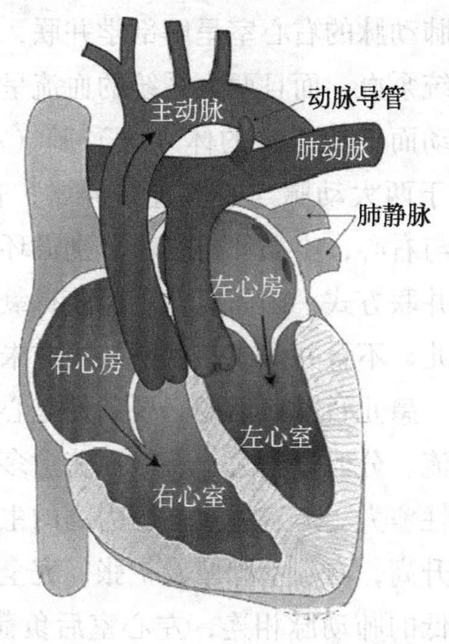

图 2－2－3　完全性大动脉转位

（1）大动脉和心室连接关系异常：即主动脉起自形态右心室，肺动脉起自形态左心室。

（2）房室连接关系正常：右房连接右心室、左房连接左心室。但二尖瓣与三尖瓣环有较长的接触区，并附着于同一高度的室间隔上。

（3）大动脉空间位置异常：主动脉常位于肺动脉的右前方，亦可为左前方。主动脉瓣口高于肺动脉瓣口。主动脉和肺动脉多平行上升，因而室间隔比较平直。

（4）主动脉瓣下有肌性圆锥，因此主动脉瓣和二尖瓣之间无纤维连接；但肺动脉瓣与二尖瓣前瓣之间有纤维连续。

（5）常合并房间隔缺损、动脉导管未闭或室间隔缺损：少数 TGA 无室间隔缺损，合并肺动脉狭窄或左室流出道狭窄的完全性大动脉转位也较少。

2. 病理生理　正常的心脏有两大基本功能，即连接主动脉的左心室与连接肺动脉的右心室呈解剖学并联，并同步分别向主动脉与肺动脉系统泵血，而且两大系统的血流呈生理串联式连贯不停顿地单向流动而构成正常的体（大）肺（小）循环。完全性大动脉转位由于两大动脉与心室连接异常，丧失生理串联功能，形成大循环与右心，小循环与左心分别循环的非生理状态即解剖和生理均呈并联方式，因而机体不能获得氧供。假如完全性大动脉转位新生儿，不合并房或室间隔缺损或未闭动脉导管就不可能生存。因此，患儿暂时存活的必要条件是心内存在左向右和右向左的双向分流。分流量愈大，有效血流愈多，血液混合愈充分，存活的可能性愈大。形态右室与阻力高的主动脉相连，从而导致右心室压力升高，右心室肥厚及扩张。完全性大动脉转位的形态左室与阻力低的肺动脉相连，左心室后负荷明显低于正常，左心室可因缺乏负荷锻炼导致不同程度的发育不良。

（四）永存共同动脉干

永存共同动脉干（persistent truncus arteriosus，PTA）又名永存动脉干或主动脉肺动脉共干。它是胚胎发育期，原始动脉干发育过程中早期停顿，未能正常分隔为主、肺动脉而遗留下的共同动脉干（图2-2-4），是一种非常少见的先天性心脏畸形。发病率占先天性心脏病的0.5%~3%。

1. *病理解剖* 1949年Collett和Edwards根据肺动脉的起源及主动脉的关系分为四种类型：

Ⅰ型：左、右肺动脉通过共同的肺动脉干起自共干（图2-2-5A），此型为最多见的类型。

Ⅱ型：左、右肺动脉通过一共同开口直接起自共干后壁（图2-2-5B）。

Ⅲ型：左、右肺动脉分别起自共干侧壁（图2-2-5C）。

Ⅳ型：共干上没有左、右肺动脉，肺循环由降主动脉发出的支气管动脉供血。Ⅳ型目前归于肺动脉闭锁合并室间隔缺损，称

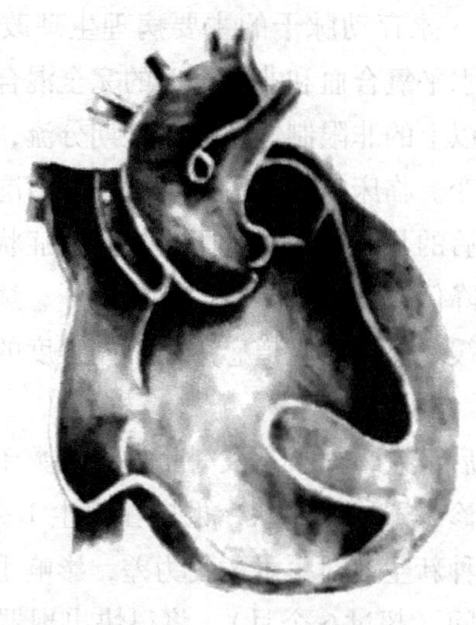

图 2-2-4　永存共同动脉干

为假性共干（图 2-2-5D）。

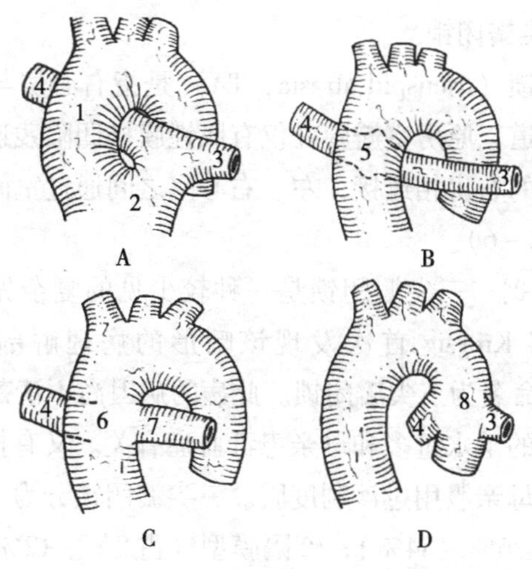

图 2-2-5　永存共同动脉干分型

2. *病理生理* 永存动脉干的主要病理生理改变，其一为心室水平和动脉瓣水平氧合血和非氧合血的完全混合，其二为在大血管平面半月瓣以上的非限制性左向右双期分流，早期容易出现肺血管梗阻性病变。临床症状随着肺动脉发育情况及肺血管阻力而不同。在出生后的几周内肺血管阻力较高，症状并不明显。随着肺血管阻力的降低，常出现呼吸急促、多汗、烦躁、乏力、喂养困难、发育迟缓、反复呼吸道感染及不同程度的发绀、充血性心力衰竭的表现。

本病自然预后极差，如果不及时手术，半数于出生后早期死亡，所以一经确诊，即使无症状，也应在出生 1～6 个月内做一期根治手术。这种新生儿对手术耐受力差，影响手术成功率，但如果延误手术时间（超过 6 个月），将很快出现器质性肺血管病变而失去手术机会。目前主张对患者尽早行根治手术，年龄原则上越早越好。手术方法有主动脉重建、带瓣管道连接右心室和肺动脉、共干瓣成形或置换。

（五）三尖瓣闭锁

三尖瓣闭锁（tricuspid atresia，TA）是指右心房与右心室之间没有血流通道，原房室瓣膜处仅有肌性膜样凹陷残迹。绝大多数右室与正常的右房相连接，左、右心室之间通过室间隔缺损相沟通（图 2－2－6）。

1. *病理解剖* 三尖瓣闭锁是一种较少见的复杂先天性心脏畸形。1817 年 Kreysig 首次发现该畸形的病理解剖。1861 年 Schuberg 首次命名为三尖瓣闭锁。此病的病因尚不清楚，往往发现该畸形胎儿的羊水过多和母亲患毒血症有关。又有报道说在妊娠早期，患儿母亲服用过沙利度胺。三尖瓣闭锁分为 5 种类型：①肌肉型（占 76%～84%）；②隔膜型（占 8%～12%）；③ Ebstein 畸形（占 6%）；④房室间隔缺损（占 2%）；⑤瓣膜型（占 6%）。

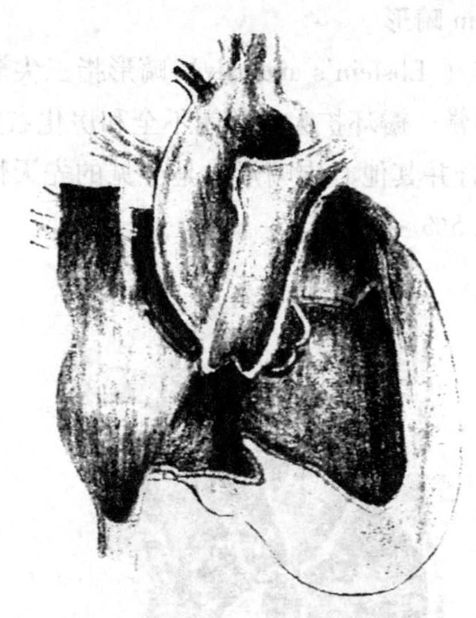

图 2－2－6 三尖瓣闭锁

2. *病理生理* 三尖瓣闭锁的病理生理学特征：其一为右心房的血液只能通过房间隔缺损到左心房，左心房成为体、肺循环静脉血液混合的心腔，患儿有不同程度的动脉血氧饱和度降低；其二由于右心室发育不全，左心室承担两循环的动力血泵。临床上患儿出生后即可出现发绀并进行性加重，缺氧发作，往往有运动性呼吸困难，反复呼吸道感染，右心衰竭的症状。口唇可有严重发绀，杵状指（趾）。

三尖瓣闭锁的患儿自然预后不佳，50% 6 个月内死亡，66% 1 岁内死亡，90% 10 岁内死亡。在我国 1984 年江曾炜首次报道传统改良 Fontan 手术，临床上 Fontan 术式最先应用于治疗三尖瓣闭锁，也是该病症最佳手术方式，其手术效果最好。随着心外科的发展，Fontan 手术已经扩大应用于多种复杂先心病，如左或右心室双入口、肺动脉闭锁、左房室瓣闭锁等。

（六）Ebstein 畸形

三尖瓣下移（Ebstein's anomaly）畸形指三尖瓣瓣叶下移至右室腔、发育异常、瓣环扩大、关闭不全和房化右室形成（图 2-2-7），也可合并其他心内畸形。是少见的先天性畸形，发生率占先心病的 0.5% ~1%。

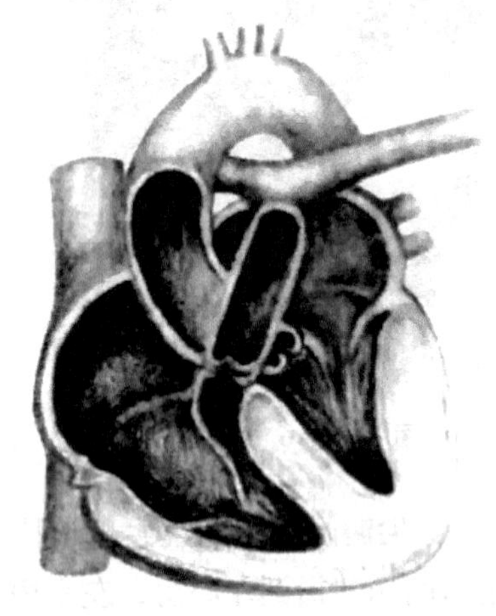

图 2-2-7　Ebstein 畸形

1. 病理解剖　三尖瓣下移病理改变有明显差异，轻者瓣膜改变接近正常，重者隔叶、后叶缺如，前叶亦受影响，并可能有裂隙和穿孔。一般前叶位置正常，面积较大，腱索可能数量多、细小，乳头肌多不正常。病变多累及后叶，后叶明显发育不全，且明显地呈螺旋形下移，也可缺如。隔叶也常受到影响，发育畸形或为一残迹，也可能缺如。腱索和乳头肌发育异常，腱索短、细，分布异常，乳头肌短小，数目增加，有时可见局部瓣叶直接附着于右室壁上，前叶游离缘可直接附着在乳头肌上，前叶与隔叶交界部分下移到右室流出道，或由与乳头肌相连的异常肌束牵拉产生狭窄，三尖瓣环扩大显著导致关闭不全。

下移的三尖瓣叶将右室分成两部分，三尖瓣叶与正常瓣环之间形成房化心室，房化心室范围大小与病变轻重有关。房化心室在心脏收缩期产生矛盾运动，舒张期亦扩张，其壁薄，有较少心肌。功能右室包括右室流出道、心尖小梁部分和前叶下方的心室壁，心室腔小，右室流出道扩张，心室壁亦比正常人明显变薄。可能为发育异常，并非血流动力学结果。右房壁厚，明显扩大，一般有卵圆孔未闭或房间隔缺损。房室结和希氏束位置正常，患者可有 Kent 束存在，表现为预激综合征。左室可异常，二尖瓣可脱垂、增厚。可合并室间隔缺损、动脉导管未闭、肺动脉瓣狭窄、法洛四联症、主动脉弓缩窄、二尖瓣狭窄和大动脉转位、右室双出口等。在矫正性大动脉转位左侧心室，三尖瓣也可能下移。

Carpentier 将其分为 4 型：

A 型：功能右室容量足够，房化右室小。前叶正常，后叶轻度下移。

B 型：房化右室明显扩大，前叶活动好。后叶、隔叶明显下移。

C 型：前叶活动受限，后叶、隔叶严重发育不良，仅剩部分瓣膜残迹组织。

D 型：房化右室明显扩大，全部瓣膜严重发育不全，形态为附着于右心室的膜状组织。功能右室发育不良，只有漏斗部，仅通过前隔交界相通。

2. 病理生理　三尖瓣关闭不全可使右室容量负荷加重，右心室扩大，瓣环扩大，也会进一步加重三尖瓣关闭不全。房化心室的矛盾运动可使右室负荷进一步增加，右室功能不全。再加上右室发育小，房间隔缺损或卵圆孔未闭，可因心房压力的变化而产生右向左分流导致发绀。

二、护理诊断/问题与护理目标（表2-2-1）

表2-2-1 右向左分流型先天性心脏病患者护理诊断/问题与护理目标

	常见护理诊断/问题	护理目标
术前	活动无耐力/与氧的供需失调有关	术前未出现缺氧发作。
	营养失调，低于机体需要量/与喂养困难及体循环血量减少、组织缺氧有关	饮食习惯得到调整，为手术做好准备。
	生长发育迟缓/与心脏结构及功能异常有关	体重呈增长趋势，为手术做好准备。
	潜在并发症：心力衰竭、感染性心内膜炎、脑血栓	未出现并发症。
	焦虑/与疾病的反复发作及担心预后有关	患儿及家属情绪稳定，积极配合手术。
	知识缺乏/患儿和家长缺乏先天性心脏病的相关知识	患儿家属了解相关疾病知识，积极配合手术治疗。
术后	心输出量减少/与术前心功能差，术中心肌保护不良及手术时间长等有关	保持充足的心排血量，以维持重要脏器的灌注。
	不能维持自主呼吸/与体外循环，麻醉，术前肺血管发育差有关	顺利脱离呼吸机。
	出血的危险/与体外循环及患儿凝血机制不完善，侧支循环丰富有关	术后未发生大出血。
	有感染的危险/与手术及术后抵抗力下降有关	住院期间未发生感染。
	低效型呼吸型态/与患儿伤口疼痛、咳嗽无力有关	保持呼吸道通畅，及时清除呼吸道分泌物。
	潜在并发症：低心排血量综合征、灌注肺、肺高压危象、心律失常	无并发症发生。

三、护理措施

（一）术前护理

1. 常规准备 见图2－2－8。

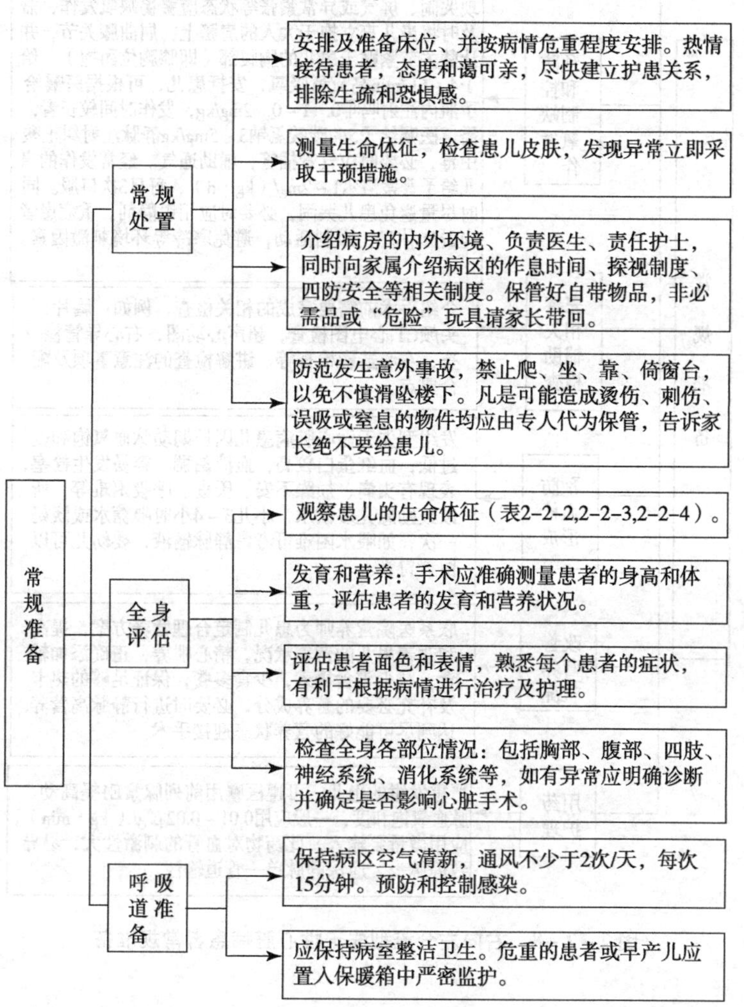

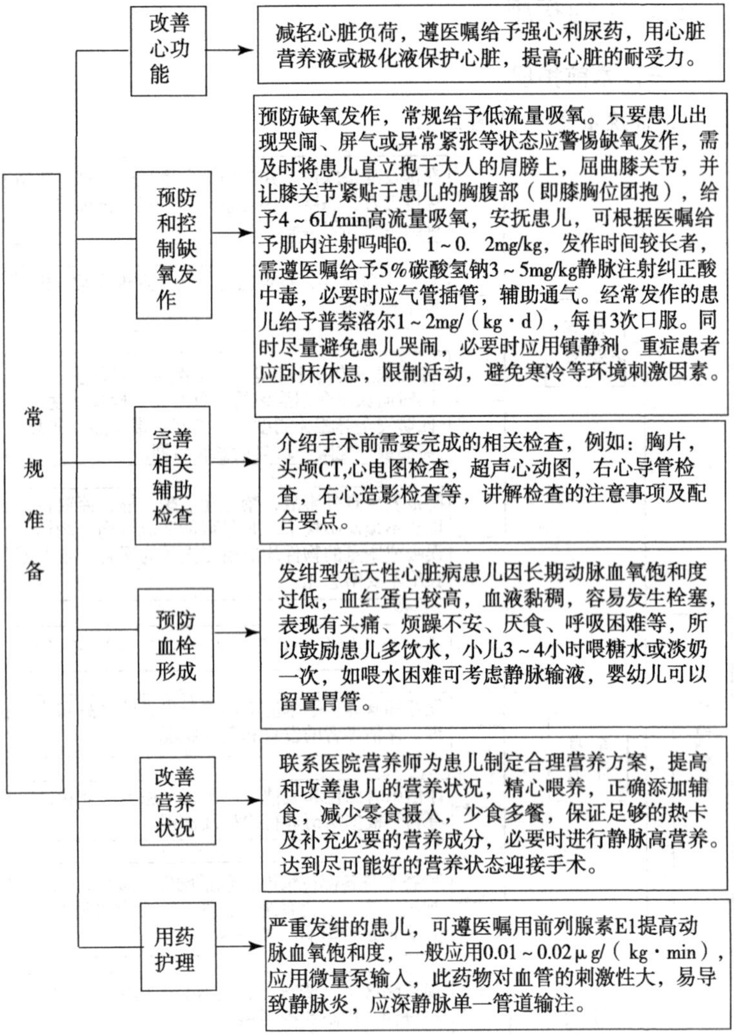

- 常规准备
  - 改善心功能：减轻心脏负荷，遵医嘱给予强心利尿药，用心脏营养液或极化液保护心脏，提高心脏的耐受力。
  - 预防和控制缺氧发作：预防缺氧发作，常规给予低流量吸氧。只要患儿出现哭闹、屏气或异常紧张等状态应警惕缺氧发作，需及时将患儿直立抱于大人的肩膀上，屈曲膝关节，并让膝关节紧贴于患儿的胸腹部（即膝胸位团抱），给予4～6L/min高流量吸氧，安抚患儿，可根据医嘱给予肌内注射吗啡0．1～0．2mg/kg，发作时间较长者，需遵医嘱给予5%碳酸氢钠3～5mg/kg静脉注射纠正酸中毒，必要时应气管插管，辅助通气。经常发作的患儿给予普萘洛尔1～2mg/（kg·d），每日3次口服。同时尽量避免患儿哭闹，必要时应用镇静剂。重症患者应卧床休息，限制活动，避免寒冷等环境刺激因素。
  - 完善相关辅助检查：介绍手术前需要完成的相关检查，例如：胸片，头颅CT,心电图检查，超声心动图，右心导管检查，右心造影检查等，讲解检查的注意事项及配合要点。
  - 预防血栓形成：发绀型先天性心脏病患儿因长期动脉血氧饱和度过低，血红蛋白较高，血液黏稠，容易发生栓塞，表现有头痛、烦躁不安、厌食、呼吸困难等，所以鼓励患儿多饮水，小儿3～4小时喂糖水或淡奶一次，如喂水困难可考虑静脉输液，婴幼儿可以留置胃管。
  - 改善营养状况：联系医院营养师为患儿制定合理营养方案，提高和改善患儿的营养状况，精心喂养，正确添加辅食，减少零食摄入，少食多餐，保证足够的热卡及补充必要的营养成分，必要时进行静脉高营养。达到尽可能好的营养状态迎接手术。
  - 用药护理：严重发绀的患儿，可遵医嘱用前列腺素E1提高动脉血氧饱和度，一般应用0.01～0.02μg/（kg·min），应用微量泵输入，此药物对血管的刺激性大，易导致静脉炎，应深静脉单一管道输注。

图2－2－8　右向左分流型先天性心脏病患者常规准备

小儿年龄越小，心率越快（表2－2－2），在哭闹、不安时心率明显增快，所以测心率时应在患儿清醒安静状态下测量。

表 2-2-2　各年龄组心率情况

年龄	心率（次/分）		
	平均	最小	最大
出生~1 天	115.9	81	159
1~7 天	127.1	98	162
7 天~1 个月	145.8	111	193
1~3 个月	139.0	113	176
3~6 个月	123.2	98	168
6~12 个月	117.8	91	164
1~3 岁	109.1	83	158
3~5 岁	97.0	78	125
5~8 岁	90.0	65	125
8~12 岁	87.3	65	115
12~16 岁	79.4	57	123

小儿年龄越小，血压越低（表 2-2-3）。婴儿上肢血压多高于下肢，儿童则下肢血压高于上肢血压 10~20mmHg，动脉导管未闭的患儿需注意测量四肢血压，对比上下肢血压，以排除可能合并的主动脉弓中断和主动脉缩窄，以确定手术方案。

表 2-2-3　各年龄段血压

年龄段	平均收缩压（mmHg）	平均舒张压（mmHg）
新生儿	80±16	46±16
婴儿（1~2 岁）	96±30 及 99±25	66±25 及 64±25
幼儿（3~4 岁）	100±2 及 99±20	67±23 及 65±20
小儿童（4~6 岁）	99±20 及 100±15	65±20 及 56±8
大儿童（7~12 岁）	102±15 及 115±19	56±8 及 59±10

婴幼儿肋间肌不发达，不同于成人，为腹式呼吸，以浅而快的呼吸作为代偿（表2－2－4），体温升高提示有感染、炎症存在或散热不好，体温过低则提示循环功能不良或保温不够。出生一般为40～44次/分。

表2－2－4　不同年龄小儿呼吸次数的平均值

年龄	每分钟呼吸平均次数（次/分）	年龄	每分钟呼吸平均次数（次/分）
出生至1岁	30	4～7岁	22
1～3岁	24	8～14岁	20

2. 心理准备　婴幼儿或儿童，一般不会用语言或行为准确的表达自己的感受或需要，外人只能从他们的情绪变化来揣测他们的体验。而且他们的情绪经常受父母亲的怜爱、悲痛、忧伤或不舍的情感所影响。因此对患儿的护理不仅有别于成年患者，还必须十分重视对家长的宣教工作（图2－2－9）。

3. 术前宣教及访视

（1）病房术前宣教：详见左向右分流型先天性心肌病患者术前宣教（图2－1－12）。

（2）ICU术前访视：见第一章第五节。

（3）手术室术前访视：见第一章第五节。

（二）术中护理

1. 法洛四联症矫治术

（1）用物准备：同室间隔缺损。

特殊器械：探条。

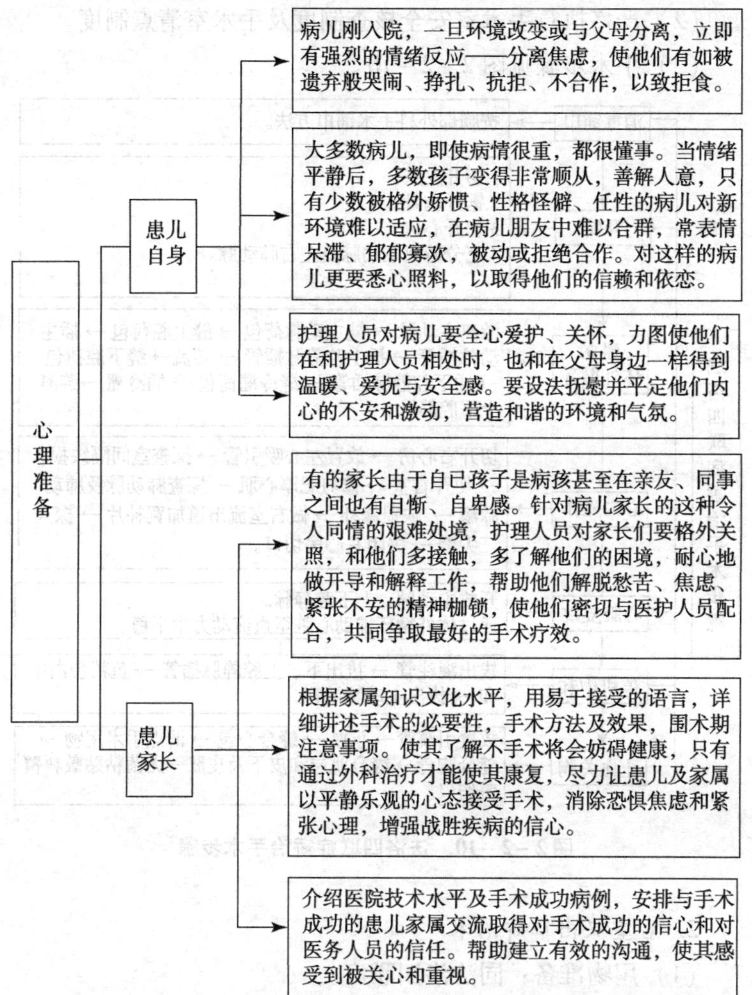

图2-2-9 右向左分流型先天性心脏病患者术前心理准备

（2）严格执行手术室安全核查制度及手术室清点制度。

（3）手术步骤见图2－2－10。

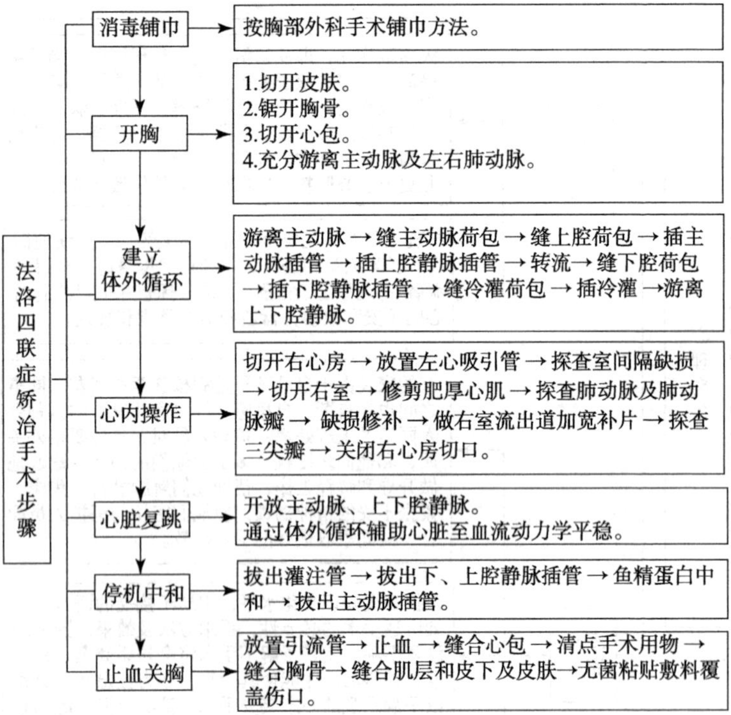

法洛四联症矫治手术步骤

步骤	内容
消毒铺巾	按胸部外科手术铺巾方法。
开胸	1.切开皮肤。 2.锯开胸骨。 3.切开心包。 4.充分游离主动脉及左右肺动脉。
建立体外循环	游离主动脉→缝主动脉荷包→缝上腔荷包→插主动脉插管→插上腔静脉插管→转流→缝下腔荷包→插下腔静脉插管→缝冷灌荷包→插冷灌→游离上下腔静脉。
心内操作	切开右心房→放置左心吸引管→探查室间隔缺损→切开右室→修剪肥厚心肌→探查肺动脉及肺动脉瓣→缺损修补→做右室流出道加宽补片→探查三尖瓣→关闭右心房切口。
心脏复跳	开放主动脉、上下腔静脉。 通过体外循环辅助心脏至血流动力学平稳。
停机中和	拔出灌注管→拔出下、上腔静脉插管→鱼精蛋白中和→拔出主动脉插管。
止血关胸	放置引流管→止血→缝合心包→清点手术用物→缝合胸骨→缝合肌层和皮下及皮肤→无菌粘贴敷料覆盖伤口。

图2－2－10　法洛四联症矫治手术步骤

2. *右室双出口矫治术*

（1）用物准备：同法洛四联症。

（2）严格执行手术室安全核查制度及手术室清点制度。

（3）手术步骤：本章手术配合病例为DORV伴主动脉瓣下室间隔缺损无肺动脉狭窄（图2－2－11）。

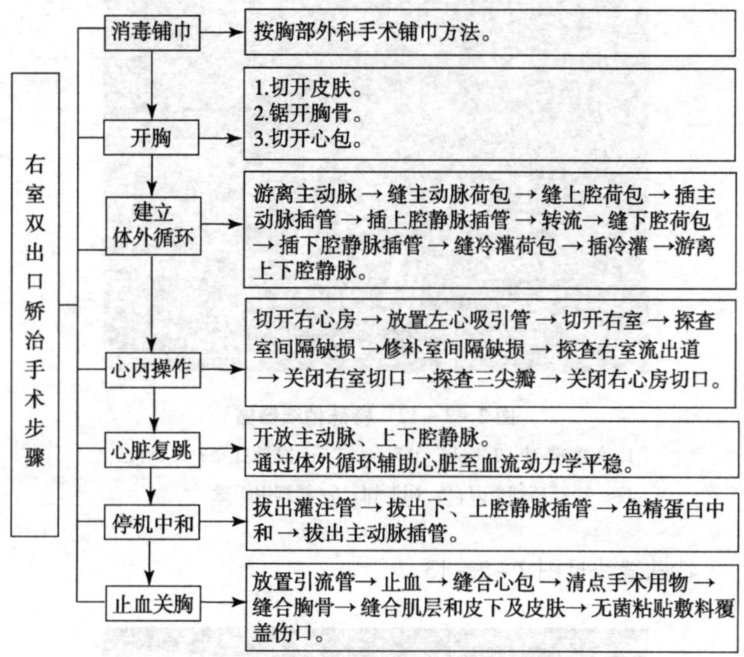

图 2－2－11　右室双出口矫治手术步骤

3. 大动脉转位矫治术

（1）用物准备：同室间隔缺损。

特殊精细器械见图 2－2－12。

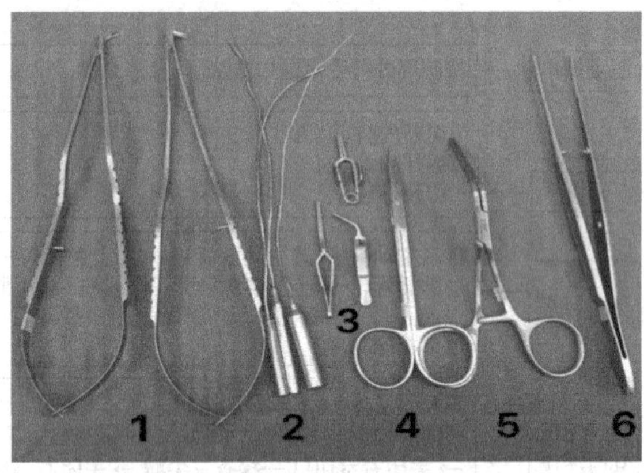

图 2-2-12　特殊精细器械

1. 角度剪刀；2. 1mm、1. 5mm、2mm 冠脉探条；3. 哈巴狗；4. 超精细剪刀；5. 阻断钳；6. 精细组织镊

特殊缝线见图 2-2-13。

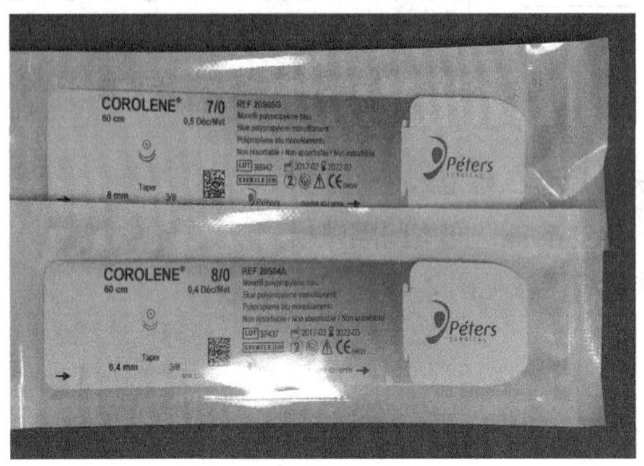

图 2-2-13　特殊缝线

（2）严格执行手术室安全核查制度及手术室清点制度。

（3）手术步骤见图 2-2-14。

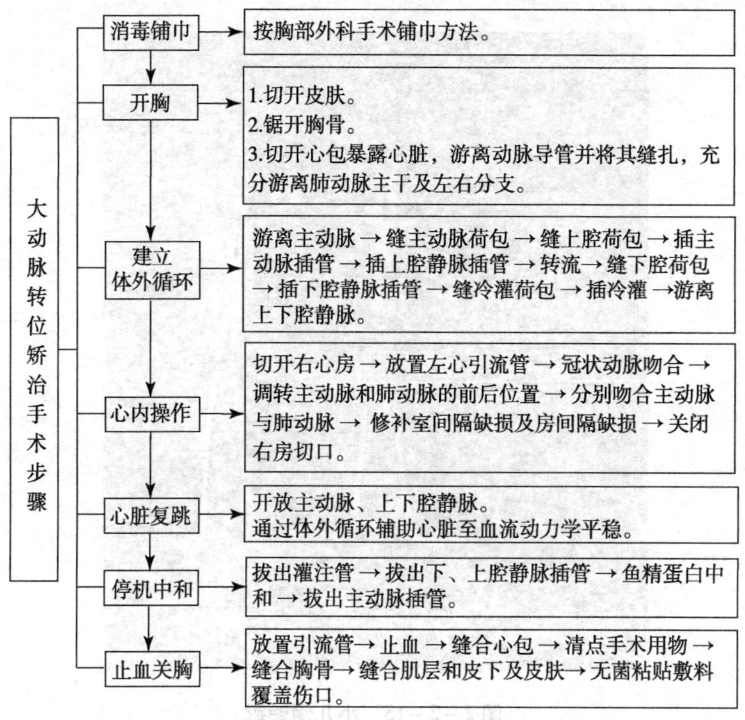

图 2－2－14　大动脉转位矫治手术步骤

4．永存动脉干矫治术

（1）用物准备：同室间隔缺损。

小儿侧壁钳见图 2－2－15。

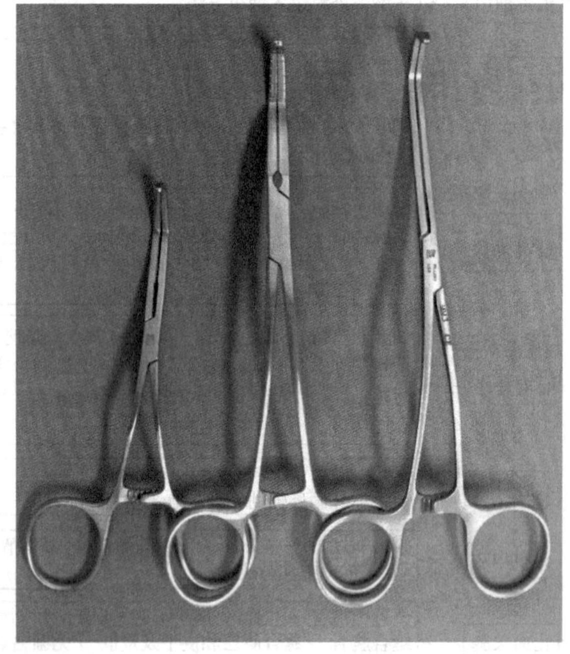

图 2-2-15 小儿侧壁钳

（2）严格执行手术室安全核查制度及手术室清点制度。

（3）手术步骤见图 2-2-16。

5. 三尖瓣闭锁姑息术

（1）用物准备：同室间隔缺损。

特殊器械见图 2-2-17。

（2）严格执行手术室安全核查制度及手术室清点制度。

（3）手术步骤见图 2-2-18。

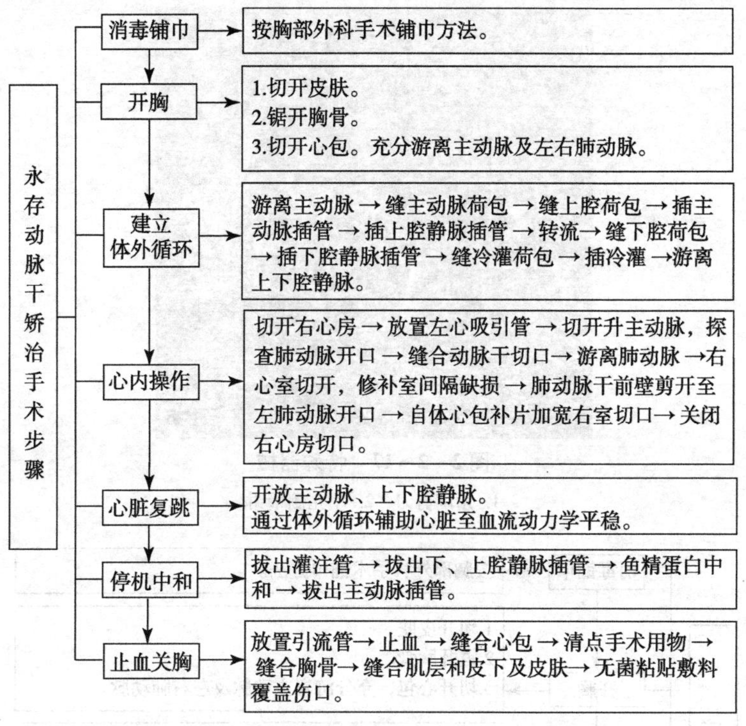

图 2－2－16　永存动脉干矫治手术步骤

6. 三尖瓣下移畸形矫治术

（1）用物准备：同室间隔缺损。

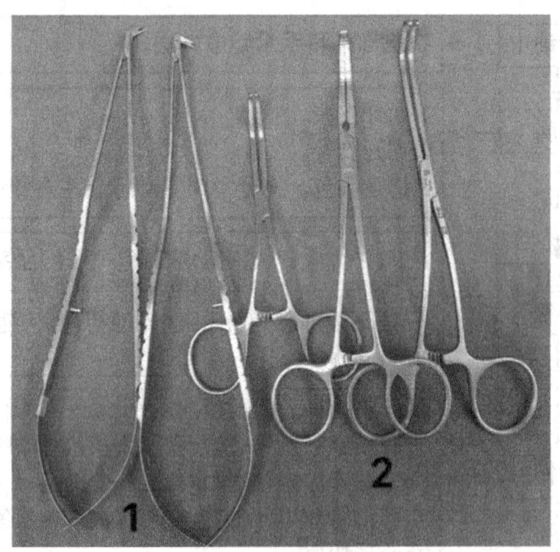

图 2-2-17　特殊器械

1. 角度剪刀；2. 小儿侧壁钳

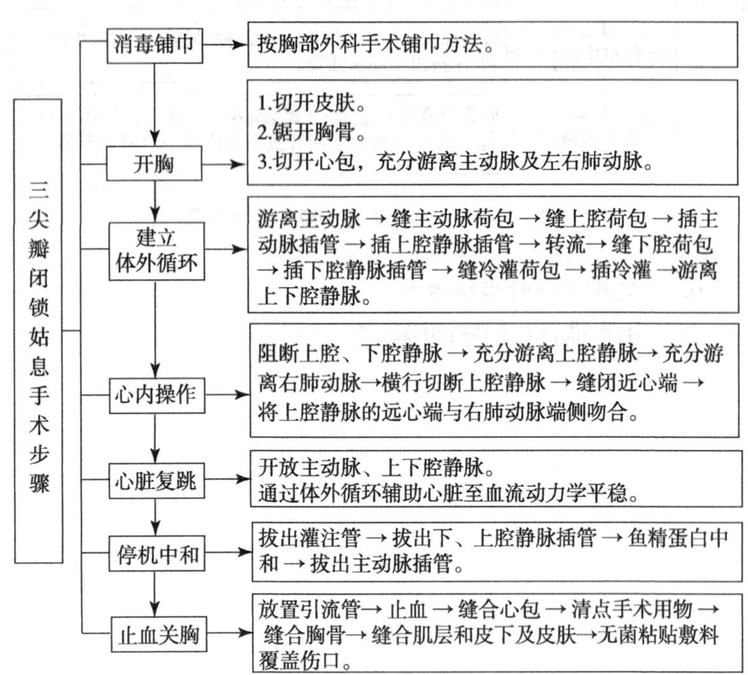

图 2-2-18　三尖瓣闭锁姑息手术步骤

特殊器械：瓣膜成形器械 17 件（图 2－2－19）、小儿精细器械 10 件及注水器（图 2－2－20）。

（2）严格执行手术室安全核查制度及手术室清点制度。

（3）手术步骤见图 2－2－21。

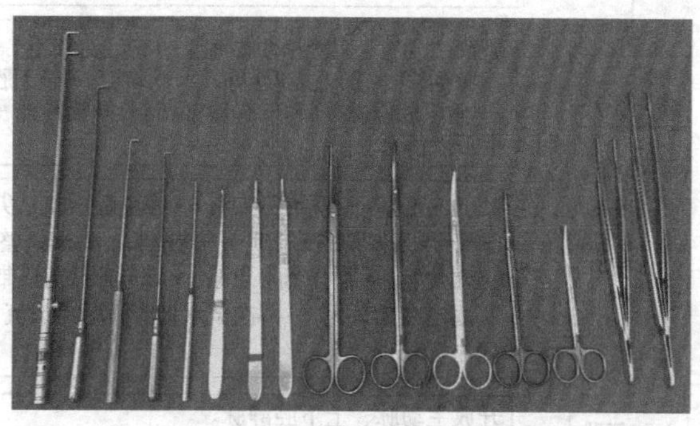

图 2－2－19　瓣膜成形器械

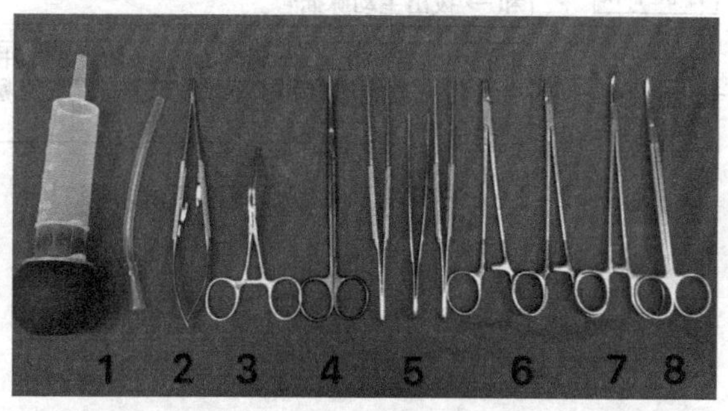

图 2－2－20　小儿精细器械 10 件及注水器

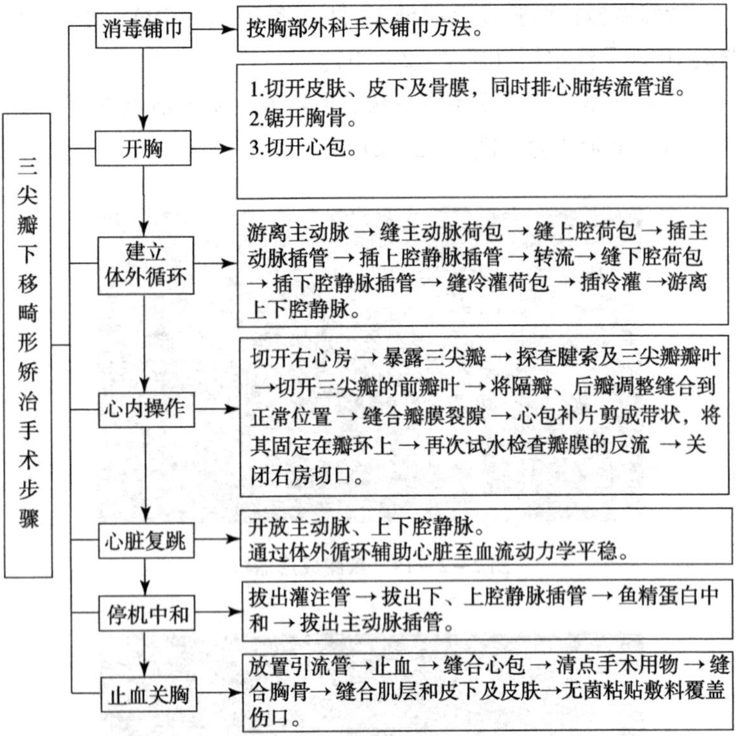

三尖瓣下移畸形矫治手术步骤

- 消毒铺巾 → 按胸部外科手术铺巾方法。
- 开胸 → 1.切开皮肤、皮下及骨膜，同时排心肺转流管道。2.锯开胸骨。3.切开心包。
- 建立体外循环 → 游离主动脉→缝主动脉荷包→缝上腔荷包→插主动脉插管→插上腔静脉插管→转流→缝下腔荷包→插下腔静脉插管→缝冷灌荷包→插冷灌→游离上下腔静脉。
- 心内操作 → 切开右心房→暴露三尖瓣→探查腱索及三尖瓣瓣叶→切开三尖瓣的前瓣叶→将隔瓣、后瓣调整缝合到正常位置→缝合瓣膜裂隙→心包补片剪成带状，将其固定在瓣环上→再次试水检查瓣膜的反流→关闭右房切口。
- 心脏复跳 → 开放主动脉、上下腔静脉。通过体外循环辅助心脏至血流动力学平稳。
- 停机中和 → 拔出灌注管→拔出下、上腔静脉插管→鱼精蛋白中和→拔出主动脉插管。
- 止血关胸 → 放置引流管→止血→缝合心包→清点手术用物→缝合胸骨→缝合肌层和皮下及皮肤→无菌粘贴敷料覆盖伤口。

图 2-2-21　三尖瓣下移畸形矫治手术步骤

（三）术后护理

1. 术后常规护理　见图2－2－22。

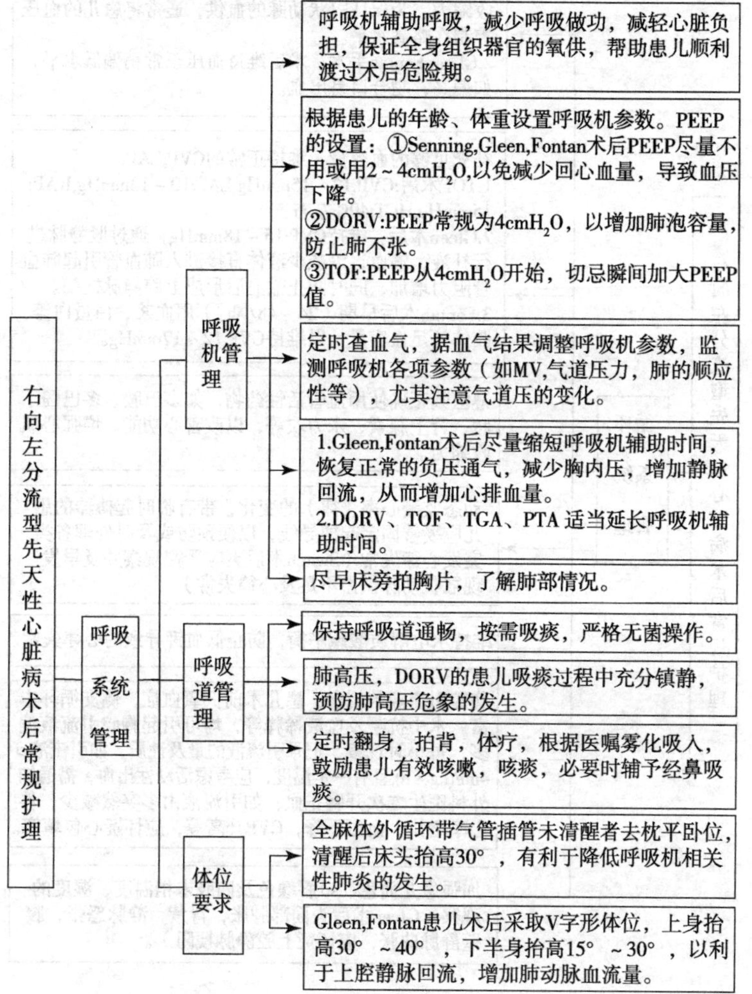

右向左分流型先天性心脏病术后常规护理

循环系统管理

- 加强生命体征的监测，维持适宜的动脉血压：
  1.B-T手术:体肺分流术后由于舒张期血流分流入肺循环，从而导致舒张压过低，冠状动脉缺血，影响心肌收缩力，为保证冠状动脉的血供，通常将患儿的血压控制在略高水平。
  2.Gleen,Fontan手术：术后维持血压正常稍偏低水平，如偏高，吻合口易出血。
- 补充足够的血容量，维持正常的CVP,LAP:
  1.TOF术后:CVP:12～15mmHg,LAP:10～12mmHg,RAP:15mmHg,HCT:40%左右。
  2.Gleen术后：维持CVP:15～18mmHg，通过股静脉进行补液，输血，以减少液体直接进入肺血管引起肺血管阻力增加，同时防止输血后形成上腔静脉栓塞。
  3.Fontan术后早期（24～48小时）用血浆、白蛋白等胶体补足血容量，以维持CVP 12～17mmHg。
- 遵医嘱正确使用血管活性药物，如多巴胺、多巴酚丁胺、肾上腺素、米力农等，以改善心功能，增强心肌收缩力。
- 动态监测心率（律）的变化，带有临时起搏器的患儿应妥善固定起搏导线，以便预防或及时处理各类突发心律失常（Switch术后更应严密观察并及早发现冠状动脉供血不足及心律失常）。
- 维持水电解质酸碱平衡，防止低血钾导致的心律失常。
- 胸腔引流液的观察：患儿术前低氧血症，侧支循环丰富，术中抗凝及血液稀释等，均可引起胸腔引流液偏多，每小时观察、记录引流液的量及性质，如引流液>4ml/(kg·h),且有一定温度，应考虑活动性出血，需通知外科医生二次开胸止血；如引流液由多突然减少，伴心率增快，血压下降，CVP升高等，应怀疑心包填塞。
- 加强患儿面色、口唇颜色及四肢末梢温度、湿度的观察（Gleen术后头面部肿胀，青紫，静脉怒张，腹壁静脉曲张，应怀疑上腔静脉梗阻）。

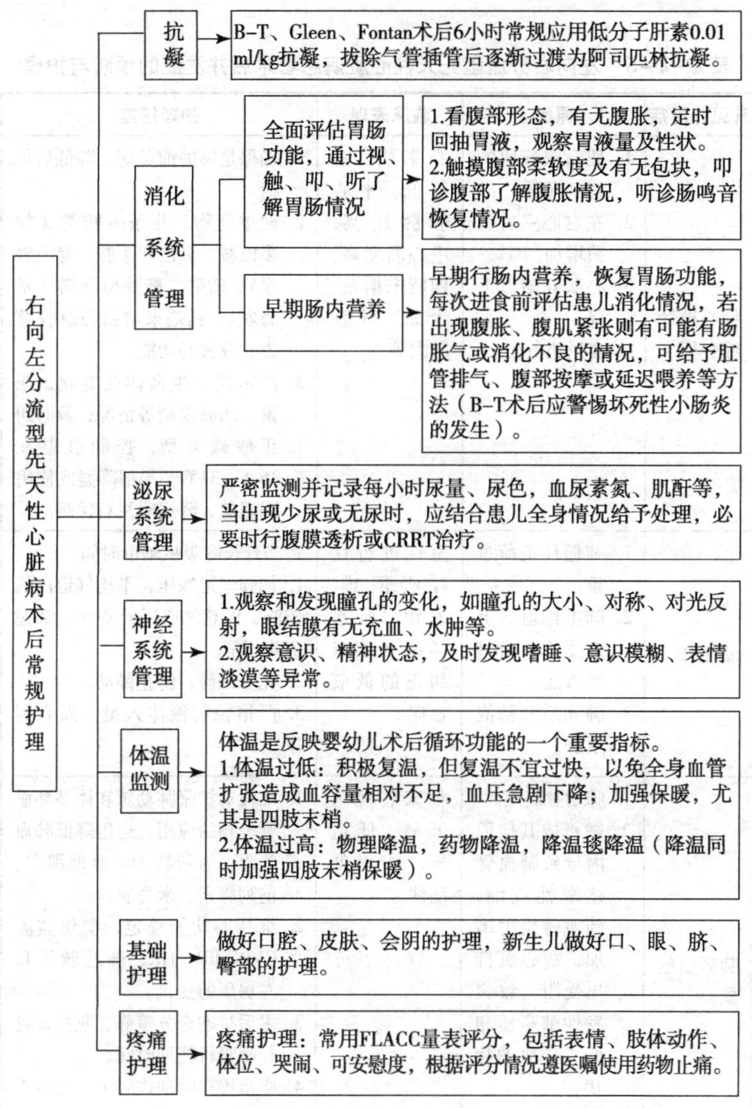

图2－2－22　右向左分流型先天性心脏病术后常规护理

3. 术后并发症的预防与护理　见表2－2－5。

表 2-2-5 左向右分流型先天性心脏病患者术后并发症的预防与护理

常见并发症	原因	临床表现	护理措施
低心排量综合征	1. 残余或残留的解剖问题。 2. 左右心室后负荷增加。 3. 心肌收缩力下降。 4. 容量超负荷。	心率快、血压低、中心静脉压高，中心温度高、四肢末梢差、少尿、肝脏肿大等。	1. 确保足够的前负荷，降低后负荷。 2. 通过药物，儿茶酚胺类（如多巴胺、多巴酚丁胺、肾上腺素）、磷酸二酯酶抑制剂（米力农）、钙剂来增强心肌收缩力、改善心功能。 3. 严密监测生命体征变化，尿量、四肢末梢等情况，及时纠正酸碱失衡，控制肛温在36.5～37℃，局部降温或使用降温毯，降温时注意保暖。
灌注肺	1. 肺循环负荷过重。 2. 肺毛细血管上皮受损，通透性增加。 3. 肺间质和肺泡水肿。	急性进行性呼吸困难、发绀，血水样痰及难以纠正的低氧血症。	适当延长呼吸机辅助时间。 1. 加强气道峰压，平均气道压的监测，注意气道压的变化，掌握吸痰指征。 2. 充分镇静，防止躁动。 3. 严格控制液体入量，强心利尿。
肺高压危象	1. 肺动脉高压。 2. 缺氧或其他原因导致肺血管痉挛性收缩，肺血管阻力增加，右心血排出受阻，致突发性肺高压和低心排血的症状。	临床表现为低氧、低血压、外周低灌注。	1. 加强对扩张肺动脉和体循环血管药物的应用，运用降低肺血管阻力的药物如：西地那非、前列腺素、米力农。 2. 维持心功能稳定，密切监测CVP、BP、HR、肺动脉压和左房压的变化。 3. 术后早期充分镇静、肌松，延长呼吸机辅助时间。 4. 吸痰操作时动作轻柔，充分供氧。 5. 吸入一氧化氮或ECMO支持。

续表

常见并发症	原因	临床表现	护理措施
心律失常	1. 长时间体外循环及围术期心肌保护。 2. 术中传导系统和心肌损伤。 3. 低氧、低温。 4. 术后代谢紊乱、电解质失衡。	主要包括室性早搏、房室传导阻滞、室性心动过速、交界性心动过速等。	1. 持续动态监测心率、心律，准确记录心律失常发生的时间、类型及转归。 2. 维持水电解质酸碱平衡。 3. 遵医嘱使用抗心律失常药物。 4. 安置心脏起搏器，并观察使用情况。
上腔静脉梗阻综合征(Gleen)	1. 吻合口梗阻。 2. 远端肺动脉扭曲。 3. 肺血管阻力显著升高。	表现为颜面部肿胀、上半身肿胀伴皮肤发绀，上下肢皮肤颜色存在明显差异。	1. 患儿补液、输血等均通过股静脉进行，颈内静脉仅供测量CVP使用。 2. 尽早撤离呼吸机，恢复正常的负压通气，增加静脉回流，从而提高心排血量。 3. 常规抗凝。
低氧血症	1. 体外循环后肺部炎症反应重。 2. 姑息术后患儿呼吸机的应用，胸内压增高，肺血减少导致术后低氧。	血氧饱和度和血氧分压下降。	1. 强心利尿治疗，减少肺部感染。 2. 姑息术后尽早撤离呼吸机，恢复正常的负压通气。 3. 体-肺分流术后人工管道的堵塞常表现为血氧饱和度明显下降，呼气末二氧化碳分压突然下降，提示肺血流突然减少，应行床旁心脏彩超，以明确诊断确诊后紧急手术，清除血块或重新放置管道。

3. 术后康复护理　见图2-2-23。

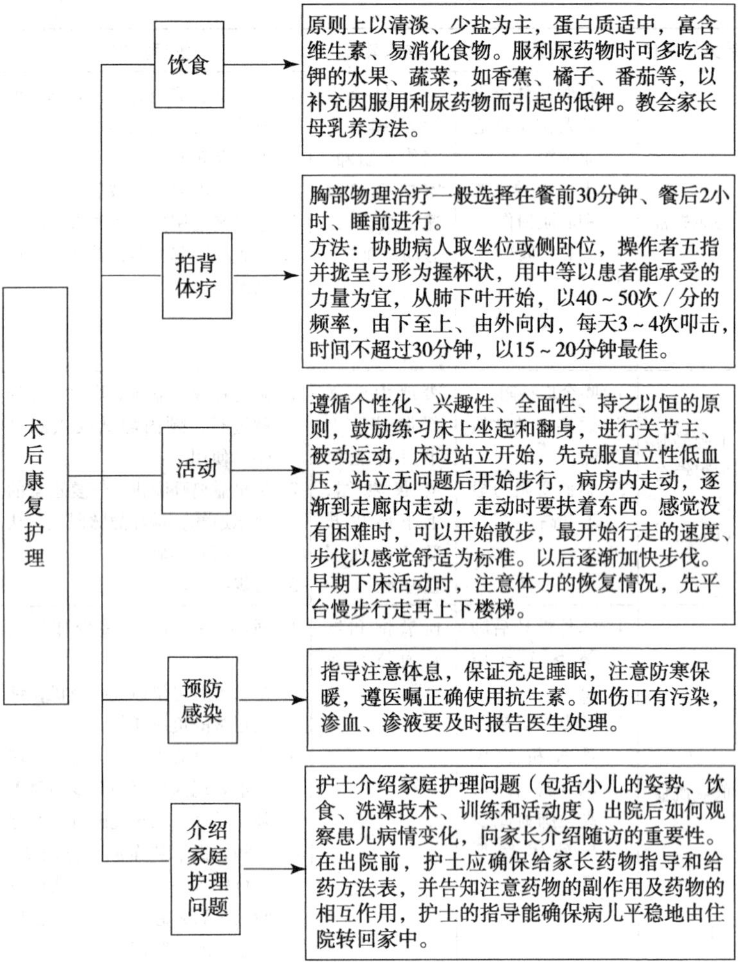

术后康复护理

- 饮食：原则上以清淡、少盐为主，蛋白质适中，富含维生素、易消化食物。服利尿药物时可多吃含钾的水果、蔬菜，如香蕉、橘子、番茄等，以补充因服用利尿药物而引起的低钾。教会家长母乳养方法。
- 拍背体疗：胸部物理治疗一般选择在餐前30分钟、餐后2小时、睡前进行。
  方法：协助病人取坐位或侧卧位，操作者五指并拢呈弓形为握杯状，用中等以患者能承受的力量为宜，从肺下叶开始，以40～50次／分的频率，由下至上、由外向内，每天3～4次叩击，时间不超过30分钟，以15～20分钟最佳。
- 活动：遵循个性化、兴趣性、全面性、持之以恒的原则，鼓励练习床上坐起和翻身，进行关节主、被动运动，床边站立开始，先克服直立性低血压，站立无问题后开始步行，病房内走动，逐渐到走廊内走动，走动时要扶着东西。感觉没有困难时，可以开始散步，最开始行走的速度、步伐以感觉舒适为标准。以后逐渐加快步伐。早期下床活动时，注意体力的恢复情况，先平台慢步行走再上下楼梯。
- 预防感染：指导注意休息，保证充足睡眠，注意防寒保暖，遵医嘱正确使用抗生素。如伤口有污染，渗血、渗液要及时报告医生处理。
- 介绍家庭护理问题：护士介绍家庭护理问题（包括小儿的姿势、饮食、洗澡技术、训练和活动度）出院后如何观察患儿病情变化，向家长介绍随访的重要性。在出院前，护士应确保给家长药物指导和给药方法表，并告知注意药物的副作用及药物的相互作用，护士的指导能确保病儿平稳地由住院转回家中。

图2－2－23　右向左分流型先天性心脏病患者术后康复护理

四、出院准备度（图2－2－24）

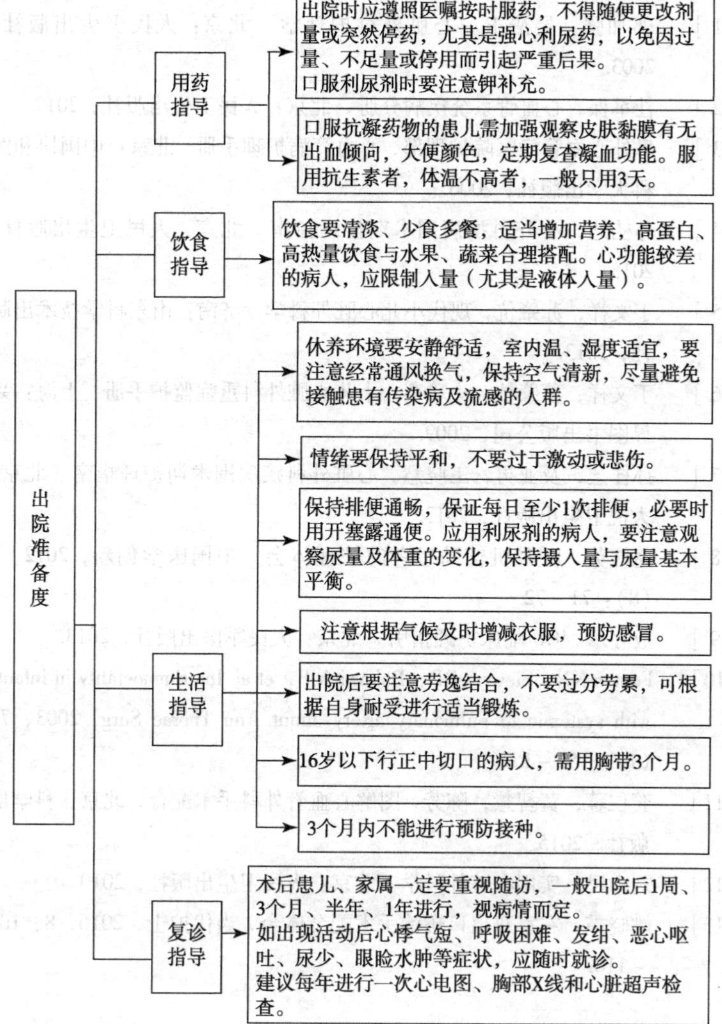

图2－2－24　右向左分流型先天性心脏病患者出院准备度

参考文献

[1] 郭加强，吴清玉．心脏外科护理学．北京：人民卫生出版社，2003.

[2] 杜军保．心血管系统疾病分册．北京：人民卫生出版社，2017.

[3] 阜外心血管病医院护理部．心血管病护理手册．北京：中国协和医科大学出版社，2006.

[4] 孙桂芝．心外科疾病围术期护理指南．北京：人民卫生出版社，2013.

[5] 丁文祥，苏肇伉．现代小儿心脏外科学．济南：山东科学技术出版社，2013.

[6] 丁文祥，苏肇伉，史珍英．小儿心脏外科重症监护手册．上海：兴界图书出版公司，2009.

[7] 孙桂芝，及亚男，王晓慧．心脏外科疾病围术期护理指南．北京：人民卫生出版社，2013.

[8] 赵桂英．呼吸机辅助患者的护理体会．中国医学创新，2012，9（8）：71－72.

[9] 成守珍．ICU 临床护理指引．北京：人民军医出版社，2013.

[10] Fenton KN，Siewers RD，Robowich B，et al. Interimmoetality in infants with systemic to pulmonary artery ahunt. Ann Thorac Surg，2003，76（1）：152－157.

[11] 龚仁蓉，黄智慧，陈芳．图解心血管外科手术配合．北京：科学出版社，2015.

[12] 刘中民．实用心脏外科学．北京：人民卫生出版社，2010.

[13] 姚晓霞．右室双出口矫治手术配合体会．当代护士，2016，8：109－110.

第三节　无分流型先天性心脏病（梗阻型）护理指引

一、概述

（一）主动脉缩窄

主动脉缩窄（coarctation of the aorta）这个名词起源于拉丁语 coartere，即收缩的意思。主动脉缩窄是一种胸部降主动脉的先天性狭窄，通常（但非总是）发生在左锁骨下动脉远端，紧靠动脉导管（动脉韧带）的连接位置（图 2－3－1）。主动脉缩窄的发生率为每 1000 名活产婴儿中有 0.2～0.6 例，其在所有先天性心脏病中排名第八。缩窄通常合并其他先天性心脏病，包括动脉导管未闭、主动脉双叶瓣、室间隔缺损和二尖瓣畸形。缩窄的临床表现多变，从婴儿期动脉导管关闭后出现心血管功能崩溃到成人中的无症状高血压。

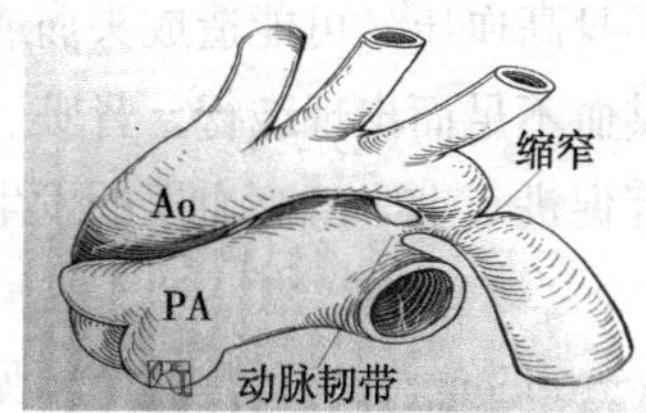

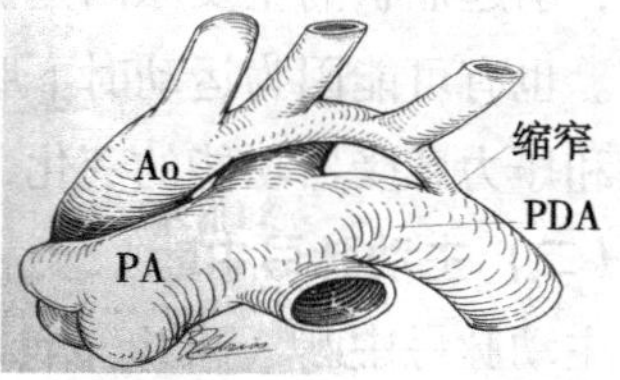

图 2－3－1　主动脉缩窄

AO：主动脉；PA：肺动脉

1. *病理解剖*　1760 年，Morgagni 首次在尸检中发现主动脉缩窄。他描述了降主动脉上的一个局部性压缩。1903 年，Bonnet 提议将主动脉缩窄患者分成两类：婴儿型和成人型。“婴儿型”后来就变成所知的导管前型，“成人型”则就是导管后型。由儿科心脏外科国际命名和数据库大会提出的分类系统如下：主动脉缩窄，孤立性；主动脉缩窄，合并室间隔缺损；主动脉缩窄，合并复杂性心内畸形。其他定义则是峡部发育不良和（或）弓发育不良。

（1）婴儿型或“导管前型”主动脉缩窄：未闭的动脉导管（PDA）向降主动脉提供了大部分血流，弓横部的管样狭窄和细小的主动脉峡部。

（2）成人型或“导管后型”主动脉缩窄：狭窄区域实际上位于导管旁，包括一个明显的后嵴突入管腔，动脉导管关闭，并成为一根动脉韧带。

2. 病理生理　主动脉缩窄患者的症状呈双峰分布。一组患者在出生后1周内出现症状，其到达下半身的血流依赖于动脉导管未闭。如果在动脉导管关闭前没有得到诊断，这些患者就会出现心血管源性休克。婴儿时期，侧支血流不足缩窄远端的脏器缺血，会导致肾衰竭和酸中毒。同时，左心室后负荷的突然上升造成了急性充血性心功能衰竭。这个双峰式表现的另一方面是一组“无症状”但在常规体格检查时发现有高血压的患者。在这些患者中，引起症状的主要原因是上半身高血压，可能造成头痛或鼻出血。也有可能因为运动时下肢供血不足而出现跛行。肾脏、肾上腺和压力感受器功能的变化，都促进了上半身高血压的发生。

（二）主动脉弓中断

主动脉弓中断（aortic arch interruption，AAI）是一个罕见畸形，在全部的先天性心脏畸形中约占1.5%。它是凋亡在正常和异常发育中发挥作用的范例。凋亡通常是造成胚胎最初的6对鳃弓中的大部分被机体重吸收的原因。如果凋亡作用过度，则会造成主动脉弓中断。主动脉弓有一个近端部分，即主动脉弓近端，从无名动脉起源点延伸到左颈总动脉。主动脉弓的远端部分，即主动脉弓远端，从左颈总动脉延伸到左锁骨下动脉的起源点。连接主动脉弓远端到降主动脉的动脉导管旁段主动脉节段，被称为峡部（图2－3－2）。

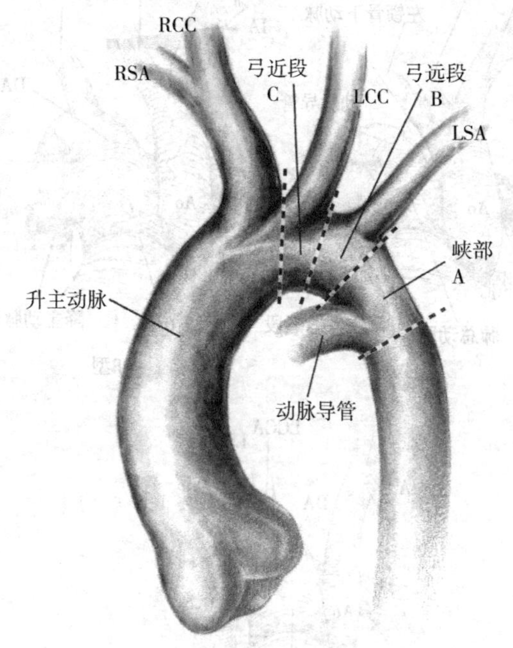

图2－3－2 主动脉弓的各节段

1. *病理解剖* 1778年，Steidele首次描述了主动脉弓中断。Merrill等在1955年首次报道他们对一例A型短段IAA患者成功实施手术修补。Celoria和Patton在1959年确立了一个有用的IAA分型。A型是在峡部水平发生中断。在更轻症的类型中，通常可见有一个短小的纤维条索连接中断上下游的主动脉段，即便如此，中断的上下游主动脉段也没有管腔连续。这被称为主动脉弓闭锁。B型是在左颈总动脉和左锁骨下动脉之间发生中断。这是最常见的类型。C型是在无名动脉起源点和左颈总动脉之间发生中断。这个极其罕见，根据最大型的临床和病理学研究报道，其在IAA中所占的比例低于4%（图2－3－3）。

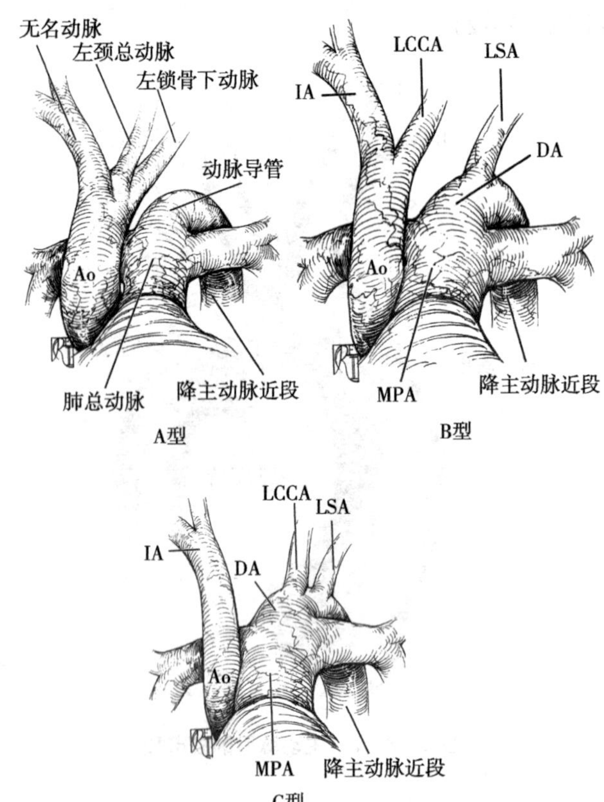

图2-3-3　主动脉弓中断的解剖分型

A 型：中断在左锁骨下动脉的远端；B 型：中断在左锁骨下动脉和左颈动脉之间；C 型：中断在左颈动脉和无名动脉之间

（AO：主动脉；DA：动脉导管；IA：无名动脉；LCCA：左颈动脉；LSA：左锁骨下动脉）

2. 病理生理　主动脉弓中断可伴有室间隔缺损、房间隔缺损、动脉导管未闭、主肺动脉间隔缺损、永存动脉干等畸形，有10%患者伴有胸腺缺乏、低钙血症和免疫缺陷（Digeorge 综合征）。单纯的主动脉弓中断极为罕见，合并其他畸形除了动脉导管未闭以外，单一室间隔缺损是最多见的合并畸形。主动脉弓中断的降主动脉血流是由右心室通过未闭的动脉导管供给的，出生后随着动脉导管关闭，下半身血供减少，出现下肢紫绀、肾功能下降和代谢性酸中毒。右心室血流大量流入肺循环，导致心力衰竭，如得不到成功的外科纠治，75% 的病儿在出生后一周内死亡。X 线检查：胸片提示肺充血和大心脏；心电图检查：左或右心室肥大；心脏超声检查可确诊；心导管检查和心血管造影有助于明确诊断和病理分型。

（三）肺动脉狭窄

肺动脉狭窄（pulmonary stenosis，PS）指由于右室先天性发育不良与肺动脉之间的血流通道产生狭窄。占先天性心脏病的 8% ~10%，女性稍高于男性，狭窄发生于从三尖瓣至肺动脉瓣的任何水平，少数可能有一个以上的狭窄。狭窄的好发部位依次为肺动脉瓣、右室流出道、肺动脉（图 2 -3 -4 ）。

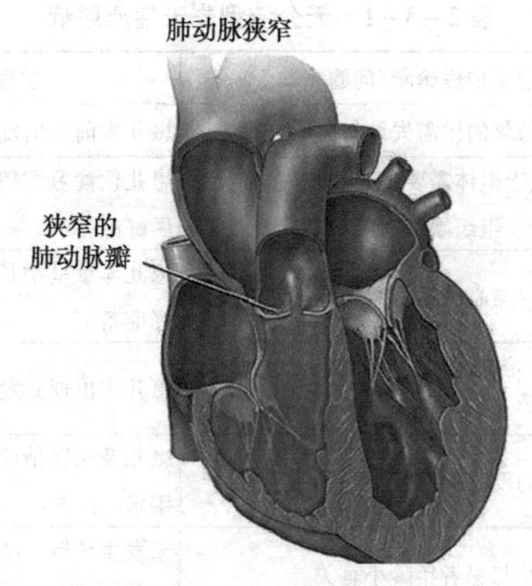

图 2 -3 -4　肺动脉狭窄

1. 病理解剖　肺动脉狭窄分为单纯肺动脉狭窄和合并于复杂先心的肺动脉狭窄两类。肺动脉瓣叶交界融合或瓣叶发育不全所致肺动脉狭窄，称作瓣膜型狭窄。瓣下异常肌束或动力性肌梗塞，称作瓣下型（右室流出道）狭窄。此外，还有肺动脉（瓣上型）狭窄以及混合型狭窄。

2. 病理生理　肺动脉狭窄严重的新生儿，出生后即有紫绀，且伴随动脉导管闭合逐渐加重。重症患儿表现气急、躁动及进行性低氧血症，常需紧急手术。轻症或无症状的患儿，可能随着年龄增长而出现不同程度的疲乏、胸闷、心悸、晕厥及紫绀等。如不是重度心力衰竭或心动过速，肺动脉狭窄的心杂音为胸骨左缘第二肋间响亮粗糙的收缩期喷射样杂音，并向左颈根部传导，肺动脉瓣区第二音减弱或消失。

二、护理诊断/问题与护理目标

见表 2－3－1。

表 2－3－1　无分流型先天性心脏病

	常见护理诊断/问题	护理目标
术前	活动无耐力/与氧的供需失调有关	患儿术前未出现缺氧发作
	营养失调，低于机体需要量/与喂养困难及体循环血量减少、组织缺氧有关	患儿饮食习惯得到调整，为手术做好准备
	生长发育迟缓/与心脏结构及功能异常有关	患儿体重呈增长趋势，为手术做好准备
	潜在并发症：心力衰竭、感染性心内膜炎、脑血栓	患儿未出现并发症
	焦虑/与疾病的反复发作及担心预后有关	患儿及家属情绪稳定，积极配合手术
	有受伤的危险/与患者年龄小有关	未发生跌倒、坠床、窒息等意外事件
	知识缺乏/患儿和家长缺乏先天性心脏病的相关知识	患儿家属了解相关疾病知识，积极配合手术治疗

续表

	常见护理诊断/问题	护理目标
术后	心输出量减少/与手术及心肌收缩率降低有关	住院期间保持充足的心排血量，以维持主要脏器的灌注
	不能维持自主呼吸/与手术体外循环、麻醉、术前肺血管发育差有关	术后顺利拔除气管插管
	有出血的危险/与术中应用肝素、血管吻合，术后躁动、高血压有关	术后未发生大出血
	有感染的危险/与手术及术后抵抗力下降有关	住院期间未发生感染
	低效型呼吸型态/与患儿术后伤口疼痛、咳嗽无力有关	保持呼吸道通畅，及时清除呼吸道分泌物
	潜在并发症：低心排、截瘫、乳糜胸、肺高压危象、喉返神经损伤、假性动脉瘤、再缩窄、肾功能衰竭	患儿无并发症发生

三、护理措施

（一）术前护理

1. 常规准备　见图2－3－5。

2. 心理准备　见图2－3－6。

3. 术前宣教及访视

（1）病房术前宣教：见左向右分流型先天性心脏病患者术前宣教图（图2－1－12）。

（2）ICU术前访视：重点观察患者四肢末梢的灌注情况，询问有无腹痛、尿量减少等不适情况，其余见第一章第五节。

（3）手术室术前访视：见第一章第五节。

常规准备

- 常规处置
  - 详见本章第二节“右向左分流型先天性心脏病”中的入院常规处置。
- 全身评估
  - 评估患者的生命体征。注意有无高血压性头痛、头晕、耳鸣、鼻出血等。
  - 成人主动脉缩窄，需注意评估：下肢搏动是否延迟或减弱，感觉有无麻木、无力，间歇性跛行。婴幼儿评估有无呼吸困难，面色苍白，急进性心力衰竭。新生儿需注意出生后一周内，应每日评估患儿的基本状态，如皮肤、体重、末梢情况等。
  - 询问既往病史、家族史，有无药物过敏史、输血史和手术史。
- 呼吸道准备
  - 保持病区空气清新，定时通风、温度适宜，预防感染、减少探视。
  - 危重主动脉缩窄或中断的患儿术前需住重症监护病房，使用气管插管呼吸机辅助呼吸，不仅可以减少呼吸机做功，还可以改善低氧、高二氧化碳的轻度换气不足状态，提高肺血管阻力，维持动脉导管的右向左分流。
- 心功能准备
  - 告知患者卧床休息，减轻心脏负荷，遵医嘱给予强心利尿药，用心脏营养液或极化液保护心脏，提高心脏的耐受力。
- 密切观察病情变化
  - 建立动静脉通路，婴儿期注意观察有无充血性心力衰竭的表现，易激惹，多汗、喂养困难、呼吸浅而快。注意观察有无腹胀、便血、少尿、无尿等症状。
- 用药护理
  - 随着导管的闭合，患儿病情会急剧发展，表现出严重的左心衰竭和酸中毒及循环衰竭，需延缓动脉导管闭合，保护躯体供血，持续静脉泵入前列腺素PGE_1 5～10ng/（kg · min），密切观察用药效果。

- 常规准备
  - 辅助检查
    - 协助患者完成相关术前辅助检查，例如：胸片，头颅CT，双源CT，心电图检查，超声心动图，右心导管检查等，讲解检查的注意事项及配合要点。
  - 改善营养状况
    - 联系医院营养师为患儿制定合理营养方案，提高和改善患儿的营养状况，精心喂养，正确添加辅食，减少零食摄入，少食多餐，保证足够的热卡及补充必要的营养成分，必要时进行静脉高营养，以达到尽可能好的营养状态迎接手术。

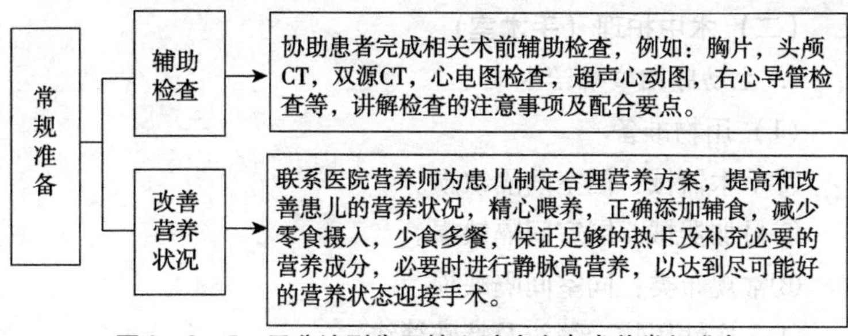

图 2－3－5　无分流型先天性心脏病患者术前常规准备

- 心理准备
  - 患者自身
    - 由于病情重，患者焦虑及恐惧情绪较为明显，护士应根据每个患者的心态和接受能力，耐心倾听患者对手术的了解和想法，用通俗易懂的语言对其进行清晰和令人信服的解释，纠正受术者对手术的误区，讲解手术步骤及提供有关信息，减少受术者的心理压力，解除其不必要的恐惧心理，提高患者的心理承受能力，增强战胜疾病的信心，配合治疗和护理。
    - 针对重症监护室的患者，护理人员对患者要言语亲切、态度和蔼、稳重谨慎，使患者感到真诚与温暖，力图使他们在和护理人员相处时，也和在父母身边一样得到温暖、爱抚与安全感。要设法抚慰并平定他们内心的不安和激动，营造和谐的环境和气氛。
  - 患者家长
    - 由于患者病情重，家长多有自惭、自卑感，担心手术风险，预后、治疗效果、家里经济状况等，护理人员应体会家长的这种艰难处境，对家长们要格外关照，和他们多接触，多了解他们的困境，耐心地做开导和解释工作，帮助他们解脱愁苦、焦虑、紧张不安的精神枷锁，使他们密切与医护人员配合，共同争取孩子有最好的手术疗效。
    - 与家属交谈，了解家属对疾病的认知态度，对心脏手术的顾虑，根据家属知识文化水平，讲述手术的必要性、手术方法及效果、围术期注意事项。尽力让家属以平静乐观的心态配合手术，消除恐惧焦虑和紧张心理，增强战胜疾病的信心。
    - 介绍医院技术水平及手术成功病例，安排与手术成功的患儿家属交流取得对手术成功的信心和对医务人员的信任。帮助建立有效的沟通，使其感受到被关心和重视。

图 2－3－6　无分流型先天性心脏病患者术前心理准备

（二）术中护理（手术室）

1. 主动脉缩窄矫治术

（1）用物准备

①手术器械：同室间隔缺损。

②另加器械：同室间隔缺损。

③常规布类：同室间隔缺损。

④一次性用物：缝线及特殊缝线。

（2）严格执行手术室安全核查制度及手术室清点制度。

（3）手术步骤：见图2－3－7。

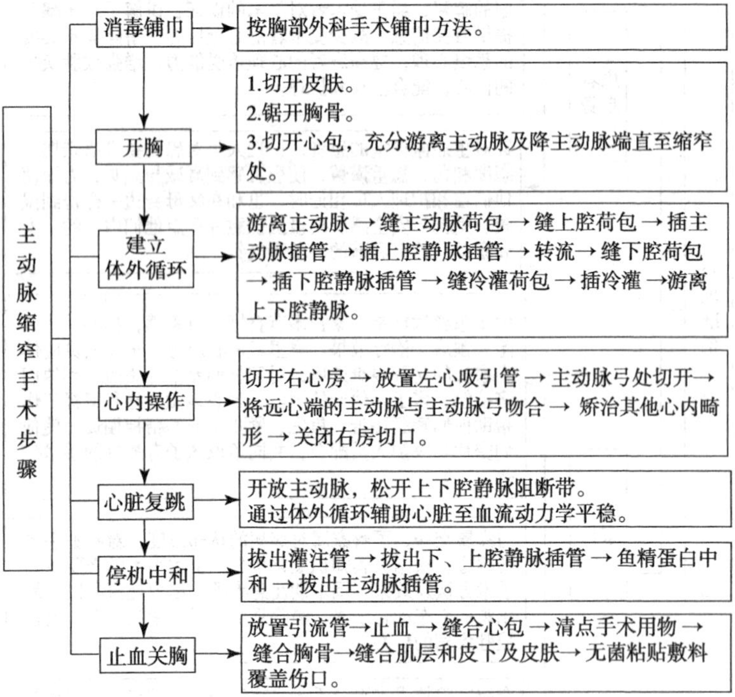

主动脉缩窄手术步骤	步骤	内容
	消毒铺巾	按胸部外科手术铺巾方法。
	开胸	1.切开皮肤。 2.锯开胸骨。 3.切开心包，充分游离主动脉及降主动脉端直至缩窄处。
	建立体外循环	游离主动脉→缝主动脉荷包→缝上腔荷包→插主动脉插管→插上腔静脉插管→转流→缝下腔荷包→插下腔静脉插管→缝冷灌荷包→插冷灌→游离上下腔静脉。
	心内操作	切开右心房→放置左心吸引管→主动脉弓处切开→将远心端的主动脉与主动脉弓吻合→矫治其他心内畸形→关闭右房切口。
	心脏复跳	开放主动脉，松开上下腔静脉阻断带。 通过体外循环辅助心脏至血流动力学平稳。
	停机中和	拔出灌注管→拔出下、上腔静脉插管→鱼精蛋白中和→拔出主动脉插管。
	止血关胸	放置引流管→止血→缝合心包→清点手术用物→缝合胸骨→缝合肌层和皮下及皮肤→无菌粘贴敷料覆盖伤口。

图2－3－7　主动脉缩窄手术步骤

2. 主动脉弓离断矫治术

（1）用物准备

①手术器械：同室间隔缺损。

②另加器械：同室间隔缺损。

③常规布类：同室间隔缺损。

④一次性用物：缝线及特殊缝线。

（2）严格执行手术室安全核查制度及手术室清点制度。

（3）手术步骤：见图2－3－8。

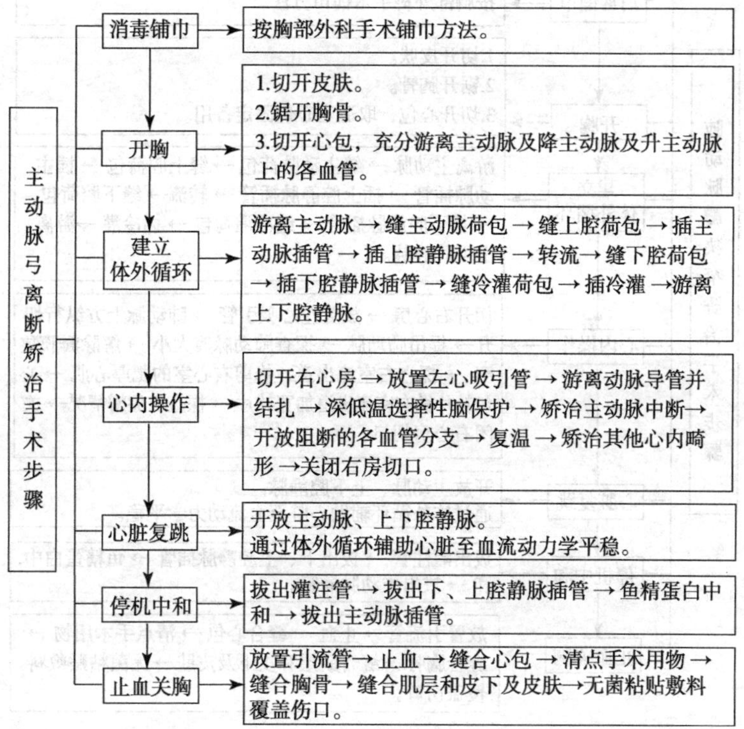

图2－3－8 主动脉弓离断矫治手术步骤

3. 肺动脉瓣狭窄矫治术

（1）用物准备

①手术器械：同室间隔缺损。

②另加器械：同法洛四联症。

③常规布类：同室间隔缺损。

④一次性用物：缝线。

（2）严格执行手术室安全核查制度及手术室清点制度。

（3）手术步骤：见图2－3－9。

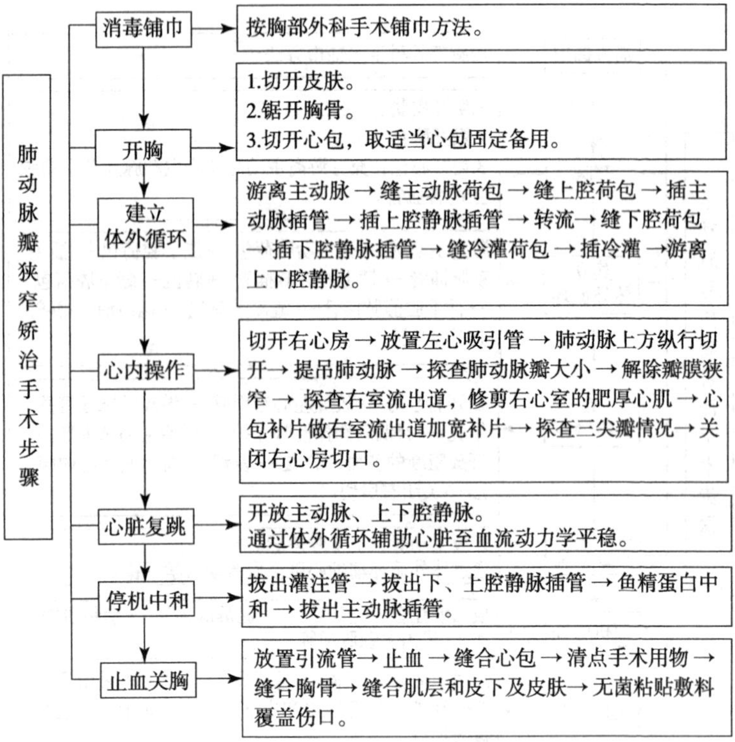

肺动脉瓣狭窄矫治手术步骤

消毒铺巾	按胸部外科手术铺巾方法。
开胸	1.切开皮肤。 2.锯开胸骨。 3.切开心包，取适当心包固定备用。
建立体外循环	游离主动脉 → 缝主动脉荷包 → 缝上腔荷包 → 插主动脉插管 → 插上腔静脉插管 → 转流→ 缝下腔荷包 → 插下腔静脉插管 → 缝冷灌荷包 → 插冷灌 →游离上下腔静脉。
心内操作	切开右心房 → 放置左心吸引管 → 肺动脉上方纵行切开→ 提吊肺动脉 → 探查肺动脉瓣大小 → 解除瓣膜狭窄 → 探查右室流出道，修剪右心室的肥厚心肌 → 心包补片做右室流出道加宽补片 → 探查三尖瓣情况→ 关闭右心房切口。
心脏复跳	开放主动脉、上下腔静脉。 通过体外循环辅助心脏至血流动力学平稳。
停机中和	拔出灌注管 → 拔出下、上腔静脉插管 → 鱼精蛋白中和 → 拔出主动脉插管。
止血关胸	放置引流管→ 止血 → 缝合心包 → 清点手术用物 → 缝合胸骨→ 缝合肌层和皮下及皮肤→ 无菌粘贴敷料覆盖伤口。

图2－3－9　肺动脉瓣狭窄矫治手术步骤

（三）术后护理

1. 术后常规护理　见图2-3-10。

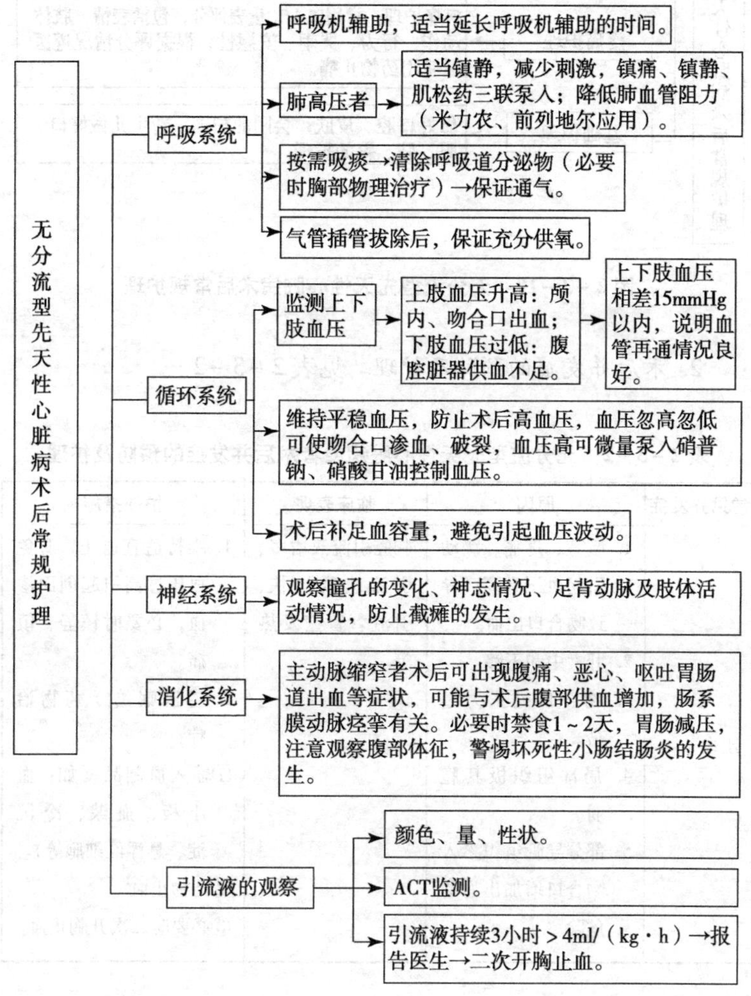

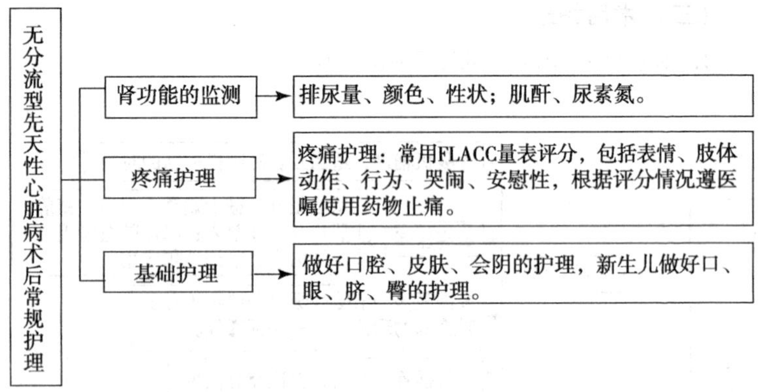

图 2-3-10　无分流型先天性心脏病术后常规护理

2. 术后并发症的预防及护理　见表 2-3-2。

表 2-3-2　无分流型先天性心脏病患者术后并发症的预防及护理

常见并发症	原因	临床表现	护理措施
出血	1. 激惹、疼痛、躁动引起血压升高，导致吻合口出血。 2. 肝素中和不够。 3. 吻合口处张力过高。 4. 局部组织极其脆弱。 5. 部分导管组织参入吻合口增加出血的危险。	胸腔引流液增多、引流速度过快、引流管管壁发热等。	1. 维持适宜血压，避免血压过高引起创面渗血，必要时镇静、镇痛。 2. 遵医嘱给予药物治疗： ①输入血制品（如：血小板、血浆、冷沉淀、悬浮红细胞等）。 ②药物止血。 ③必要时二次开胸止血。

续表

常见并发症	原因	临床表现	护理措施
术后反常高血压	1. 主动脉缩窄的纠正是引起高血压的主要原因。由于解除主动脉梗阻后颈静脉内主动脉弓内的压力感受器所承受到的张力降低引起。 2. 术后大量肾素释放。血压升高通常为暂时性的，数日后恢复正常。	1. 血压反常性升高，通常为暂时性，数日后可恢复正常。 2. 多发生在4～5岁的患儿，特别是男性患儿术后高血压较常见。	1. 镇静、镇痛。 2. 药物降低周围血管阻力，硝普钠从0.1μg/(kg·min)起用，据效果调节剂量。 3. 遵医嘱静脉输入艾司洛尔或尼卡地平，逐步控制血压。 4. 持续高血压者，口服血管紧张素Ⅱ抑制药(如卡托普利、倍他乐克)。
喉返神经及膈神经损伤	1. 手术分离范围过大或粘连较甚。 2. 管道材料本身亦可压迫神经所致。	1. 喉返神经损伤表现为声音嘶哑、误吸呛咳、肺部感染等症状。 2. 膈神经损伤表现为膈肌麻痹、呼吸困难等。	1. 拔管后观察患者发声，有无声音嘶哑、呛咳等症状。 2. 激素治疗3天。 3. 营养神经药物应用(如：维生素B_1、维生素B_{12})。 4. 防止误吸，造成肺部感染。
乳糜胸	术中损伤胸导管。	一般术后2～3天出现乳糜胸。表现为引流液增多，色浑浊，淀粉酶试验阳性。	1. 胸液多者，予禁食，补充葡萄糖液。 2. 胸液减少者，予低脂肪、高蛋白饮食。 3. 保守治疗无效者，手术结扎胸导管。

续表

常见并发症	原因	临床表现	护理措施
截瘫	1. 主动脉阻断时间长。 2. 侧支循环少。	发生率约0.4%，但新生儿及婴儿中罕见发生。表现为下肢供血不全、肢体活动差。	术后观察肢体活动情况及足背动脉搏动情况。
低心排血量综合征	1. 可能与术前左心功能不全有关。 2. 寻找手术残余问题或有无术前漏诊病损。	中心温度高、四肢末梢差，少尿、肝脏肿大等。	1. 正性肌力药物联合降低后负荷药物（米力农）应用，注意观察用药效果，及早发现心力衰竭。 2. 监测中心静脉压、肺动脉压力。 3. 术后积极纠正低血压、血容量。 4. 控制液体出入量，维持内环境稳定。
再缩窄和再手术	再狭窄与手术技术、术后组织生长、吻合口变化等因素有关。	最多发生在婴幼儿期手术者。	1. 可用经皮球囊扩张。 2. 再次手术（人造血管移植）或做转流手术治疗。

3. 术后康复护理　见图2－3－11。

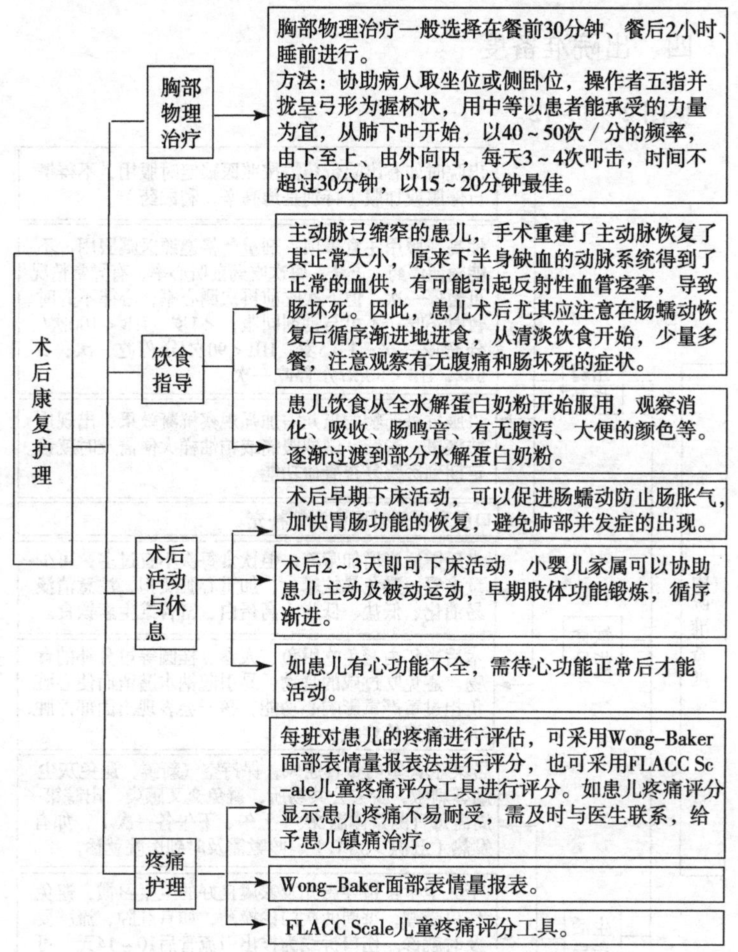

图 2-3-11　无分流型先天性心脏病患者术后康复护理

四、出院准备度

见图 2－3－12。

- 出院准备度
  - 用药指导
    - 出院时如有出院带药需按照医嘱定时服用，不得擅自停服或加服（特别是地高辛、利尿药）。
    - 地高辛服用注意事项：剂量严格遵照医嘱服用，不能随便停药。方法：每次吃药前听心率，有异常情况可暂停一次，但下次吃前再次测心率；心律不齐时暂时不吃；不可与钙剂同服；<1岁，HR<100次/分 停吃一次；1～5岁，HR<90次/分 停吃一次；>5岁，HR<80次/分 停吃一次。
    - 口服抗凝药物的患儿需加强观察抗凝效果，出现皮肤瘀斑、青紫、剧烈腹痛或柏油样大便需及时就诊。定期到医院复查凝血功能。
    - 口服利尿剂时要注意钾补充。
  - 饮食指导
    - 术后需适当增加营养，但饮食每次不宜过多，可少量多餐，避免暴饮暴食，加重心脏负担，注意清淡、易消化、低盐、低脂、高蛋白、富含维生素饮食。
    - 术后半年内避免吃甲鱼、人参、桂圆等过分补的食物。避免吃过咸的食物，易引起钠水潴留而使心脏负担过重严重影响心功能，孩子会表现出面部浮肿、大汗淋漓等症状。
  - 生活指导
    - 居家环境:室内每日通风，保持空气新鲜，避免灰尘、烟雾刺激，少去公共场所，避免交叉感染。出院第一周需每日测量体温2次（上午、下午各一次），如有发热（肛温>38℃）、咳嗽需及时到医院就诊。
    - 个人卫生：指导患儿及家属良好的卫生习惯，避免伤口受潮，每周两次门诊换药，如有红肿、流脓要及时就诊。伤口拆线为拔出引流管后10～14天，可到医院进行引流管口拆除缝线。
    - 患儿宜每日午睡，活动需逐渐增加，量力而行。半年内避免剧烈活动。对学龄期儿童建议3个月后去上学，但不宜参加体育活动，半年后复查经医生证明恢复良好，可逐渐与正常儿童一起玩耍，定期随访。
    - 患儿出现眼睑及颜面部水肿，尿量减少，家属应带患儿及时到医院就诊，及时救治。术后3个月可进行预防接种。

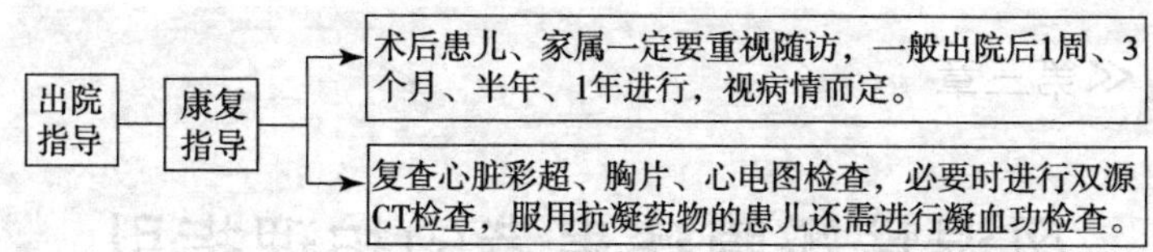

图 2－3－12　无分流型先天性心脏病患者出院准备度

参考文献

[1]　丁文祥，苏肇伉，史珍英．小儿心脏外科重症监护手册．上海：世界图书出版公司，2009.

[2]　郭加强，吴清玉．心脏外科护理学．北京：人民卫生出版社，2003.

[3]　孙桂芝，及亚男，王晓慧．心脏外科疾病围术期护理指南．北京：人民卫生出版社，2013.

[4]　徐志伟，张海波．先天性心脏病——专家还您一个健康心脏．北京：科学出版社，2017.

[5]　吴欣娟，张晓静．护理管理工具与方法实用手册．北京：人民卫生出版社，2015.

[6]　（美）马弗蒂斯，（美）贝克，主编．刘锦纷，孙彦隽译．小儿心脏外科学．上海：上海世界图书出版公司，2014.

[7]　丁文祥，苏肇伉．现代小儿心脏外科学．济南：山东科学技术出版社，2013.

[8]　孙桂芝．心外科疾病围术期护理指南．北京：人民卫生出版社，2013.

[9]　朱晓东．心脏外科基础图解．北京：中国协和医科大学出版社，2009.

[10]　周金泉，孙浩峰．心脏外科护理手册．北京：军事医学科学出版社，2011.

[11]　徐志伟．小儿心脏手术学．北京：人民军医出版社，2006.

≪第三章

风湿性瓣膜病患者的护理指引

第一节　概述

一、二尖瓣狭窄

二尖瓣狭窄（mitral stenosis）是由于各种因素致心脏二尖瓣瓣叶及瓣环等结构出现异常，造成功能障碍，使二尖瓣开放受限，引起血流动力学发生改变，从而影响正常心脏功能而出现的一系列症状。二尖瓣狭窄是风湿性心脏瓣膜病中最常见的类型，由于反复发生的风湿热，早期二尖瓣以瓣膜交界处及其基底部水肿、炎症及赘生物形成为主，后期在愈合过程中由于纤维蛋白的沉积和纤维性变，逐渐形成前后瓣叶交界处粘连、融合，瓣膜增厚、粗糙、硬化、钙化，以及腱索缩短和相互粘连，限制瓣膜活动能力和开放，致瓣口狭窄（图3－1－1，图3－1－2）。

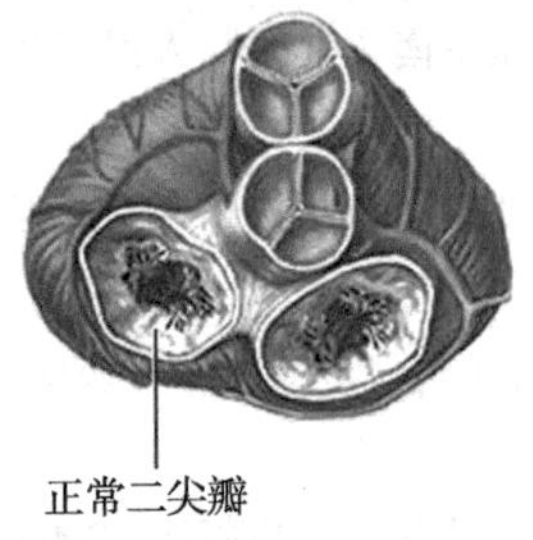

图3－1－1　正常二尖瓣

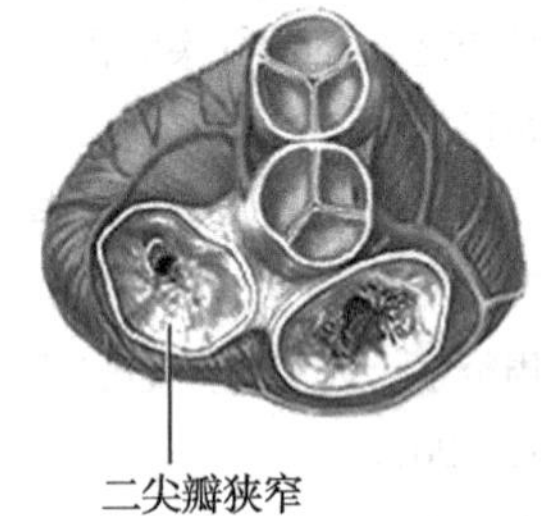

图3－1－2　二尖瓣狭窄

二尖瓣狭窄大多由风湿性心内膜炎引起，极少数为先天性狭窄或老年性二尖瓣环或环下钙化。风湿热是临床上二尖瓣狭窄的最常见病因。由于风湿热发作而形成的风湿性心脏病，其中累及二尖瓣的占95% ~98%，单纯二尖瓣病变占70% ~80%，二尖瓣合并主动脉瓣病变占20% ~30%，多与二尖瓣或主动脉瓣病变合并存在。单纯二尖瓣狭窄约占二尖瓣病变半数以上（52%）。

（一）病理解剖

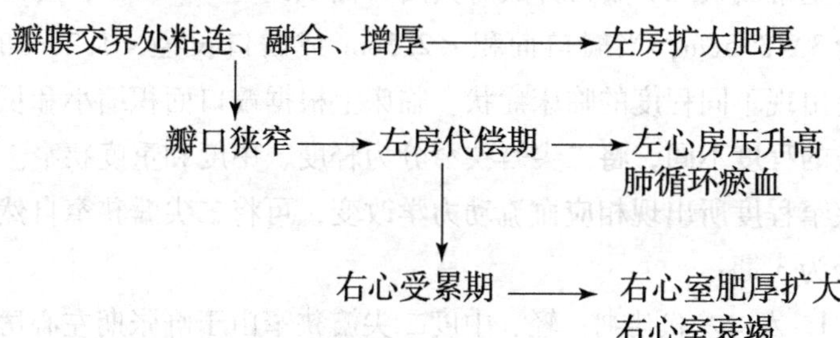

二尖瓣狭窄的病理解剖见图 3－1－3。

正常心脏
右肺动脉
左肺动脉
左肺静脉
右肺静脉
AD
PA
LA
二尖瓣
上腔静脉
主动脉瓣
房间隔
RA
LV
三尖瓣
RV
室间隔
下腔静脉
肺动脉瓣

图 3－1－3　二尖瓣狭窄病理解剖

根据二尖瓣瓣口面积，可将二尖瓣狭窄分为轻、中、重度。

正常：二尖瓣瓣口面积 4 ~ 6cm²。

轻度狭窄：二尖瓣瓣口面积 1.5 ~ 2.0cm²。

中度狭窄：二尖瓣瓣口面积 1.0 ~ 1.5cm²。

重度狭窄：二尖瓣瓣口面积 <1.0cm²。

（二）病理生理

正常成人二尖瓣口开放时其瓣口面积约为 4 ~ 6cm²，瓣口长径为 3 ~ 3.5cm，当瓣口面积 <2.5cm² 或瓣口长径 <1.2cm 时，才会出现不同程度的临床症状。临床上根据瓣口面积缩小和长径缩短的程度不同，将二尖瓣狭窄分为轻度、中度和重度狭窄。根据狭窄程度所出现相应血流动力学改变，可将二尖瓣狭窄自然病程分为 3 期：

1. *左心房代偿期*　轻、中度二尖瓣狭窄由于舒张期左心房回流至左心室的血流受阻，左心房发生代偿性扩大及肥厚以增强收缩力，使舒张晚期心房主动排血量增加，延缓左心房平均压升高。

2. *左心房衰竭期*　随着二尖瓣狭窄病变加重，左心房代偿性扩大，肥厚和收缩力的增强难以克服瓣口狭窄所致的血流动力学障碍，则左心房压逐渐升高，继之影响肺静脉回流，导致肺静脉和肺毛细血管压力相继升高，管径扩大，管腔瘀血。一方面可引起肺顺应性下降，呼吸功能发生障碍和低氧血症；另一方面当肺毛细血管压明显升高时，血浆甚至血细胞渗出毛细血管外，当淋巴引流不及时，血浆和血细胞渗入肺泡内，可引起急性肺水肿，出现急性左心房衰竭的征象。

3. *右心受累期*　长期肺瘀血使肺顺应性下降，可反射性引起肺小动脉痉挛、收缩，导致肺动脉高压。长期肺动脉高压可进一步引起肺小动脉内膜和中层增厚，血管腔进一步狭窄，加重肺动脉高压，形成恶性循环。肺动脉高压必然增加右心室后负荷，使右心室壁增厚和右心腔扩大，最终引起右心衰竭。此时，肺瘀血和左心房衰竭症状反而减轻。

（三）临床表现

1. 症状

（1）呼吸困难：肺动脉高压、肺瘀血引起。早期，多在运动、发热、妊娠等心排血量增加时出现，随病程进展，轻微活动，甚至静息时即可出现呼吸困难。

（2）咯血：长期肺静脉高压所致的支气管小血管破裂有关。

（3）咳嗽、声嘶：左心房极度增大压迫左支气管或喉返神经引起。

（4）体循环栓塞、心衰及房颤出现相应临床症状。

2. 体征

（1）心尖区第一心音增强：舒张期隆隆样杂音及开放拍击音（开瓣音）为二尖瓣狭窄的典型体征。第二心音与开瓣音间期表示二尖瓣狭窄程度，间期越短，狭窄越重。第一心音亢进及开瓣音的存在提示瓣膜弹性尚可。舒张期杂音响度与瓣口狭窄程度不一定成比例。轻、中度二尖瓣狭窄患者，杂音响度与舒张期二尖瓣跨瓣压力阶差成正比，狭窄越重，阶差越大，杂音越响。但在重度二尖瓣狭窄患者，杂音反而减轻，甚至消失。心前区可有轻度收缩期抬举性搏动及心尖部常触及舒张期震颤。

（2）二尖瓣面容及颈静脉压升高：重度二尖瓣狭窄可出现二尖瓣面容及颈静脉怒张（图3－1－4，图3－1－5）。

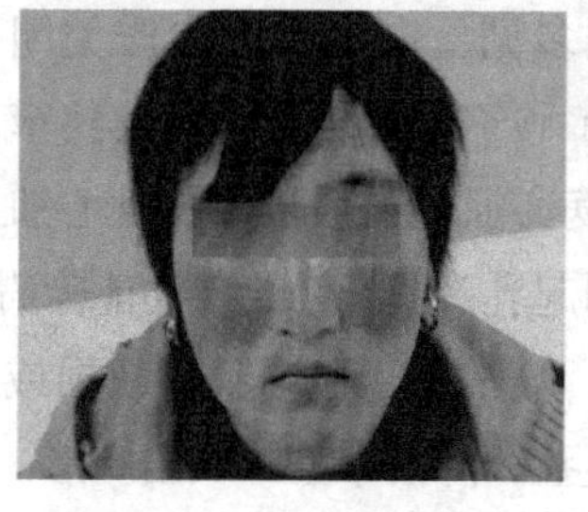

图3－1－4 二尖瓣面容

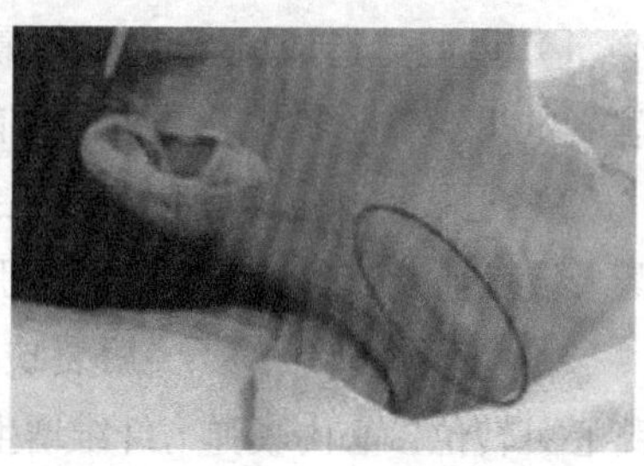

图3－1－5 颈静脉怒张

二、二尖瓣关闭不全

二尖瓣关闭不全（mitral regurgitation or mitral insufficiency，MI）是二尖瓣的相关结构异常或功能障碍致瓣膜在心室射血期闭合不完全。正常的二尖瓣关闭功能取决于瓣叶、瓣环、腱索、乳头肌、左心室这五个部分的完整结构和正常功能。这五个部分中的任一部分发生结构和功能的异常均可引起二尖瓣关闭不全（图3－1－6，图3－1－7）。

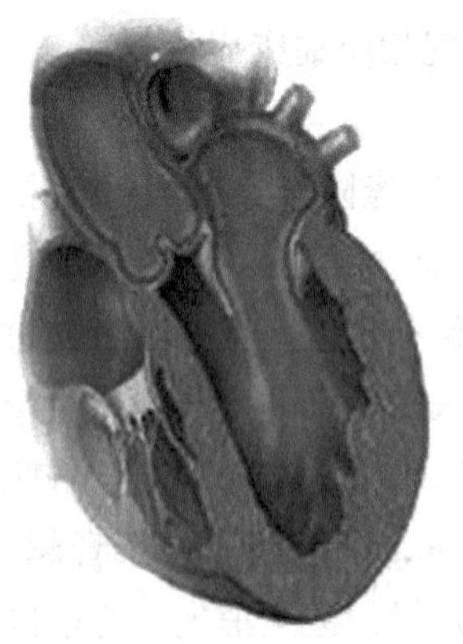

图3－1－6　正常二尖瓣

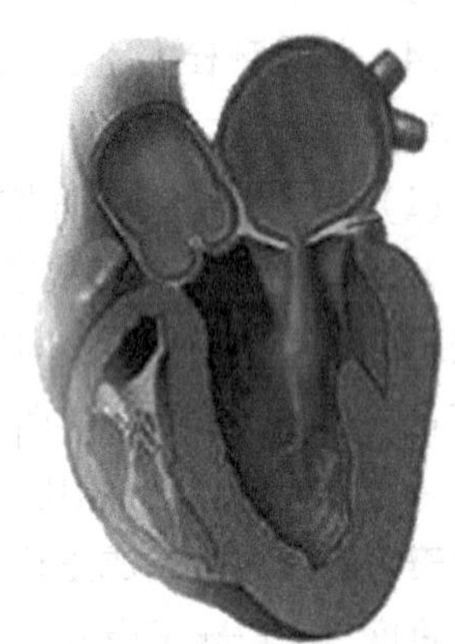

图3－1－7　二尖瓣关闭不全

1. 病因

（1）风湿热造成的瓣叶损害最多见，占全部二尖瓣关闭不全患者的1/3，且多见于男性。约有50%患者合并二尖瓣狭窄。

（2）冠状动脉粥样硬化性心脏病心肌梗死后以及慢性心肌缺血累及乳头肌及其邻近室壁心肌，引起乳头肌纤维化伴功能障碍。

（3）先天性畸形，二尖瓣裂缺，最常见于心内膜垫缺损或矫正型心脏转位，心内膜弹力纤维增生症，降落伞型二尖瓣畸形。

（4）二尖瓣瓣环钙化：为特发性退行性病变，多见于老年女性患者。此外，高血压病、马凡综合征、慢性肾功能衰竭和继发性甲状腺功能亢进的患者，亦易发生二尖瓣瓣环钙化。

（5）左心室扩大：任何病因引起的明显左心室扩大，均可使二尖瓣瓣环扩张和乳头肌侧移，影响瓣叶的闭合，从而导致二尖瓣关闭不全。

（6）二尖瓣脱垂综合征。

（7）其他少见病因：结缔组织病如系统性红斑狼疮、类风湿性关节炎等，肥厚梗阻型心肌病，强直性脊柱炎等。

急性二尖瓣关闭不全：多因腱索断裂，瓣膜毁损或破裂，乳头肌坏死或断裂以及人工瓣膜替换术后开裂而引起，可见于感染性心内膜炎、急性心肌梗死、贯通性或闭合性胸外伤及自发性腱索断裂。

2. 病理解剖

左心室收缩时，由于两个瓣叶不能对拢闭合，一部分血液返流入左心房，使排入体循环的血流量减少。左心房血量增多，压力增高，逐渐产生左心房代偿性扩大和肥厚，左心室也逐渐扩大和肥厚。二尖瓣瓣环也相应扩大，二尖瓣关闭不全加重，最终导致左心衰竭，同时导致肺静脉瘀血，肺循环压力升高，最终引起右心衰竭。

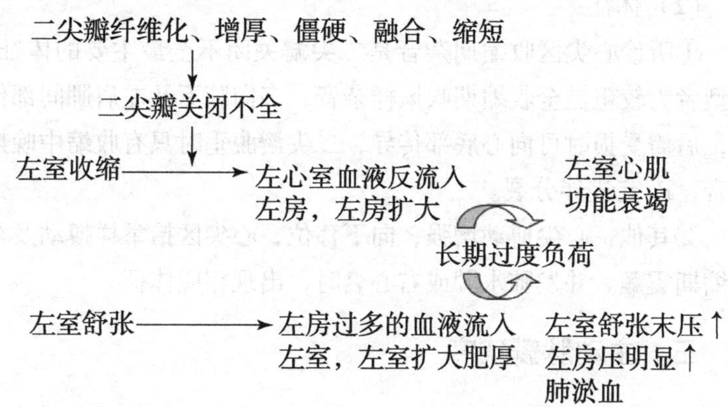

3. 病理生理

（1）急性二尖瓣关闭不全病理生理

急性二尖瓣关闭不全⟶左房、左室容量负荷骤增⟶左室舒张末压急骤上升⟶左房压急剧升高⟶肺瘀血，肺水肿。

（2）慢性二尖瓣关闭不全病理生理

二尖瓣返流⟶慢性容量负荷过度⟶左室离心性扩大、肥厚⟶左室可长期代偿无症状。

当舒张末容量增加⟶肺瘀血⟶肺动脉高压、右心衰竭。

4. 临床表现

（1）症状

①急性轻度返流，仅有轻微劳力性呼吸困难。

重度返流（如乳头肌断裂），很快出现急性左心衰，甚至心源性休克。

②慢性轻度二尖瓣关闭不全患者，可长期没有症状。当左心功能失代偿时，患者出现乏力、心悸、胸痛、劳力性呼吸困难等因心排血量减少导致的症状。随后，病情加重，出现夜间阵发性呼吸困难、端坐呼吸，甚至急性肺水肿，最后导致肺动脉高压，右心衰竭。

（2）体征

①听诊心尖区收缩期杂音是二尖瓣关闭不全最主要的体征，典型者为较粗糙全收缩期吹风样杂音，多向腋下及左肩胛间部传导，后瓣受损时可向心底部传导，二尖瓣脱垂时只有收缩中晚期杂音，P_2 亢进伴分裂。

②其他：心尖搏动增强，向下移位，心尖区抬举样搏动及全收缩期震颤。并发肺水肿或右心衰时，出现相应体征。

三、主动脉瓣狭窄

主动脉瓣狭窄（aortic stenosis，AS）指由于各种因素所致主动脉瓣膜及其附属结构病变，致使主动脉瓣开放受限（图 3 - 1 - 8，图 3 - 1 - 9）。

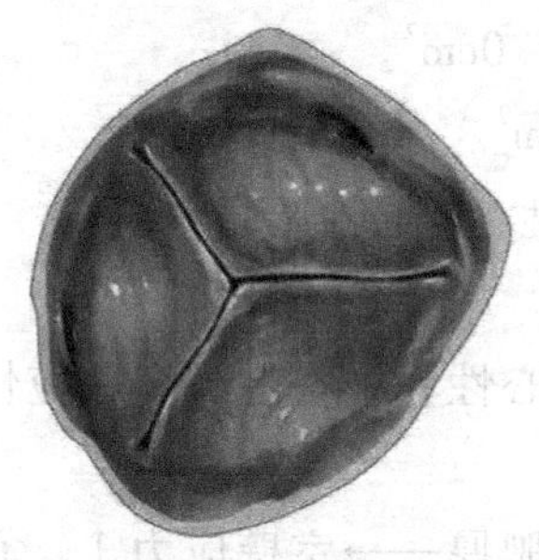

图 3 - 1 - 8 正常主动脉瓣

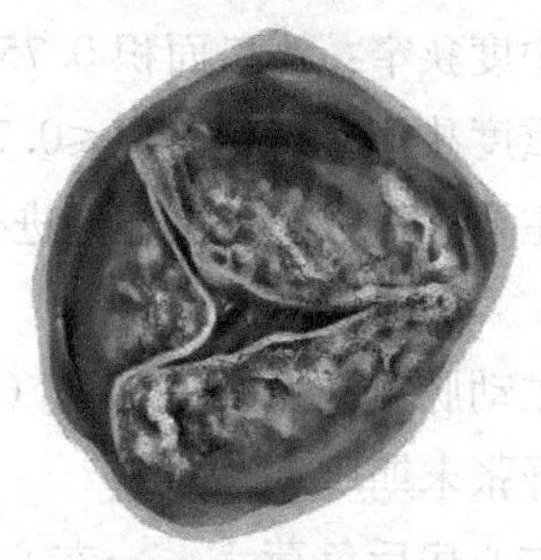

图 3 - 1 - 9 主动脉瓣狭窄

1. 病因

（1）先天性畸形：单叶、二叶、三叶（大小不一）。

（2）退行性老年钙化性主动脉瓣狭窄：65 岁以上单纯性主动脉瓣狭窄为常见原因。

（3）其他少见原因：赘生物阻塞瓣口。

2. 病理解剖 见图 3 - 1 - 10。

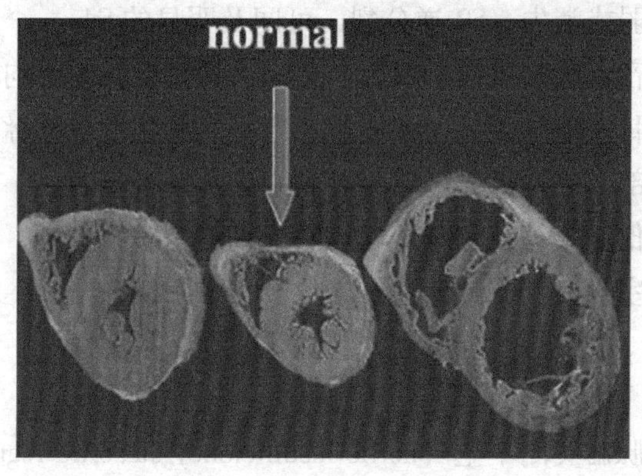

图 3 - 1 - 10 主动脉瓣狭窄

正常人主动脉瓣口面积≥3.0cm^2，瓣口面积≤1.0cm^{2}时跨瓣压差显著。

轻度狭窄：瓣口面积>1.0cm^2。

中度狭窄：瓣口面积0.75~1.0cm^2。

重度狭窄：瓣口面积≤0.75cm^2。

主要代偿方式：左室壁进行性、向心性肥厚。

3. 病理生理

主动脉瓣狭窄⟶LVH（向心性）⟶左心室顺应性降低⟶舒张末期压↑

左心房后负荷↑⟶左心房肥厚⟶室壁应力↑、心肌缺血、纤维化⟶左心室功能衰竭

4. 临床表现

（1）三联征：

①呼吸困难（90%）：晚期肺瘀血常见。

②心绞痛（60%）：运动诱发。

③晕厥（30%）：脑缺血引起。

（2）体征

①心音：S1正常，主动脉瓣钙化僵硬时第二心音的主动脉瓣成分减弱或消失，S2逆分裂，可闻及明显的S4。

②杂音：为吹风样、粗糙、递增-递减型，主要向颈部，也可以向胸骨左下缘传导，伴震颤；老年人钙化性主动脉瓣狭窄杂音在心底部，高调部分可以传导到心尖部，呈乐音。

③其他：收缩压和脉压均下降，细迟脉。

④左室扩大，心界向左下移位。

四、主动脉瓣关闭不全

主动脉瓣关闭不全（aortic insufficiency or aortic regurgitation，AI）是指瓣叶变形、增厚、钙化、活动受限不能严密闭合，主

动脉瓣关闭不全不常单独存在（图 3－1－11）。

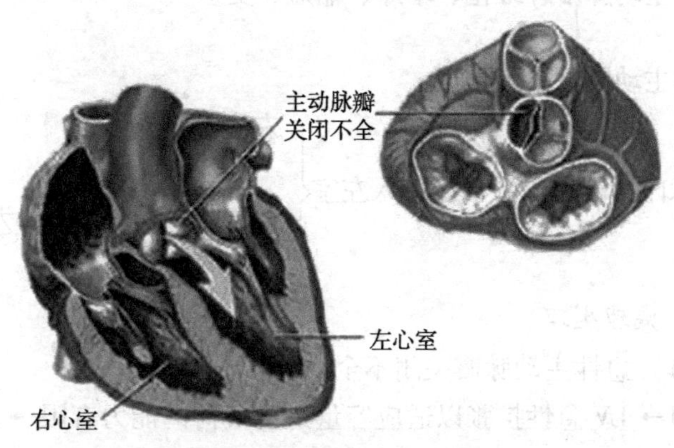

图 3－1－11 主动脉瓣关闭不全

1. 病因

（1）急性主动脉瓣关闭不全病因：感染性心内膜炎、主动脉夹层、外伤、人工瓣膜撕裂。

（2）慢性主动脉瓣关闭不全病因：主动脉瓣疾病（2/3 为风心病）、主动脉根部扩张。

2. 病理解剖 主动脉瓣关闭不全，左心室在舒张期同时接受来自左心房和经主动脉瓣逆向回流的血液，收缩力相应增强，并逐渐扩大、肥厚。当病变过重，超过了左室代偿能力，出现左室舒张末压逐渐升高，心排血量减少，左心房和肺毛细血管的压力增高，出现心慌、呼吸困难、心跳剧烈、颈动脉搏动加强等症状。由于舒张压降低，冠脉供血减少，加上左心室高度肥厚，耗氧量加大，心肌缺血明显，心前区疼痛也逐渐加重。

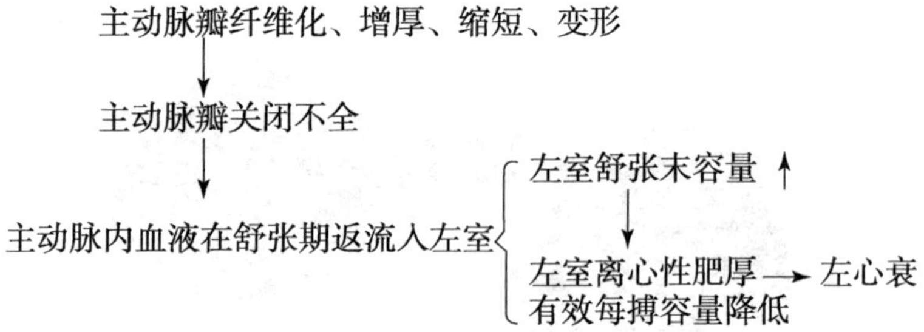

主动脉瓣纤维化、增厚、缩短、变形
↓
主动脉瓣关闭不全
↓
主动脉内血液在舒张期返流入左室 { 左室舒张末容量↑ ↓ 左室离心性肥厚 ⟶ 左心衰；有效每搏容量降低 }

3. 病理生理

（1）急性主动脉瓣关闭不全：

AI→ LV 急性扩张以适应容量过度负荷的能力有限→ LV 舒张压急速 ↑ → LA 压↑ →肺瘀血、肺水肿

（2）慢性主动脉瓣关闭不全：

AI→舒张期左室接受左房充盈的血、主动脉瓣返流的血→增加前负荷，即左室舒张末期容量增加 → LV 收缩期搏出量比正常多。

左室能充分扩张，不至于因容量负荷过重而明显增加 LV-EDP。

离心性（代偿性）左室肥大、扩张→ 使左室壁厚度与心腔半径的比例不变，室壁应维持正常。

运动时周围阻力↓和心率↑伴舒张期缩短，使返流减轻。

以上四种因素使左室较长期维持正常向前向心排血量和肺静脉压无明显增高。晚期心室收缩功能↓导致心衰。

AI 重时→舒张压↓→冠脉供血不足→心绞痛

加上 LV 肥厚、扩张→DO_2↑→心绞痛

左室搏出量增大、收缩压增高，主动脉内血液返流回左室使舒张压降低，故脉压差增大，出现周围血管征。

4. 临床表现

（1）症状

①慢性主动脉瓣关闭不全：心悸、心前区不适、头部强烈搏

动感，心绞痛，体位性头晕，晕厥少见，心力衰竭，呼吸困难。

②急性主动脉瓣关闭不全：低血压，心力衰竭。

（2）体征

①外周血管征：水冲脉、毛细血管搏动征、股动脉有枪击音。

②心脏体征：

视诊：心尖搏动向左下移位，呈抬举性。

叩诊：心浊音区向左下扩大，呈“靴形心”。

听诊：S1 、S2 ：胸骨左缘第 3 肋间叹气样舒张早期杂音，坐位前倾和深呼气易听到；重度主动脉瓣关闭不全，心尖部可闻及隆隆样舒张中晚期杂音（Austin - Flint 杂音），无开瓣音、第一心音亢进、震颤。

第二节　常见护理诊断/问题及护理目标

见表 3 - 2 - 1。

表 3 - 2 - 1　常见护理诊断/问题及护理目标

	常见护理诊断/问题	护理目标
术前	气体交换受损/与肺瘀血、肺泡通气功能降低有关	患者术前呼吸困难减轻或消失。
	咳嗽、咳痰/与肺部瘀血、肺部感染有关	患者肺部感染好转，咳嗽、咳痰减轻。
	体液过多/与体循环瘀血、水钠潴留有关	患者双下肢水肿和腹水减轻，腿围和腹围减少，体重减轻。
	水、电解质紊乱/与输液、利尿剂药物的使用有关	维持患者电解质平衡，出现低钠低钾时及时对症处理。
	活动无耐力/与心衰所致心排血量下降有关	患者活动耐力增加，下床活动心慌、气短较前减轻且心率、血压正常。

续表

	常见护理诊断/问题	护理目标
术后	心输出量减少/与术前心功能不全、术后血容量不足有关	心功能较前改善，循环稳定；血管活性药物用量不大或在逐渐减量；尿量正常；四肢末梢温暖。
	心律失常/与术前心功能差、术中心肌保护欠佳、电解质酸碱紊乱有关	无心律紊乱或者心律紊乱得到及时控制，心功能较前改善；电解质酸碱稳定或紊乱得以及时纠正；听诊瓣膜功能正常，无心脏杂音。
	不能维持自主呼吸/与手术、麻醉、体外循环有关	患者血气正常，顺利拔除气管插管。
	潜在并发症：有出血的危险，栓塞，心内膜炎，左心室破裂，瓣周漏	凝血酶原时间控制在正常范围，无出血及栓塞的发生。
	知识缺乏/缺乏疾病相关知识	患者了解抗凝药物相关知识及强心利尿药物的使用方法及注意事项。

第三节　风湿性瓣膜病患者护理措施

一、术前护理

（一）常规准备

风湿性瓣膜病患者术前常规准备见图 3－3－1。

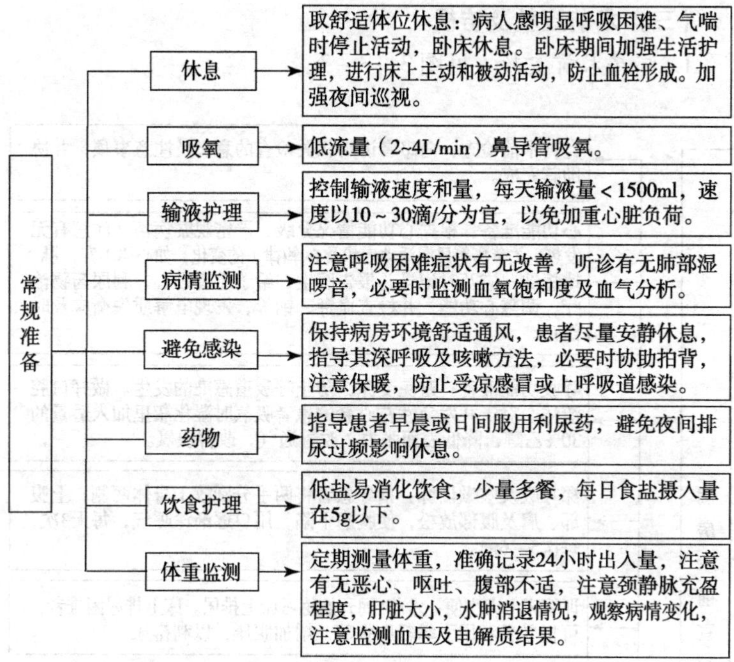

图 3－3－1 风湿性瓣膜病患者术前常规准备

（二）心理准备

风湿性瓣膜病患者术前心理准备见图 3－3－2。

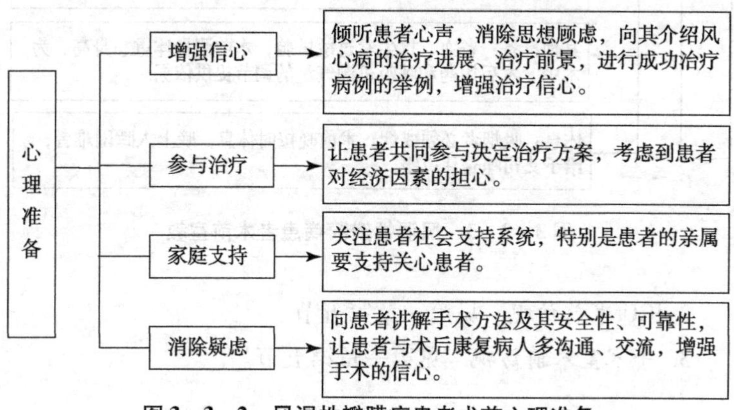

图 3－3－2 风湿性瓣膜病患者术前心理准备

（三）术前宣教及访视

1. 病房术前宣教　见图3－3－3。

病房术前宣教：

- 完善术前检查：向患者讲解相关检查的意义及注意事项，并协助其完成。
- 心功能准备：根据心功能情况分级，严密观察病情，注意有无发热、关节痛等风湿活动症状及心率(律)的变化，如心律不齐，脉搏短绌，应及时记录并报告医生，给予患者强心、利尿药物治疗，调整心功能，并检查血钾、钠等，发现电解质失衡应及时纠正。
- 呼吸功能准备：避免受凉，防止呼吸道感染的发生。做好口腔清洁。对于并发急性左心衰的患者吸氧时湿化瓶里加入适量的30%乙醇，降低表面张力，改善通气，改善缺氧。
- 深呼吸及咳嗽训练：指导患者将两手分别放于身体两侧，上腹部、肩及腹部放松，使胸廓下陷，用口逐渐深呼气，每天3次，每次5～6遍。
- 训练床上大小便：术前1周开始练习床上排尿。床上排尿困难者，可指导患者用手掌轻压腹部，增加腹压，以利排尿。
- 胃肠道准备：告知患者于术前12小时禁食，4小时禁水，以防因麻醉或手术引起呕吐导致窒息或吸入性肺炎。
- 术区皮肤准备：目的是清除皮肤上的微生物，预防切口感染。充分清洁术野皮肤并剃除毛发，范围大于预定切口范围。
- 其他准备：备血、抗生素过敏试验，术前测量体重、身高，为术中、术后用药和呼吸机潮气量的调节提供依据。
- 休息：吸烟者必须戒烟。术前晚按时休息。晚上入睡困难者，给予艾司唑仑片口服。

图3－3－3　风湿性瓣膜病患者术前宣教

2. ICU术前访视　见第一章第五节。

3. 手术室术前访视　见第一章第五节。

二、术中护理

（一）二尖瓣瓣膜成形术

1. 用物准备

（1）手术器械：常规体外器械及胸骨锯（同室间隔缺损）

（2）特殊器械：双爪中撑（图 3－3－4）、瓣膜成形（图 3－3－5）、测环器及注水器（图 3－3－6）。

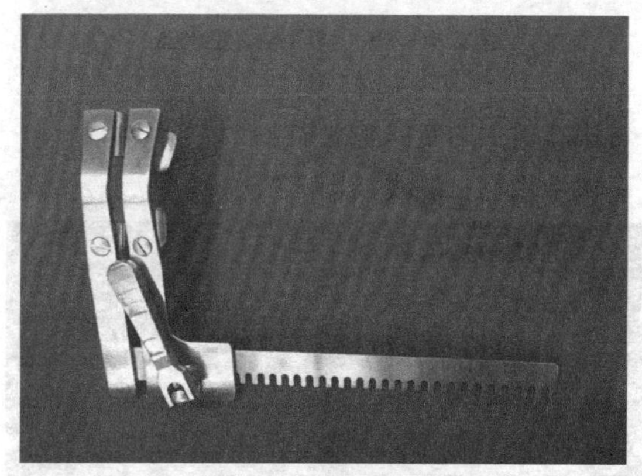

图 3－3－4 双爪中撑

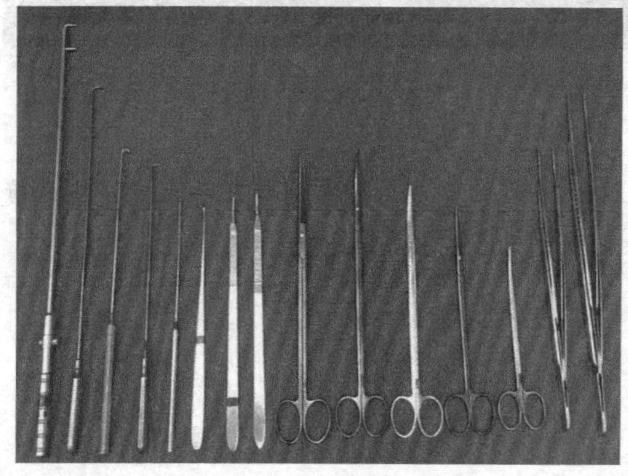

图 3－3－5 瓣膜成形 17 件

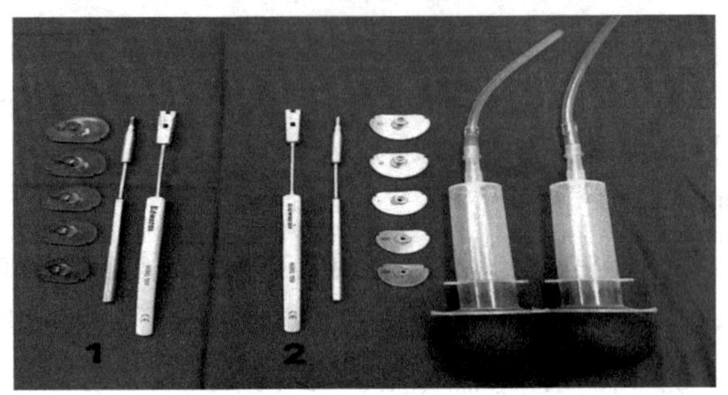

图 3-3-6　测环器及注水器

（3）常规布类：同室间隔缺损。

（4）一次性用物：缝线（图 3-3-7）。

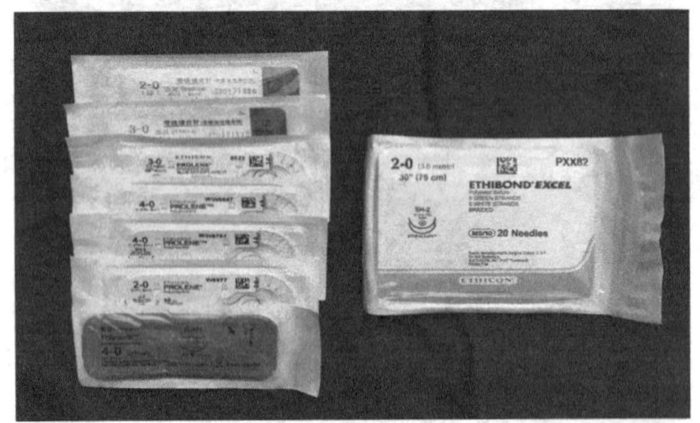

图 3-3-7　缝线

2. 严格执行手术室安全核查制度及手术室清点制度。

3. 手术步骤　见图 3-3-8。

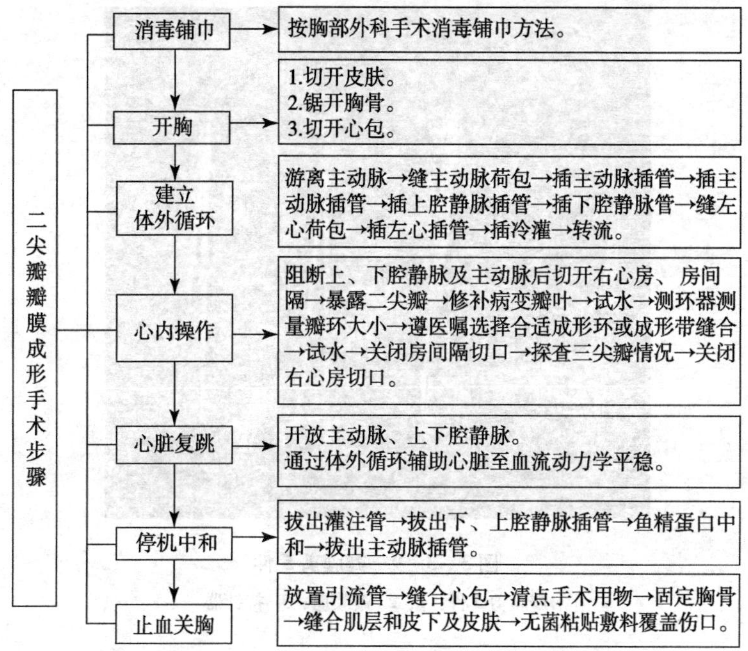

图3－3－8　风湿性瓣膜病患者二尖瓣瓣膜成形手术步骤

（二）二尖瓣瓣膜置换术

1. 用物准备

（1）手术器械：常规体外器械及胸骨锯（同室间隔缺损）。

（2）另加器械：双爪中撑、瓣膜剪（图3－3－9）、测瓣器（图3－3－10）。

（3）常规布类：同室间隔缺损。

（4）一次性用物：同室间隔缺损。

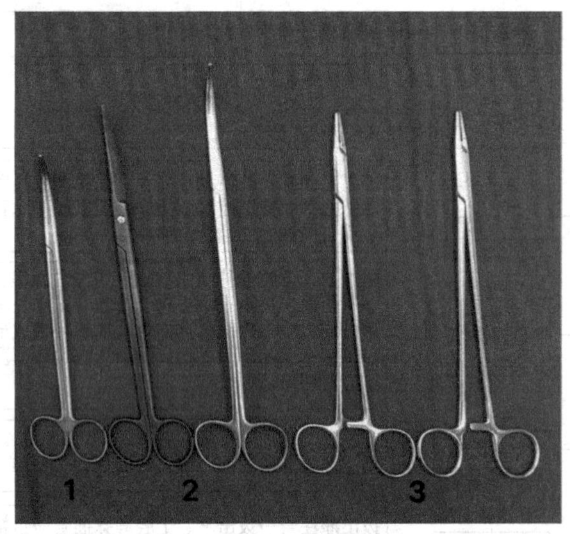

图 3－3－9　瓣膜剪 5 件

瓣膜剪 5 件：1，2. 瓣膜剪；3. 持针器

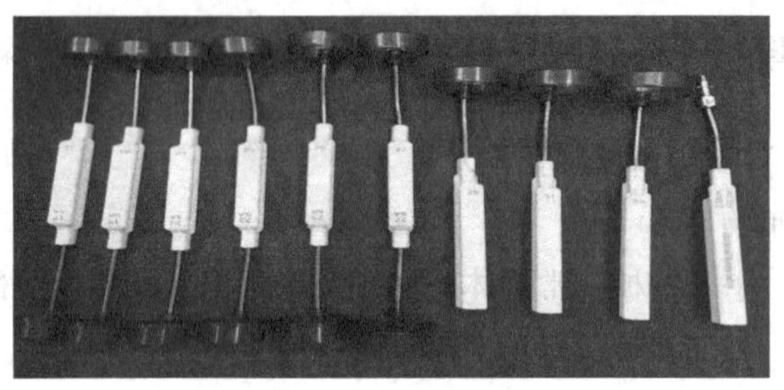

图 3－3－10　测瓣器

2. 严格执行手术室安全核查制度及手术室清点制度。

3. 手术步骤　见图 3－3－11。

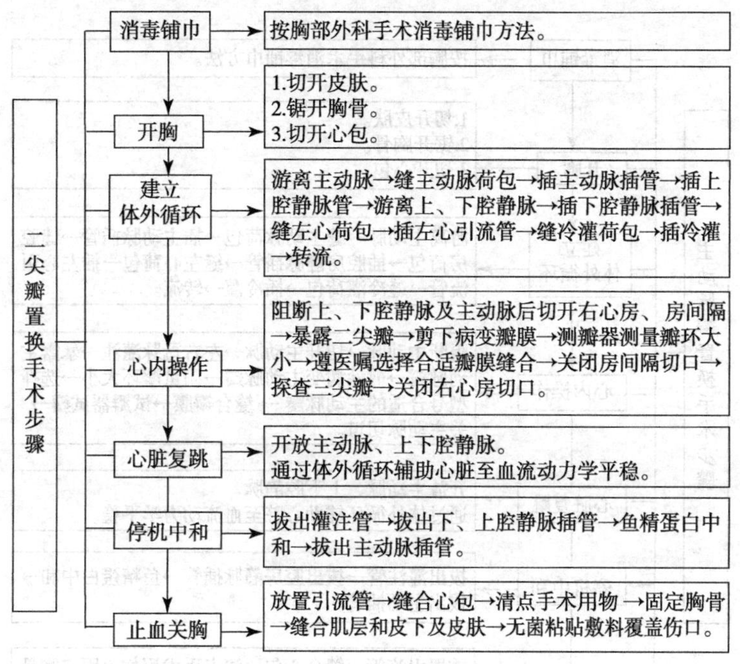

图 3－3－11　风湿性瓣膜病患者二尖瓣置换手术步骤

（三）主动脉瓣膜置换术

1. 用物准备

（1）手术器械：常规体外器械及胸骨锯（同室间隔缺损）。

（2）特殊器械：同二尖瓣置换术。

（3）常规布类：同室间隔缺损。

（4）一次性用物：同室间隔缺损。

2. 严格执行手术室安全核查制度及手术室清点制度。

3. 手术步骤　见图 3－3－12。

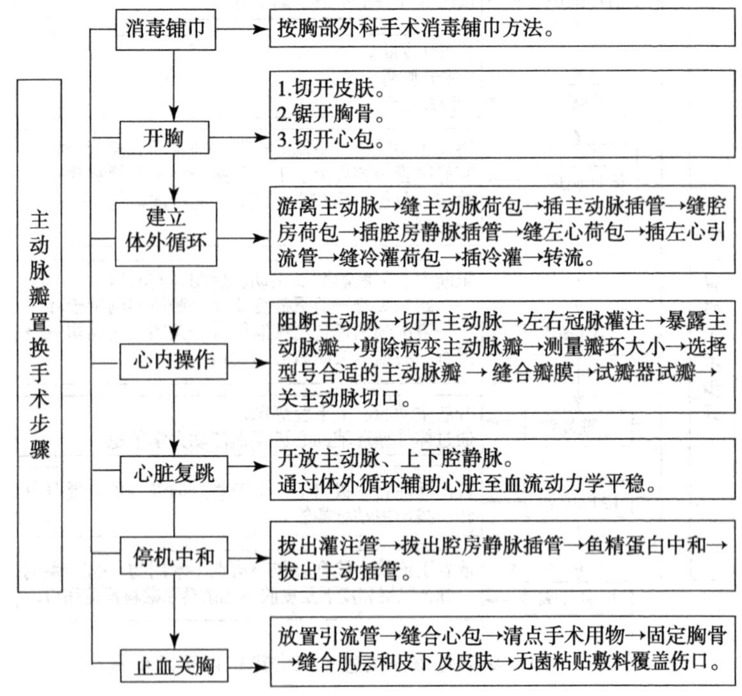

图 3-3-12　风湿性瓣膜病患者主动脉瓣置换手术步骤

三、术后护理

1. 术后常规护理　见图 3－3－13。

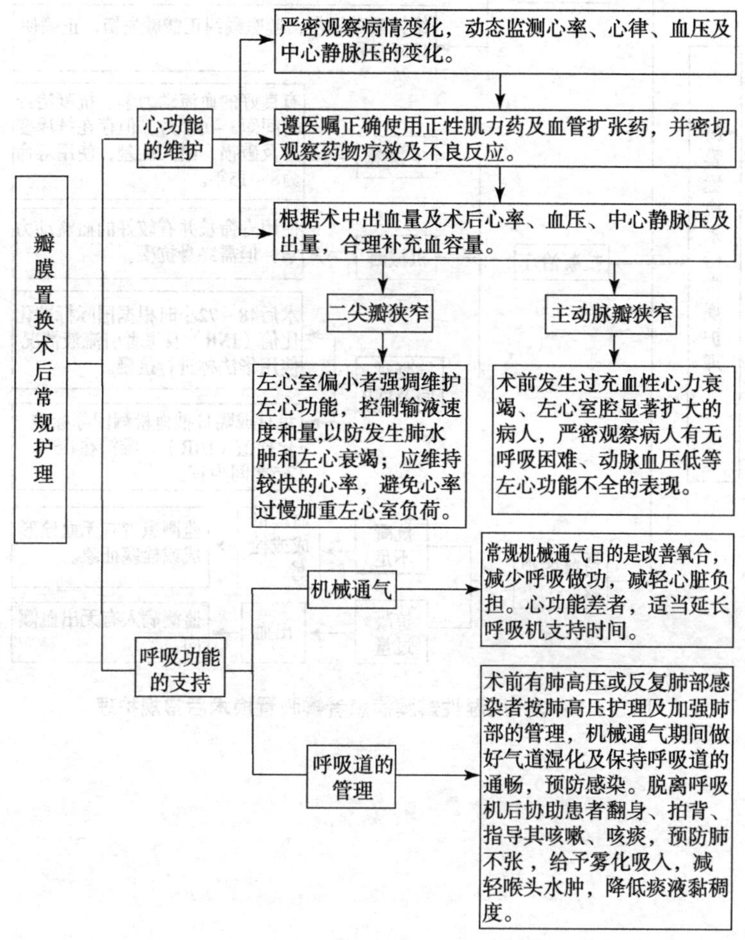

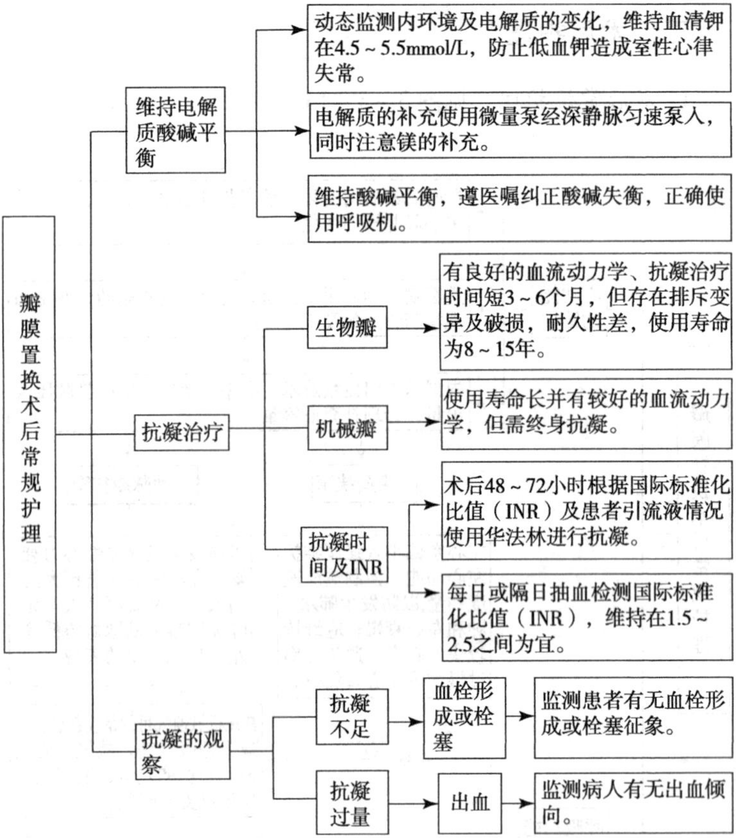

图3－3－13　风湿性瓣膜病患者瓣膜置换术后常规护理

2. 术后并发症及护理 见表3－3－1。

表3－3－2 风湿性瓣膜病患者术后并发症及护理

常见并发症	原因	临床表现	护理措施
心内膜炎	1. 微生物感染，引起心脏内膜炎症 2. 血流动力学的改变也是导致感染性心内膜炎很重要的因素。 3. 患者长期患病抵抗力低、不合理使用抗生素。	人工瓣膜置换术后，若患者出现持续发热，心力衰竭，脑或外周血管的栓塞等并出现脾大，皮肤黏膜瘀点，可闻及瓣周漏返流性杂音，应疑有心内膜炎可能。 全身中毒和心脏局部损伤的综合表现。	1. 监测患者的体温。 2. 正确采集血培养标本。根据血培养的结果选择合适的抗生素。 3. 遵医嘱使用抗生素，密切观察药物的疗效及不良反应。 4. 严格无菌操作，做好各种管道和手术切口的护理，并加强基础护理。 5. 饮食：给予高热量、高蛋白高维生素、易消化的饮食，必要时给予肠内外营养支持，增强机体抵抗力。 6. 休息：对超声心动图检查有赘生物者，应绝对卧床休息，避免情绪激动和过度活动，以免栓子脱落造成栓塞。 7. 心理护理：病程长，病情重，使用激励的语言增强其战胜疾病的自信心，给予生活上的照护减轻疾病的痛苦。

续表

常见并发症	原因	临床表现	护理措施
左心室破裂	与患者基础病变、手术创伤及各种因素导致的术后心腔压力改变等因素有关。	1. 术后突然发生的胸液急剧增多、颜色深、温热。 2. 患者病情突变，神志丧失，无心音、血压进行性快速下降，心电图出现“电 - 机械性分离”现象。	1. 术后密切观察患者的血压及引流液量的变化，如发生血压骤降，胸腔引流液大量涌出及室性心律失常，应考虑左室破裂的可能。 3. 术后维持血流动力学稳定，密切观察心率（律）、血压、中心静脉压等变化，心率较慢的高危患者，提高心率，缩短心脏舒张期时间，避免左心室过分扩张。注意破裂前异常征象：血压波动，出现持续一过性或频发室性心律，心率和血压不稳定，引流液突然增多。 4. 发生心室破裂时，迅速加压扩容，确保各种抢救管道通畅。 5. 迅速通知外科医生、手术室护士、麻醉医生到场，床旁开胸或进手术室，并尽快建立体外循环，减低左心室压力，及早进行外科修复。 6. 严密监测动脉血气，维持电解质、酸碱平衡。 7. 密切观察患者生命体征，准确记录抢救过程。
瓣周漏	1. 瓣膜组织的病理改变。 2. 外科缝合技术不当。 3. 人造瓣膜与瓣环大小不匹配。 4. 术前或术后感染性心内膜炎。 5. 结缔组织疾病。	1. 心功能不全。 2. 人造瓣膜关闭不全：在瓣膜听诊区有返流性杂音。 3. 出现严重的溶血性贫血。	1. 观察患者有无心功能不全的症状。 2. 观察患者有无溶血性贫血及血红蛋白尿，每日遵医嘱查肝肾功。 3. 严密监测患者生命体征，出现血流动力学障碍应手术治疗。

4. 术后康复护理　见图3-3-14。

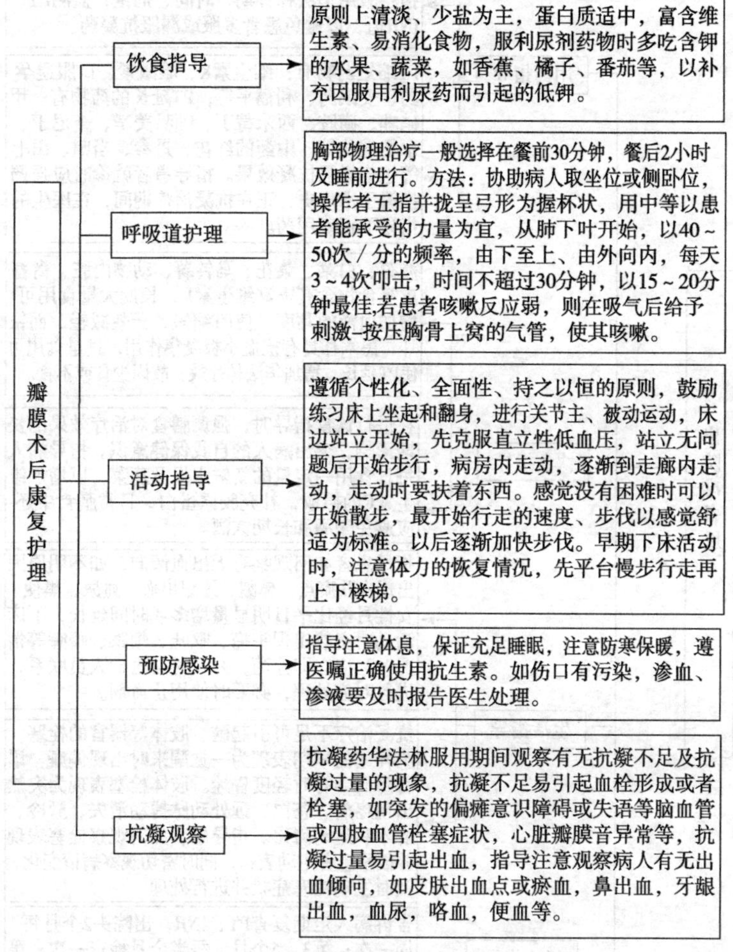

图3-3-14　风湿性瓣膜病患者术后康复护理

第四节　出院准备度

风湿性瓣膜病患者出院准备度见图3-4-1。

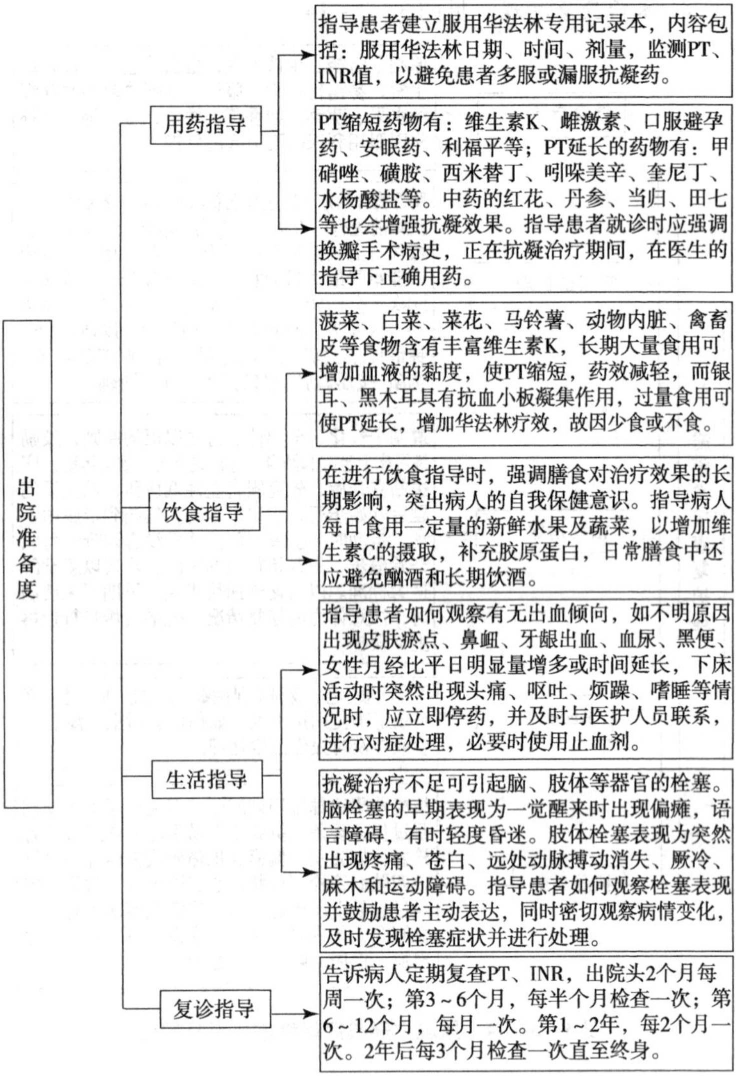

- 出院准备度
  - 用药指导
    - 指导患者建立服用华法林专用记录本，内容包括：服用华法林日期、时间、剂量，监测PT、INR值，以避免患者多服或漏服抗凝药。
    - PT缩短药物有：维生素K、雌激素、口服避孕药、安眠药、利福平等；PT延长的药物有：甲硝唑、磺胺、西米替丁、吲哚美辛、奎尼丁、水杨酸盐等。中药的红花、丹参、当归、田七等也会增强抗凝效果。指导患者就诊时应强调换瓣手术病史，正在抗凝治疗期间，在医生的指导下正确用药。
  - 饮食指导
    - 菠菜、白菜、菜花、马铃薯、动物内脏、禽畜皮等食物含有丰富维生素K，长期大量食用可增加血液的黏度，使PT缩短，药效减轻，而银耳、黑木耳具有抗血小板凝集作用，过量食用可使PT延长，增加华法林疗效，故因少食或不食。
    - 在进行饮食指导时，强调膳食对治疗效果的长期影响，突出病人的自我保健意识。指导病人每日食用一定量的新鲜水果及蔬菜，以增加维生素C的摄取，补充胶原蛋白，日常膳食中还应避免酗酒和长期饮酒。
  - 生活指导
    - 指导患者如何观察有无出血倾向，如不明原因出现皮肤瘀点、鼻衄、牙龈出血、血尿、黑便、女性月经比平日明显量增多或时间延长，下床活动时突然出现头痛、呕吐、烦躁、嗜睡等情况时，应立即停药，并及时与医护人员联系，进行对症处理，必要时使用止血剂。
    - 抗凝治疗不足可引起脑、肢体等器官的栓塞。脑栓塞的早期表现为一觉醒来时出现偏瘫，语言障碍，有时轻度昏迷。肢体栓塞表现为突然出现疼痛、苍白、远处动脉搏动消失、厥冷、麻木和运动障碍。指导患者如何观察栓塞表现并鼓励患者主动表达，同时密切观察病情变化，及时发现栓塞症状并进行处理。
  - 复诊指导
    - 告诉病人定期复查PT、INR，出院头2个月每周一次；第3~6个月，每半个月检查一次；第6~12个月，每月一次。第1~2年，每2个月一次。2年后每3个月检查一次直至终身。

图 3-4-1　风湿性瓣膜病患者出院准备度

参考文献

[1] 谢艳芬．心脏瓣膜置换术后患者的健康教育．现代医院，2005，5(11)：95.

[2] 刘磊．二尖瓣成形术治疗二尖瓣关闭不全的临床进展，医学综述，2015，21（2）：249－251.

[3] 李艳，张用娥．心脏瓣膜置换术后抗凝治疗的护理．护理学杂志，2001，16（7）：414－415.

[4] 梁笑霞，张惠萍，黄惠玲．脑梗死患者心瓣膜置换术的术后护理．现代医院，2011，11（6）：81－82.

[5] 朱亚．心脏机械瓣膜置换术后抗凝监测现状及护理．中华护理杂志，2004，39（9）：693－694.

[6] 徐红耀，吴信．心脏外科监护．北京：人民军医出版社，2007.

[7] 郭加强，吴清玉．心脏外科护理学．北京：人民卫生出版社，2003.

[8] 刘淑媛．心血管疾病特色护理技术．北京：科学技术文献出版社，2008.

[9] 李敏，陶巍巍．图解实用外科临床护理．北京：化学工业出版社，2017.

[10] 刘寅芬，吴岭梅，陈霞．心脏瓣膜置换术后并发症的观察及护理，护理实践与研究，2009.

[11] 李春梅，冯敏，机械瓣膜置换术后出院指导．南华大学学报，医学版，2005.

[12] 张宝仁，徐志云．心脏瓣膜外科学．北京：人民卫生出版社，2007.

[13] 朱晓东，张宝仁．心脏外科学．北京：人民卫生出版社，2009.

[14] Lawrence H. Cohn. 成人心脏外科学．刘中民，吴清玉译．第二版．北京：人民卫生出版社，2007.

[15] 汪曾炜，刘维永，张宝仁．心脏外科学．北京：人民军医出版社，2003.

[16] 龚仁蓉，黄智慧，陈芳．图解心血管外科手术配合．北京：科学出版社，2015.

≪第四章

微创心脏手术患者的护理指引

第一节　概述

一、胸腔镜下心脏手术简介

全胸腔镜下心脏外科手术又称为“钥匙孔”心脏手术，是使用现代腔镜影像技术和特殊手术器械，通过胸壁上的小孔来完成心脏手术的微创外科新技术。

1. 适应证　胸腔镜心脏手术的适应证主要针对心脏功能在正常范围的心脏疾病患者，包括以下几个方面：

（1）各种类型的房间隔缺损（ASD）；

（2）各种类型的室间隔缺损（VSD）；

（3）各种类型的二尖瓣病变；

（4）各种类型的三尖瓣病变；

（5）各种类型的主动脉瓣病变；

（6）其他心脏外科疾病：左房血栓、部分型肺静脉异位引流等。

2. 与传统手术相比优缺点

（1）优点：切口小：一侧胸壁三个1～2cm的小切口；不锯开胸骨，胸廓稳定性未受到破坏；术后疼痛轻，恢复快；切口隐蔽、美观。

（2）缺点：体外循环时间长，操作难度大，手术风险高，对于乳房尚未发育的女性，该切口有可能导致右侧乳腺发育不良。

3. 切口位置分类

（1）右前外侧切口

①右前外侧切口：经主动脉插管及上、下腔静脉插管建立体外循环。适用于婴幼儿、儿童及成人房间隔缺损、室间隔缺损、部分型心内膜垫缺损、法洛四联症等先天性心脏病手术。

②右前外侧小切口：经股动脉、静脉插管建立体外循环下行房间隔缺损修补术。

③右前外侧小切口：经股动脉插管、经胸壁切口插下腔静脉管，经皮颈静脉穿刺离心泵引流上腔静脉下行房间隔缺损修补术。

④右前外侧小切口：经股动脉及股静脉插管接离心泵行静脉引流，于右锁骨中线第 2 肋间做 3cm 切口插入特制主动脉阻断钳，行房间隔缺损修补术。

⑤右前外侧小切口：经皮股动脉及股静脉插管行血管内体外循环，用主动脉内球囊阻断主动脉，经导管灌注心脏停跳液，行房间隔缺损修补术。

⑥右前外侧小切口：经皮股动脉及股静脉插管建立体外循环，在胸腔镜下修补房、室间隔缺损。

（2）正中胸骨下段小切口：在胸骨角下方 1～2cm 至剑突做皮切口：胸骨劈开至第 2 肋间。成年患者胸廓硬，所以还要向右或向左横断胸骨，以加大切口显露术野。婴幼儿及儿童患者不必横断胸骨。经升主动脉插灌注管，经上、下腔静脉插静脉引流管，阻断升主动脉，灌注停跳液。这种方法适用于房间隔缺损、室间隔缺损、肺动脉瓣狭窄、心内膜垫缺损、法洛四联症及右室双出口等先天性心脏病手术。

此切口不需特殊的手术器械，不必经股动、静脉插管，必要时需加大切口，也方便向上劈开整个胸骨。

（3）右侧胸骨旁小切口：于右侧第3、4肋软骨表面做5～10cm长的平行胸骨边缘的切口，切断或去除肋软骨，经升主动脉或股动脉插动脉灌注管，经切口插上腔静脉引流管，经皮穿刺插股静脉引流管，阻断升主动脉，灌注停跳液。这种方法适用于房间隔缺损、室间隔缺损、心内膜垫缺损等先天性心脏病手术。此切口不需要劈开胸骨，能保持胸膜腔的完整，术后疼痛较轻。

（一）房间隔缺损

房间隔缺损（atrial septal defect，ASD）是指房间隔在心脏胚胎发育过程中发生障碍导致左右心房间存在的异常交通。是最常见的先天性心脏病之一，占先天性心脏病的7%～10%，女性多于男性，为（2～3）：1。ASD的数目、大小、形状及位置各不相同，大的缺损几乎占全部房间隔，小的缺损<1mm，多为单发性。

1. 分型　按照房间隔缺损部位的不同，通常可将ASD分为4种类型：中央型、下腔型、上腔型和混合型（图4－1－1）。按照其病理解剖分型可以分为继发孔型（ostium secundum，80%）、原发孔型（ostium primum，10%）和静脉窦型ASD（sinus venosus，10%）。先天性心脏外科命名和数据库协会（Congenital Heart Surgery Nomenclature and Database Project）还提出其他三种类型：共同心房或单心房、冠状窦型或无顶冠状静脉窦和卵圆孔型。ASD可合并多种简单或复杂的心脏畸形。

2. 胸腔镜辅助下房间隔缺损修补术　全麻，患者取仰卧位，右侧摇高20°，经右侧股动静脉插管建立体外循环，在右侧第4肋间胸骨旁、第7肋间腋中线胸壁上各开一个直径1cm的窗孔，经第4肋间腋中线做一个1cm小切口，经套管插入电视胸腔镜头，经右心耳插入上腔静脉插管，连于体外循环装置，阻断升主动脉，冠脉冷灌，诱导心脏停搏。切开并悬吊右心房壁，显露及

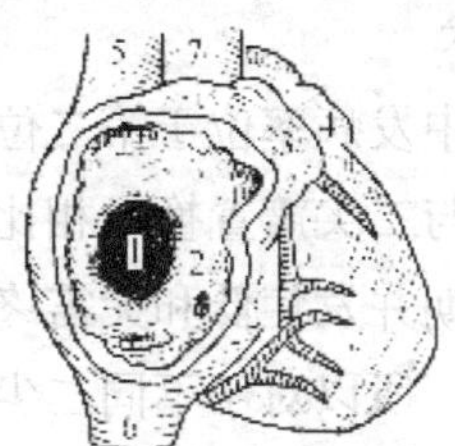

A.中央型房间隔缺损

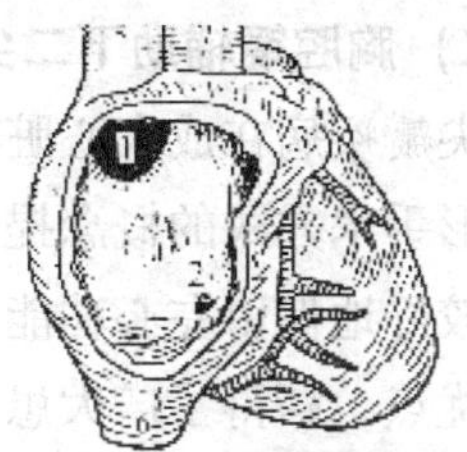

B.上腔型房间隔缺损

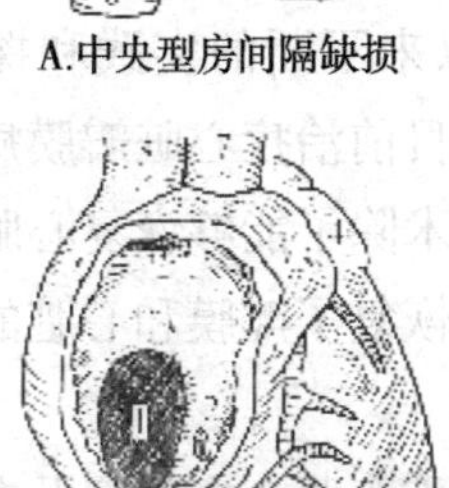

C.下腔型房间隔缺损

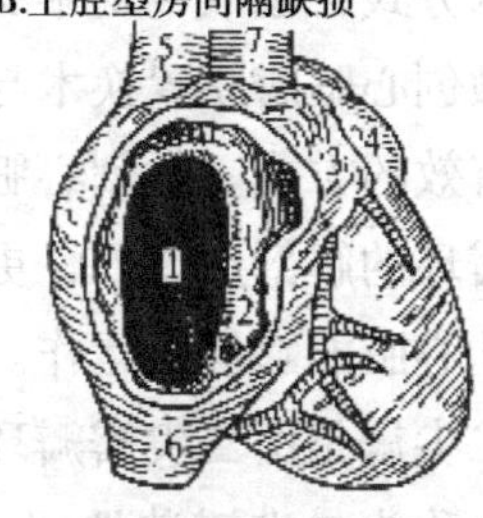

D.混合型房间隔缺损

图4－1－1　房间隔缺损的病理解剖类型

1. 房间隔缺损；2. 冠状静脉窦；3. 右心耳；4. 左心房；5. 上腔静脉；6. 下腔静脉；7. 主动脉

缝合房间隔缺损。全部心内操作均在胸腔镜下完成，然后缝合右心房切口，开放升主动脉（图4－1－2）。

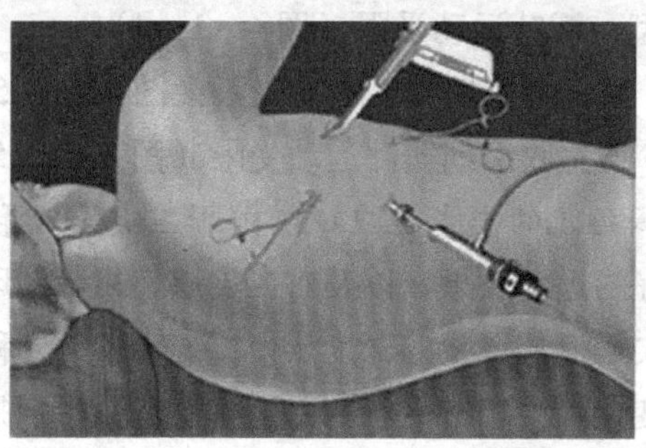

图4－1－2　胸腔镜辅助下房间隔缺损修补术

（二）胸腔镜辅助下二尖瓣成形术

二尖瓣疾病在成人心脏瓣膜疾病中发病率位于第二位。自二尖瓣成形手术方式的概念提出以来，与二尖瓣置换术相比，因为其能够较好地保留左心功能、术后远期并发症低和无需终身抗凝等诸多优点，赢得了广大患者的青睐，所以对于不同二尖瓣疾病的手术方式，也成为心脏外科一直以来不断的实践和探索的目标。微创心脏瓣膜置换术与成形术是目前治疗心脏瓣膜病最为先进和有效的方式。微创心脏瓣膜成形术除了能够恢复心脏瓣膜或者是瓣环的解剖形态外，更重要的是恢复了瓣膜和心脏的正常功能，让心脏能够健康运作。

二尖瓣是由二尖瓣瓣环、瓣叶、乳头肌、左心房及左心室组成，也称为二尖瓣装置（mitral apparatus）；正常的二尖瓣通常具有肾形瓣口、与瓣口面积完全匹配的瓣叶组织、充分活动度的瓣叶、较大的对合面和瓣膜平面下方的瓣叶游离缘。二尖瓣正常工作由二尖瓣装置各个组成部分密切配合才能完成，每个组成部分出现结构异常及功能障碍均能导致二尖瓣关闭不全。Carpentier 根据瓣叶的运动情况将二尖瓣关闭不全分为以下四种类型：

（1）Ⅰ型：瓣叶运动正常（图 4－1－3）。

（2）Ⅱ型：瓣叶运动受限（图 4－1－4）。

（3）Ⅲa 型：舒张期瓣叶运动受限（图 4－1－5）。

（4）Ⅲb 型：收缩期瓣叶运动受限（图 4－1－5）。

1. 二尖瓣返流的手术适应证　由于二尖瓣成形手术很低的死亡率和良好的远期效果，以及对二尖瓣替换术的风险和未治疗的严重的二尖瓣返流风险的深入认识，二尖瓣的外科手术指征发生了明显的变化。由于有症状的二尖瓣患者，特别是心功能较差的患者二尖瓣成形术后的远期生存率较差，而心功能较好、瓣膜为退行性病变的患者，接受成形手术后的远期生存率与相同年龄

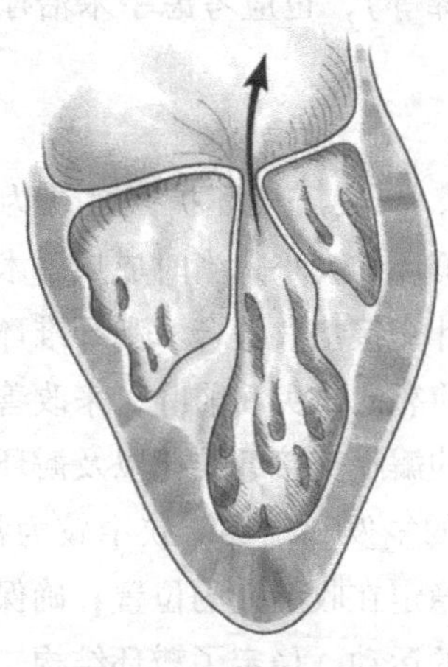

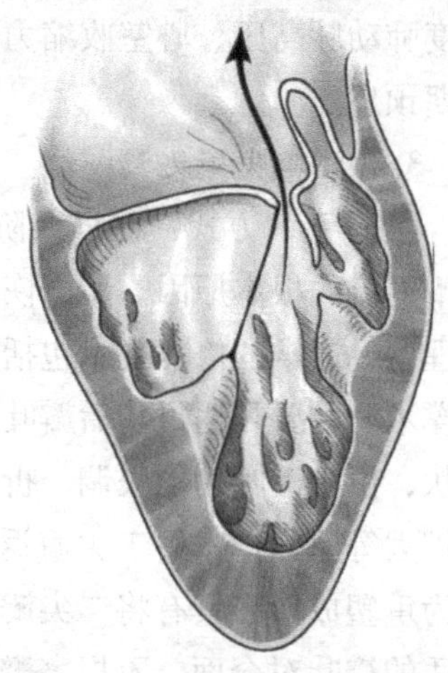

图4－1－3　瓣叶运动正常　　　图4－1－4　瓣叶运动受限

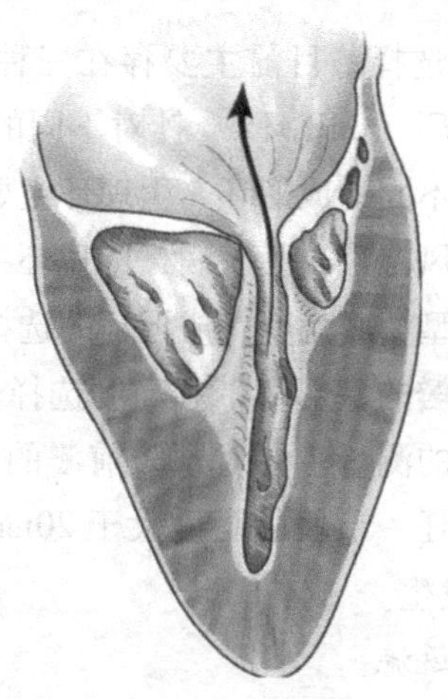

图4－1－5　收缩期瓣叶运动受限

段人群的远期寿命相似，所以对于有症状的二尖瓣患者都应及早手术治疗。对于无症状的患者，返流面积≥$40mm^2$，中重度的二尖瓣返流或者有典型的左心功能损害的表现的（EF＜60%、中重度肺动脉高压、心室收缩力下降等），也应考虑手术治疗改善远期预后。

3. Ⅰ型二尖瓣返流

（1）手术方式：在早期阶段，二尖瓣瓣环扩大被认为是二尖瓣返流的根本原因。所以恢复瓣环的大小是当时成形手术的主要理念，通常的修复技术包括瓣叶交接垫片缝合术和纤维环瓣环支撑术，主要是通过使后瓣叶向前靠向二尖瓣前叶，来改善返流症状，由于瓣叶功能失调、折叠的瓣膜交接纤维化以及瓣环的持续扩大等原因，术后二尖瓣返流的复发和二尖瓣狭窄较为常见。因为重塑成形环具有将二尖瓣环稳定在收缩期的位置，确保了最合适的瓣叶对合面，不损害瓣叶的运动，稳定了瓣环结构，消除了复发的风险等优点，所以成形环的植入成为纠正Ⅰ型返流的主要方式。

（2）成形环的选择：目前主要存在三种重塑成形环：经典环、生理环和缺血环（IMR 环）。针对不同的瓣膜疾病导致的瓣膜功能失调应选择不同的成形环。生理环主要适用于退行性瓣膜疾病，经典环用于风湿性瓣膜疾病，IMR 环主要用于缺血性瓣膜病。不管是何种类型瓣膜病变，成形环的选择都依赖于二尖瓣前瓣的测量，根据前瓣的基部宽带和高度选择合适大小的成形环。而二尖瓣后瓣高度的测量主要对预防前瓣的 SAM 现象具有重要的作用。如果后瓣任一节段的高度大于 20mm 应予以适当减小，避免 SAM 现象的发生。

3. Ⅱ型二尖瓣返流

（1）二尖瓣前叶脱垂：二尖瓣前叶脱垂常见于退行性瓣膜病和风湿性瓣膜疾病，感染性心内膜炎等，根据脱垂的大小可将前叶脱垂分为局限性脱垂和广泛性脱垂。

①局限性脱垂：局限性脱垂是指脱垂范围少于 1/4 前瓣游离缘长度。当脱垂范围比较小且脱垂的长度 <1/5 前叶游离缘长度

时，可选择瓣叶的三角形切除术，应尽量注意前叶的切除范围应<10%瓣叶面积；若当脱垂瓣叶内侧存在一根粗大腱索、距离脱垂瓣叶游离缘距离<5mm，可选择使用次级腱索瓣叶固定术；如果距离≥5mm，则次级腱索转位技术则优先考虑。

②广泛性脱垂：脱垂范围大于1/4前瓣游离缘长度称为广泛性脱垂，在病因上可分为腱索断裂、腱索延长和乳头肌病变三种。腱索断裂引起的广泛性脱垂如果存在次级腱索可采用前叶次级腱索转位术，如果无前叶次级腱索可选择后瓣叶腱索转位术，所有的腱索转位手术都要切记，不能有超过4mm长的游离段没有腱索支持，一旦可用的次级腱索周围的次级腱索不足，可以考虑联合施行局限性三角形切除和人工腱索手术；腱索延长所致的广泛性脱垂是退行性瓣膜疾病中引起脱垂的常见原因，其手术方式的选择取决于腱索延长的长度，若腱索延长的距离<10mm时，可选择乳头肌滑行成形术。如果腱索延长的距离≥10mm，一般建议使用腱索缩短术，目前因其操作具有较高的失败率而存有争议；乳头肌病变引起的广泛脱垂常见于心肌梗死或外伤后，根据其病变部位的不同，如果乳头肌延长可采取乳头肌缩短或折叠手术，乳头肌头部断裂有头部再植术和人工腱索术可以选择，对于乳头肌断裂，一般行乳头肌再植术或直接行换瓣手术。

（2）二尖瓣后叶脱垂：二尖瓣后叶脱垂是退行性瓣膜病导致二尖瓣返流中最常见的功能失调，最常见的脱垂部位是 P_2 区，脱垂通常是由于腱索断裂和延长导致的。随着时间的增加，脱垂的 P_2 区瓣叶不断扩大。因此必须要将多余的瓣叶去除，才可以有效预防返流和复发。同二尖瓣前叶脱垂，根据脱垂面积的大小也分为局限性脱垂和广泛性脱垂。

①局限性脱垂：局限性脱垂是指脱垂的区域少于后瓣游离缘的1/3。当脱垂节段的长度小于受累瓣叶节段总长度的1/3时可采用三角形切除术。当脱垂的瓣叶不伴有扩大的瓣叶组织结构，

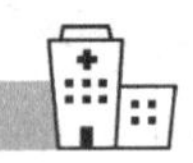

次级腱索转移和腱索移植术是一个可以考虑的选择。若脱垂是由于腱索延长导致的则可以使用腱索缩短手术。

②广泛性脱垂：脱垂区域累及范围超过后瓣叶相应节段游离的1/3称为广泛性脱垂。广泛性脱垂的范围较大，不建议使用腱索转移技术和人工腱索技术，因为过多的多余的瓣叶组织可能导致重建后瓣叶以及腱索的张力增加，有导致复发的风险；而较大的三角形切除术会导致瓣叶的运动受限可能产生幕帘效应，故也不建议使用。这时我们可以采用瓣叶矩形切除术伴瓣叶折叠术来避免。但是矩形切除还是存在导致二尖瓣前瓣叶收缩期前向运动的缺陷。当脱垂瓣叶的高度大于20mm时，可以在瓣叶的基底部做局部三角形切除，进而调整瓣叶高度；若切除脱垂瓣叶的基底部≥20mm，为了避免重建后的瓣叶张力过大可使用瓣叶滑行技术，最新研究的Buttlefly技术对于后瓣过高引起的SAM现象有较好的纠正作用。行二尖瓣后叶广泛性脱垂术，一般切除瓣叶的面积需小于总面积的40%，若脱垂更加广泛，可以手术切除病变最严重的部分，剩下区域可以通过腱索转移或人工腱索的方式来恢复瓣叶的功能状态。后叶的脱垂方式不同，手术方式的选择是基于脱垂的范围和剩余瓣叶多少这两个方面来考虑的。

4. Ⅲ型二尖瓣返流　据Capentier分型由瓣叶运动受限导致的二尖瓣返流称为Ⅲ型二尖瓣返流，发生在舒张期的为Ⅲa型，发生在收缩期的则为Ⅲb型。

（1）Ⅲa型：风湿热是引起绝大多数舒张期瓣叶运动受限的主要原因，瓣叶运动受限是因为瓣叶增厚、瓣膜交界融合、腱索纤维化及钙化等。这些病变可能导致二尖瓣狭窄或返流，亦或者狭窄合并返流，根据病变导致的不同的病变类型，需采取不同的成形方式。

①瓣膜狭窄：二尖瓣狭窄时，瓣膜的交界处以及瓣叶闭合处的纤维化较为常见，根据融合的程度不同可分为三个等级。Ⅰ级

是交界部融合，腱索正常；Ⅱ级为交界完全融合，但前后瓣叶间界限清晰；Ⅲ级为交界完全融合，同时交界腱索也融合，前后瓣叶间无明显界限。对于交界融合，可以通过交界切开术来矫正，为了防止术后关闭不全的发生，切口应距离瓣环至少5mm以上。对于瓣膜下结构的病变，可以通过对增厚的次级腱索切除，或者“开窗术”来增加瓣叶活动度。在二尖瓣狭窄中如果合并瓣环扩大，交界切开术可能会导致术后二尖瓣返流，所以使用成形环恢复足够的瓣叶对合面积是很有必要的。

②瓣膜返流：对于Ⅲa型瓣膜返流因为其病变的复杂性，所以对其是否施行二尖瓣成形手术需要手术医师术中对病变二尖瓣结构做好充分评估。对于瓣下结构轻度病变，瓣叶柔顺性较好的可以根据脱垂的机制进行修复。当瓣叶有增厚、收缩、钙化导致柔顺性较差的，使用瓣叶延展技术可以恢复瓣膜的功能结构；对于瓣下结构严重受损或伴有广泛钙化可能无法进行恢复，这时二尖瓣置换手术不失为一个良好的选择。因为Ⅲ型的瓣膜返流已经累及到瓣环，所以即使成形手术后瓣叶的活动度及瓣叶的扩大恢复后，也应该使用成形环避免瓣环的进一步扩大。

（2）Ⅲb型：Ⅲb型返流常见于缺血性心肌病或终末期心肌病，主要是因为室壁运动减弱或瓣环的变形导致瓣叶受到牵拉引起的返流，而瓣叶的形态通常是正常的。所以可以采取降低型号的成形环来恢复瓣叶的对合面积。同时也可以根据术中情况，适当运用一些补充技术如瓣叶延展术、乳头肌复位术等来帮助恢复瓣叶活动度（图4－1－6）。

5. 二尖瓣成形修补术优缺点

（1）心脏瓣膜成形修补术的优点

①避免发生与人工心脏瓣膜置入有关的事件，如瓣膜功能障碍、瓣周漏、人造瓣膜心内膜炎等。

②避免术后长期抗凝引起的与抗凝有关的并发症，避免对女

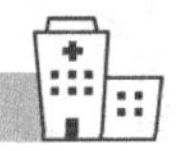

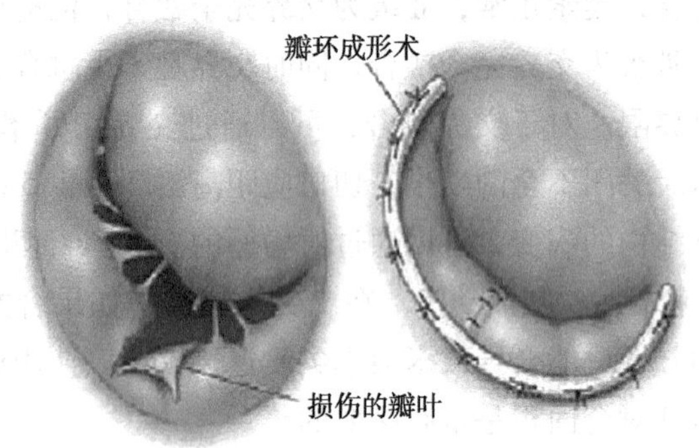

图 4-1-6 Ⅲb 型二尖瓣返流修补术

性怀孕、生育生产的影响。

③避免婴幼儿及儿童患者终生抗凝治疗对日常运动中的损伤及手术的影响、长期对儿童的心理健康可能造成的不良影响及患儿生长发育等需再次手术等问题。

(2) 几种目前临床常用方法的优缺点如下

①Inoue 球囊法：主要优点是操作简便，适应证广，主要不足是费用较高。

②聚乙烯双球囊法：主要优点是可以避免心脏一过性血流停止，主要缺点是操作复杂。

③机械扩张器法：主要优点是可重复使用，费用低，主要缺点是并发症较多。

6. 二尖瓣成形术适应证与禁忌证

(1) 适应证

①重度单纯二尖瓣狭窄，瓣膜无明显变形、弹性好、无严重钙化，瓣膜下结构无明显异常，左心房无血栓，瓣口面积≤ $1.5cm^2$，窦性心律。

②二尖瓣交界分离手术后再狭窄，心房纤颤，二尖瓣钙化，合并轻度二尖瓣或主动脉瓣关闭不全，可作为相对适应证。

③二尖瓣狭窄伴重度肺动脉高压，手术治疗危险性很大者，不宜换瓣者，也可作为选择对象。

（2）禁忌证：风湿活动，左心房血栓形成，有体循环栓塞史及严重心律失常，二尖瓣瓣叶明显变形，瓣下结构严重异常，二尖瓣或主动脉瓣中度以上关闭不全，房间隔穿刺禁忌者。

第二节　常见护理诊断/问题及护理目标

常见护理诊断/问题及护理目标见表 4－2－1。

表 4－2－1　常见护理诊断/问题及护理目标

	常见护理诊断/问题	护理目标
术前	知识缺乏/缺乏相关疾病知识	患者了解所患疾病。
术前	焦虑/与担心手术风险有关	患者焦虑减轻，能有良好心态接受手术。
术前	活动无耐力/与心功能差有关	顺利脱离呼吸机。
术后	不能维持自主呼吸/与体外循环手术麻醉有关	呼吸平稳，顺利拔出气管插管。
术后	心输出量减少/与术前心功能差、血容量不足、心律失常、内环境紊乱有关	呼吸循环及生命体征平稳，心功能得以改善。
术后	低效性呼吸型态/与患者伤口疼痛有关	呼吸平稳，血气正常。
术后	疼痛/与手术切口及引流管放置位置有关	顺利拔出引流管，患者疼痛症状缓解。
术后	右下肢组织灌注不足/与体外循环时右股动脉插管有关	左下肢肢体循环良好，无并发症的发生。
术后	心律失常/与心脏基础病变、术中牵拉心肌、电解质紊乱有关	无心律失常或者心律失常得到控制。
术后	潜在并发症：气胸、肺不张、肺高压危象	肺部恢复良好，无气胸及肺不张，无肺高压危象发生。
术后	有出血的危险/与手术、体外循环破坏凝血因子有关	术后无出血的发生。

第三节　护理措施

一、术前护理

（一）常规护理

微创心脏手术患者术前常规护理见图 4－3－1。

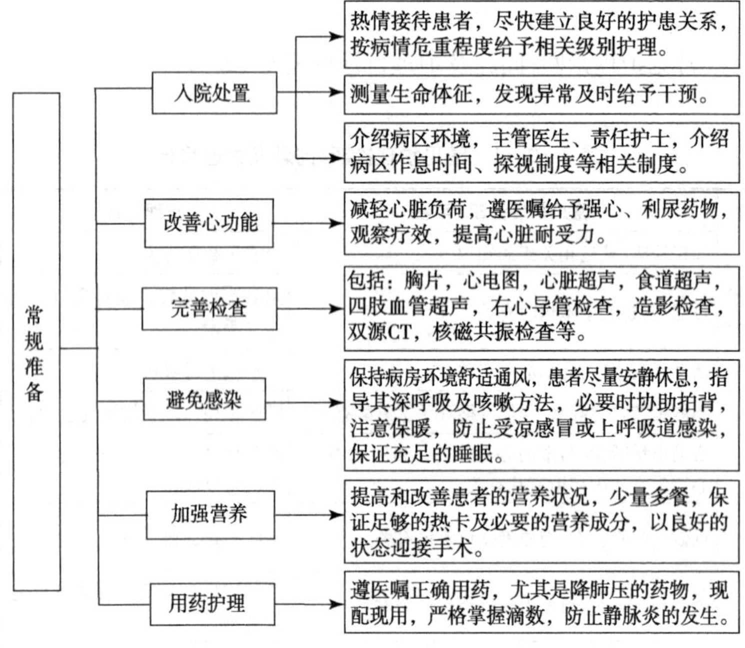

图 4－3－1　微创心脏手术患者术前常规护理

（二）心理准备

微创心脏手术患者术前心理准备见图 4－3－2。

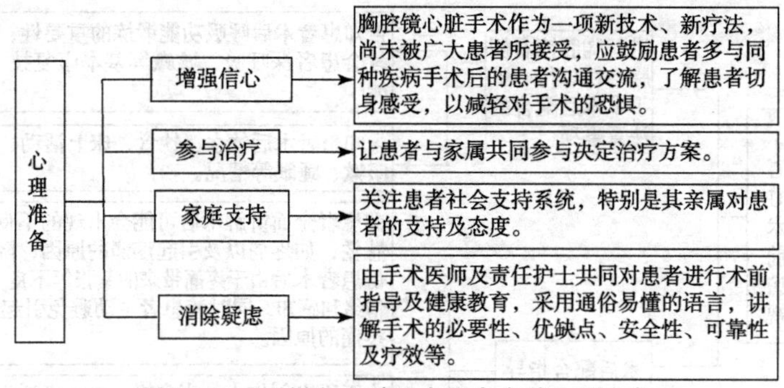

图 4－3－2　微创心脏手术患者术前心理准备

（三）术前宣教及访视

1. 病房术前宣教及访视　见图 4－3－3。

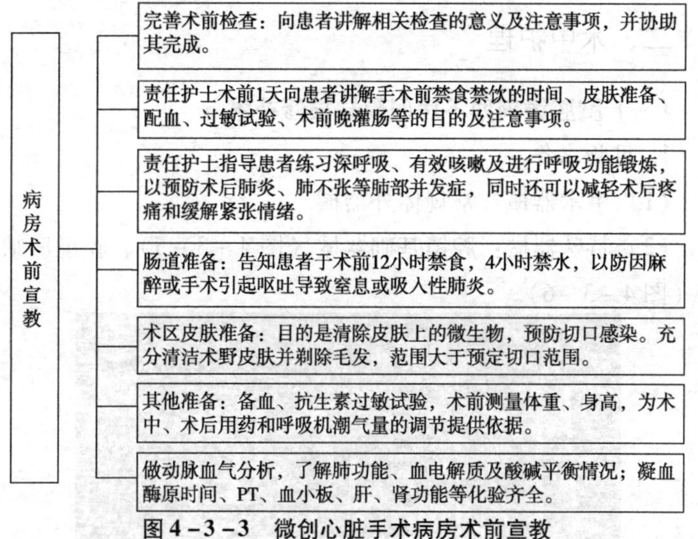

图 4－3－3　微创心脏手术病房术前宣教

2. ICU 术前访视　特殊访视见图 4－3－4。其余见第一章第五节。

3. 手术室术前宣教及访视　见第一章第五节。

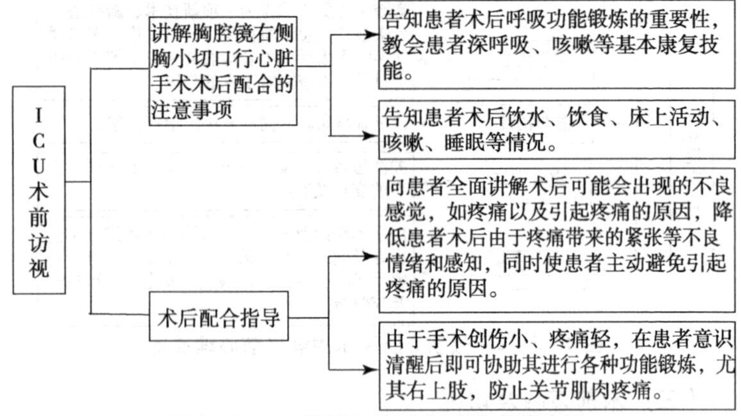

图4-3-4　微创心脏手术ICU术前访视

二、术中护理

(一) 胸腔镜辅助下房间隔缺损修补术

1. 用物准备

(1) 手术器械：常规体外器械。

(2) 特殊器械：腔镜基础器械（图4-3-5）、腔镜房缺器械（图4-3-6）。

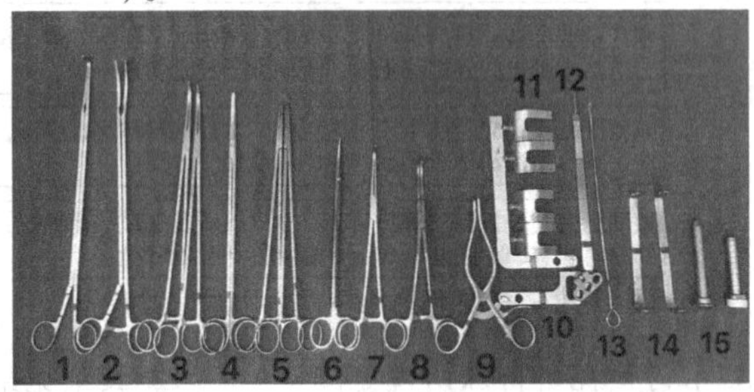

图4-3-5　腔镜基础器械

1. 长直角钳；2. 腔镜阻断钳；3. 长胸腔钳；4. 长剪刀；5. 长针持；6. 小剪刀；7. 短直角钳；8. 下腔游离钳；9. 乳突牵开器；10. 胸骨撑开器；11. 胸骨撑开器；12 长刀柄；13. 阻断管芯；14. 甲状腺拉钩；15. 戳卡

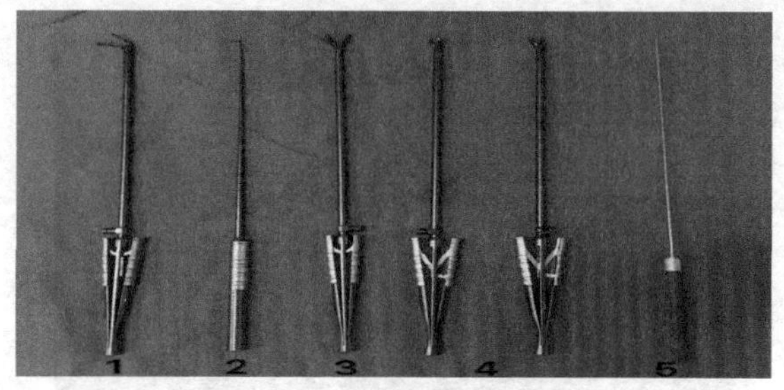

图 4 –3 –6　腔镜房缺器械

1. 推结器；2. 紧线勾；3. 腔镜镊子；4. 腔镜持针器；5. 阻断套管芯

（3）常规布类：同室间隔缺损。

（4）一次性用物：缝线（图 4 –3 –7）、内植入物、一次性用物（图 4 –3 –8）。

2. 严格执行手术室安全核查制度及手术室清点制度。

3. 手术步骤　见图 4 –3 –9。

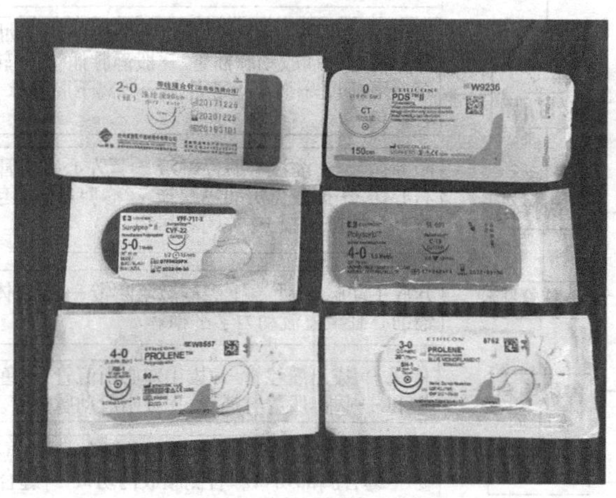

图 4 –3 –7　缝线

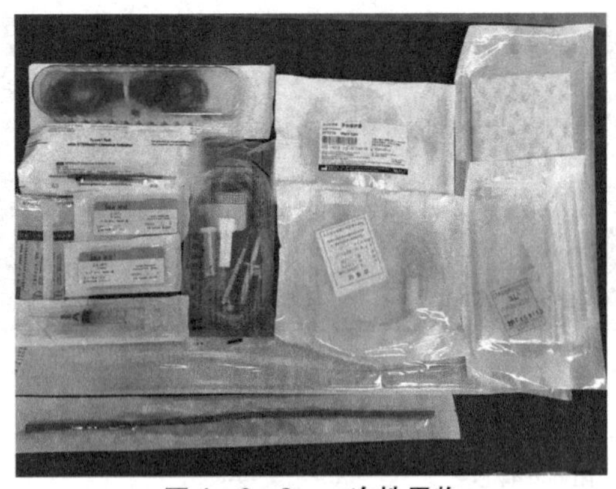

图 4－3－8　一次性用物

常规用物：电刀、长电刀头、11#及20#刀片、7#泰斯线、4#泰斯线、皮肤保护套、橡胶尿管、吸引管、吸痰管、手术贴膜、输血器、5ml 注射器、两个保护套

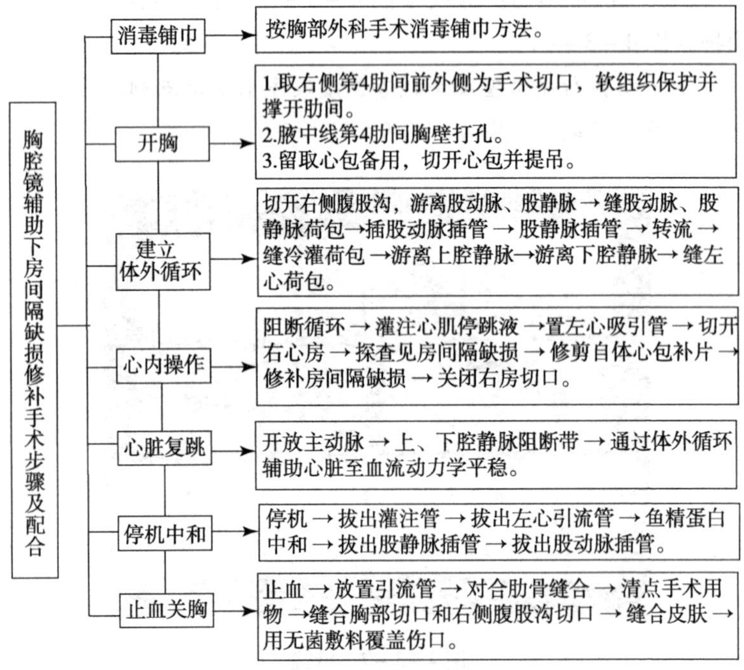

图 4－3－9　胸腔镜辅助下房间隔缺损修补手术步骤及配合

（二）胸腔镜辅助下二尖瓣瓣膜置换术

1. 用物准备

（1）手术器械：常规体外器械。

（2）特殊器械：腔镜基础器械、腔镜房缺器械、腔镜二尖瓣器械（图 4－3－10）。

（3）常规布类：同室间隔缺损。

（4）一次性用物：缝线（图 4－3－11）、内植入物、一次性用物。

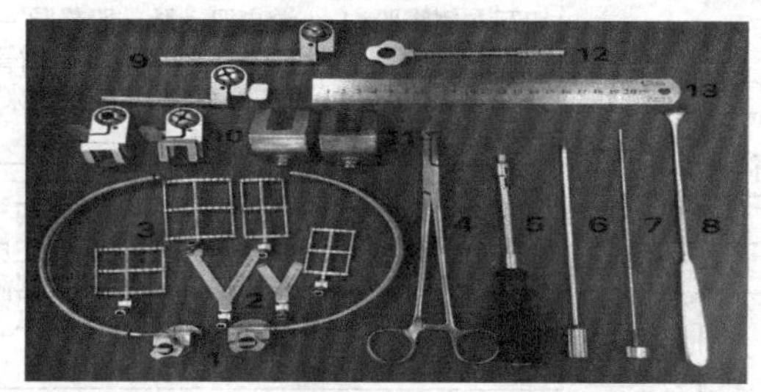

图 4－3－10　腔镜二尖瓣器械（MVR）

1. 腔镜排线盘；2. 三角叶片；3. 方形叶片；4. 叶片钳；5. 固定器松紧调节器；6. 叶片固定杆；7. 叶片固定杆针心；8. 左房拉钩；9. 固定器；10. 固定器；11. 胸骨撑开器；12. 固定器松紧调节器；13. 量尺

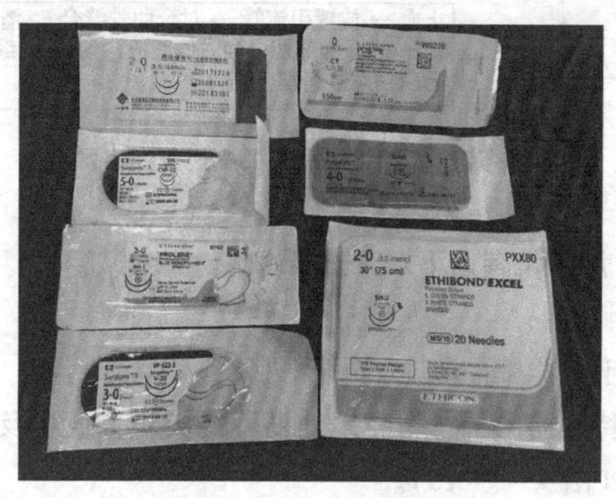

图 4－3－11　缝线

2. 严格执行手术室安全核查制度及手术室清点制度。

3. 手术步骤　见图4－3－12。

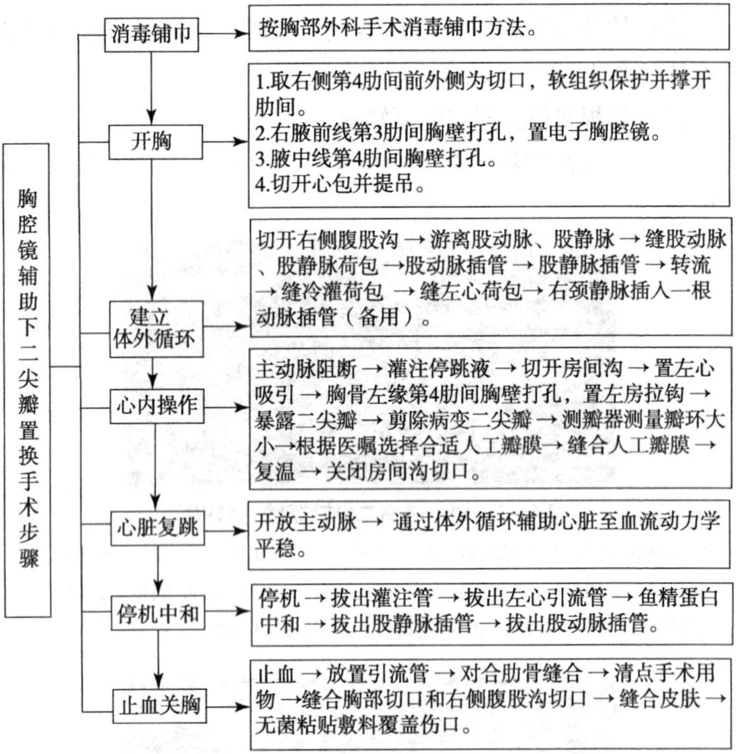

图4－3－12　胸腔镜辅助下二尖瓣置换手术步骤

（三）胸腔镜辅助下双瓣置换术

1. 用物准备

（1）手术器械：常规体外器械。

（2）特殊器械：同胸腔镜辅助下二尖瓣置换术及腔镜主动脉瓣器械（图4－3－13）。

（3）常规布类：手术盆一套，手术衣4件，手术敷料一包。

（4）一次性用物：缝线（图 4－3－14），内植入物，一次性用物。

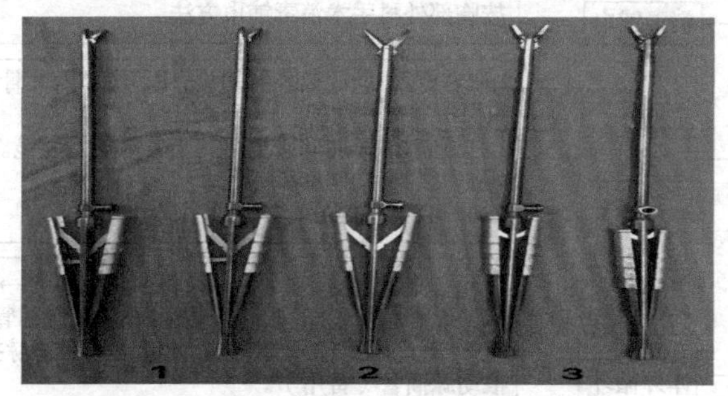

图 4－3－13　腔镜主动脉瓣器械（AVR）

1. 短腔镜持针器；2. 腔镜剪刀；3. 腔镜镊子

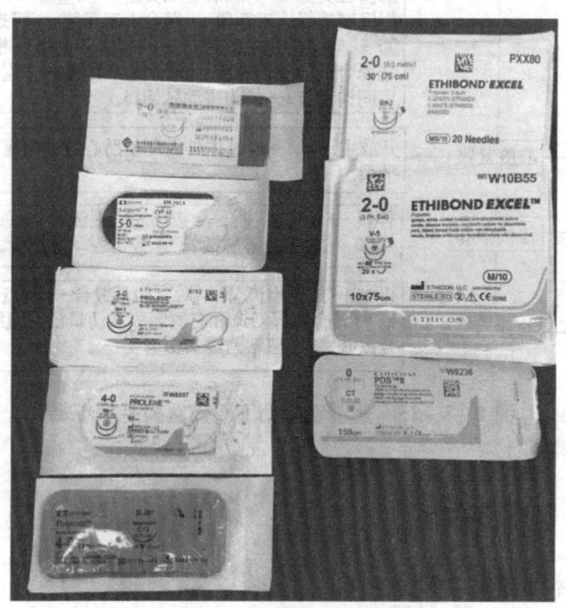

图 4－3－14　缝线

2. 严格执行手术室安全核查制度及手术室清点制度。

3. 手术步骤 见图4－3－15。

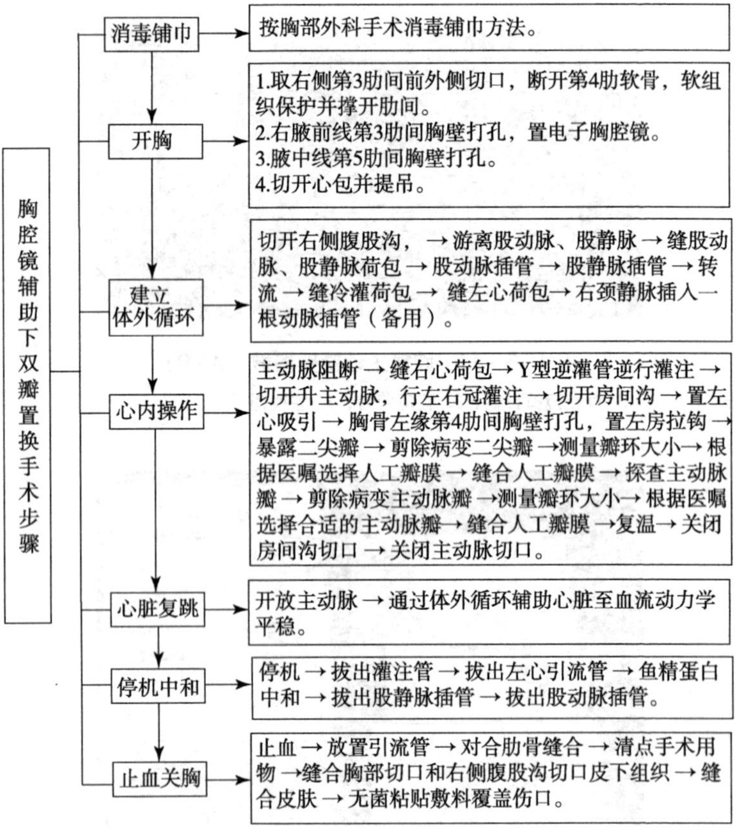

胸腔镜辅助下双瓣置换手术步骤

消毒铺巾	按胸部外科手术消毒铺巾方法。
开胸	1.取右侧第3肋间前外侧切口，断开第4肋软骨，软组织保护并撑开肋间。 2.右腋前线第3肋间胸壁打孔，置电子胸腔镜。 3.腋中线第5肋间胸壁打孔。 4.切开心包并提吊。
建立体外循环	切开右侧腹股沟，→游离股动脉、股静脉→缝股动脉、股静脉荷包→股动脉插管→股静脉插管→转流→缝冷灌荷包→缝左心荷包→右颈静脉插入一根动脉插管（备用）。
心内操作	主动脉阻断→缝右心荷包→Y型逆灌管逆行灌注→切开升主动脉，行左右冠灌注→切开房间沟→置左心吸引→胸骨左缘第4肋间胸壁打孔，置左房拉钩→暴露二尖瓣→剪除病变二尖瓣→测量瓣环大小→根据医嘱选择人工瓣膜→缝合人工瓣膜→探查主动脉瓣→剪除病变主动脉瓣→测量瓣环大小→根据医嘱选择合适的主动脉瓣→缝合人工瓣膜→复温→关闭房间沟切口→关闭主动脉切口。
心脏复跳	开放主动脉→通过体外循环辅助心脏至血流动力学平稳。
停机中和	停机→拔出灌注管→拔出左心引流管→鱼精蛋白中和→拔出股静脉插管→拔出股动脉插管。
止血关胸	止血→放置引流管→对合肋骨缝合→清点手术用物→缝合胸部切口和右侧腹股沟切口皮下组织→缝合皮肤→无菌粘贴敷料覆盖伤口。

图4－3－15 胸腔镜辅助下双瓣置换手术步骤

三、术后护理

1. 术后常规护理

（1）微创房间隔缺损修补术术后常规护理：见图4－3－16。

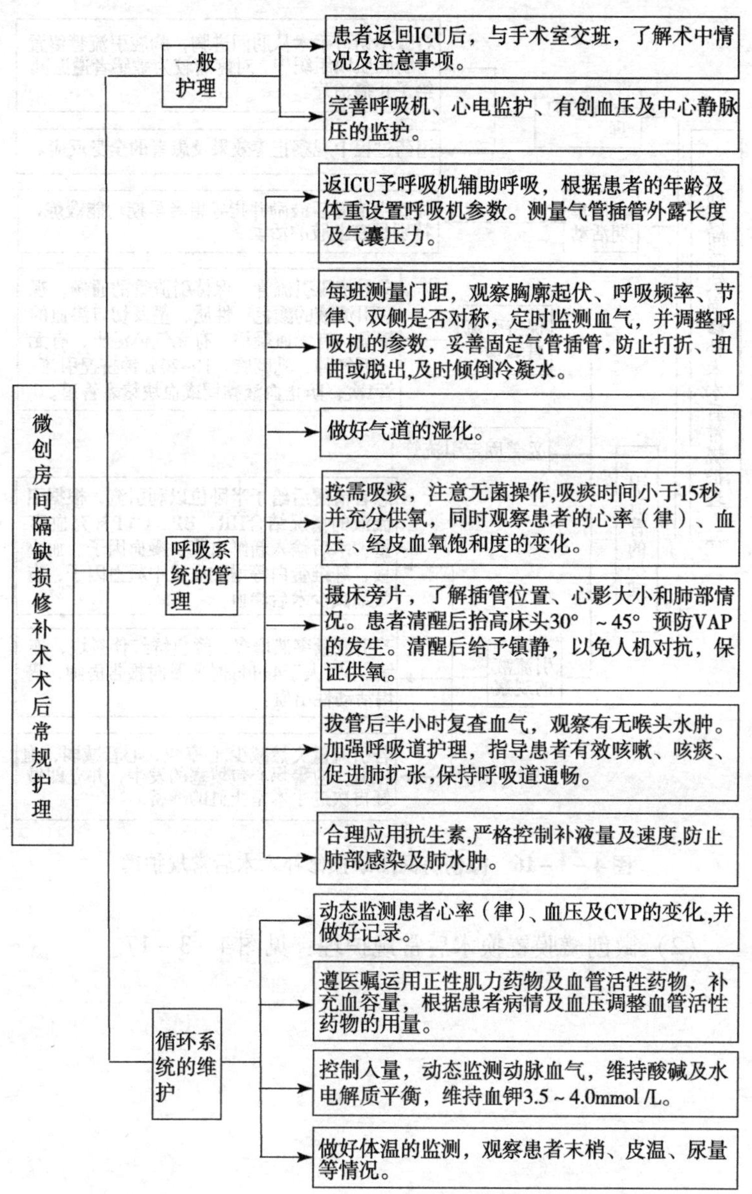
微创房间隔缺损修补术术后常规护理
一般护理
患者返回ICU后，与手术室交班，了解术中情况及注意事项。
完善呼吸机、心电监护、有创血压及中心静脉压的监护。
呼吸系统的管理
返ICU予呼吸机辅助呼吸，根据患者的年龄及体重设置呼吸机参数。测量气管插管外露长度及气囊压力。
每班测量门距，观察胸廓起伏、呼吸频率、节律、双侧是否对称，定时监测血气，并调整呼吸机的参数，妥善固定气管插管，防止打折、扭曲或脱出，及时倾倒冷凝水。
做好气道的湿化。
按需吸痰，注意无菌操作，吸痰时间小于15秒并充分供氧，同时观察患者的心率（律）、血压、经皮血氧饱和度的变化。
摄床旁片，了解插管位置、心影大小和肺部情况。患者清醒后抬高床头30°～45°预防VAP的发生。清醒后给予镇静，以免人机对抗，保证供氧。
拔管后半小时复查血气，观察有无喉头水肿。加强呼吸道护理，指导患者有效咳嗽、咳痰、促进肺扩张，保持呼吸道通畅。
合理应用抗生素，严格控制补液量及速度，防止肺部感染及肺水肿。
循环系统的维护
动态监测患者心率（律）、血压及CVP的变化，并做好记录。
遵医嘱运用正性肌力药物及血管活性药物，补充血容量，根据患者病情及血压调整血管活性药物的用量。
控制入量，动态监测动脉血气，维持酸碱及水电解质平衡，维持血钾3.5～4.0mmol/L。
做好体温的监测，观察患者末梢、皮温、尿量等情况。

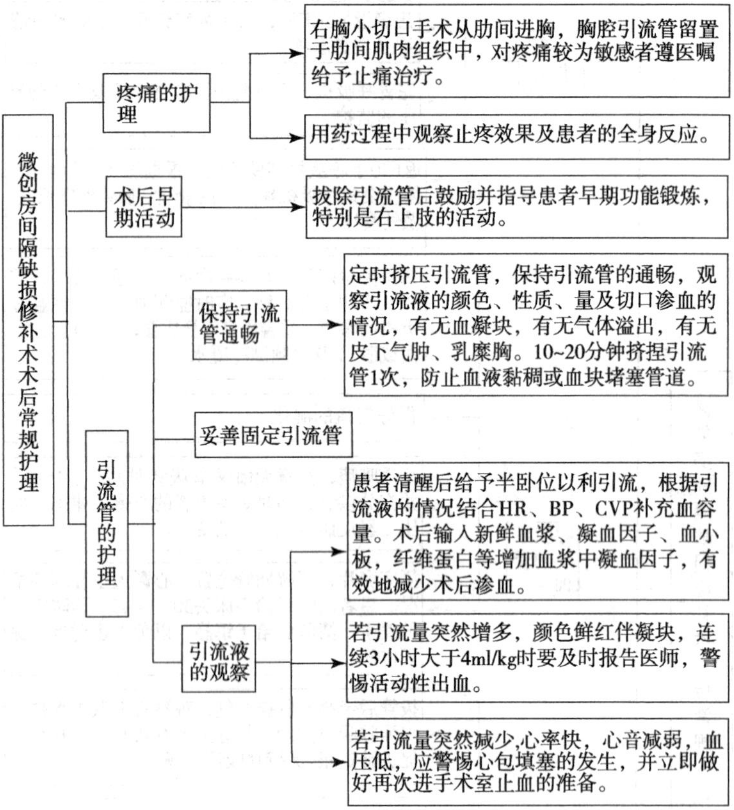

- 微创房间隔缺损修补术术后常规护理
  - 疼痛的护理
    - 右胸小切口手术从肋间进胸，胸腔引流管留置于肋间肌肉组织中，对疼痛较为敏感者遵医嘱给予止痛治疗。
    - 用药过程中观察止疼效果及患者的全身反应。
  - 术后早期活动
    - 拔除引流管后鼓励并指导患者早期功能锻炼，特别是右上肢的活动。
  - 引流管的护理
    - 保持引流管通畅
      - 定时挤压引流管，保持引流管的通畅，观察引流液的颜色、性质、量及切口渗血的情况，有无血凝块，有无气体溢出，有无皮下气肿、乳糜胸。10~20分钟挤捏引流管1次，防止血液黏稠或血块堵塞管道。
    - 妥善固定引流管
    - 引流液的观察
      - 患者清醒后给予半卧位以利引流，根据引流液的情况结合HR、BP、CVP补充血容量。术后输入新鲜血浆、凝血因子、血小板，纤维蛋白等增加血浆中凝血因子，有效地减少术后渗血。
      - 若引流量突然增多，颜色鲜红伴凝块，连续3小时大于4ml/kg时要及时报告医师，警惕活动性出血。
      - 若引流量突然减少,心率快，心音减弱，血压低，应警惕心包填塞的发生，并立即做好再次进手术室止血的准备。

图 4－3－16　微创房间隔缺损修补术术后常规护理

（2）微创瓣膜置换术后常规护理：见图 4－3－17。

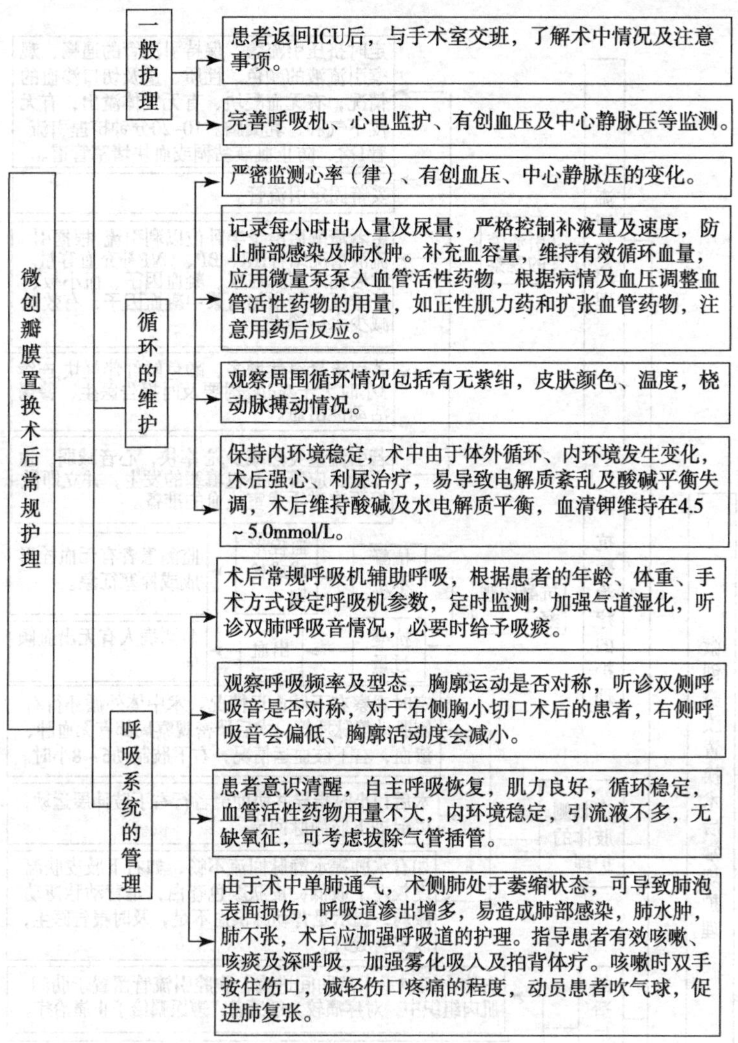
微创瓣膜置换术后常规护理
一般护理
患者返回ICU后，与手术室交班，了解术中情况及注意事项。
完善呼吸机、心电监护、有创血压及中心静脉压等监测。
循环的维护
严密监测心率（律）、有创血压、中心静脉压的变化。
记录每小时出入量及尿量，严格控制补液量及速度，防止肺部感染及肺水肿。补充血容量，维持有效循环血量，应用微量泵泵入血管活性药物，根据病情及血压调整血管活性药物的用量，如正性肌力药和扩张血管药物，注意用药后反应。
观察周围循环情况包括有无紫绀，皮肤颜色、温度，桡动脉搏动情况。
保持内环境稳定，术中由于体外循环、内环境发生变化，术后强心、利尿治疗，易导致电解质紊乱及酸碱平衡失调，术后维持酸碱及水电解质平衡，血清钾维持在4.5 ~ 5.0mmol/L。
呼吸系统的管理
术后常规呼吸机辅助呼吸，根据患者的年龄、体重、手术方式设定呼吸机参数，定时监测，加强气道湿化，听诊双肺呼吸音情况，必要时给予吸痰。
观察呼吸频率及型态，胸廓运动是否对称，听诊双侧呼吸音是否对称，对于右侧胸小切口术后的患者，右侧呼吸音会偏低、胸廓活动度会减小。
患者意识清醒，自主呼吸恢复，肌力良好，循环稳定，血管活性药物用量不大，内环境稳定，引流液不多，无缺氧征，可考虑拔除气管插管。
由于术中单肺通气，术侧肺处于萎缩状态，可导致肺泡表面损伤，呼吸道渗出增多，易造成肺部感染，肺水肿，肺不张，术后应加强呼吸道的护理。指导患者有效咳嗽、咳痰及深呼吸，加强雾化吸入及拍背体疗。咳嗽时双手按住伤口，减轻伤口疼痛的程度，动员患者吹气球，促进肺复张。

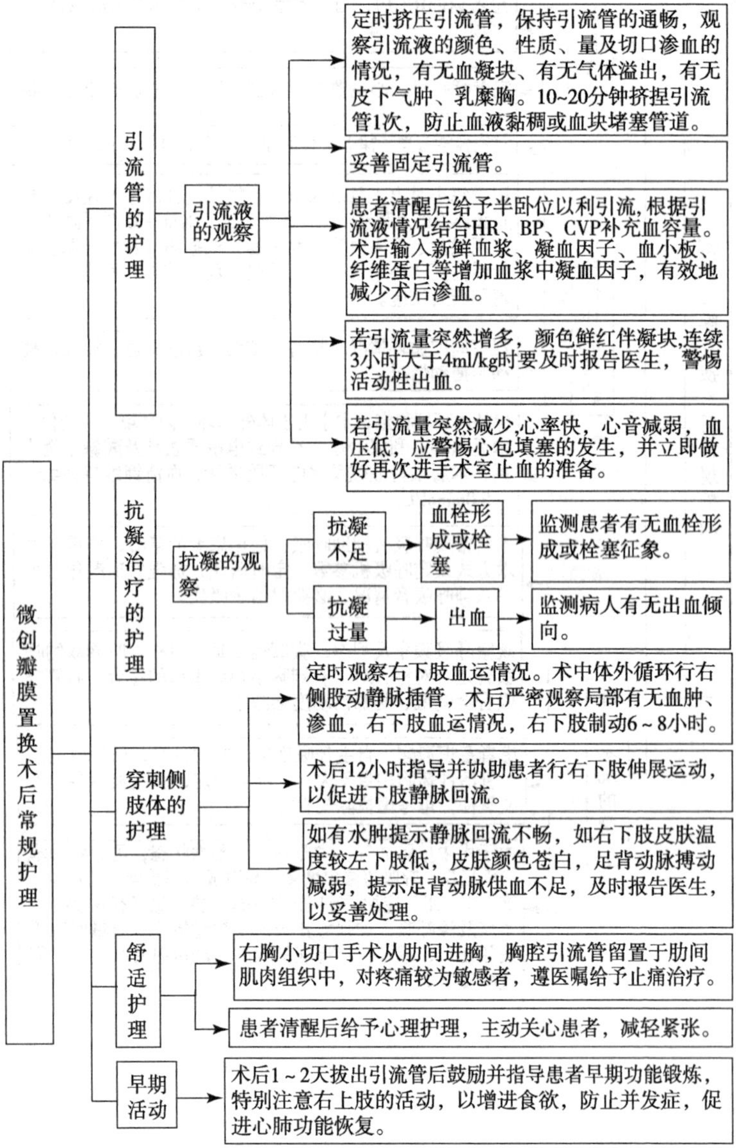

- 微创瓣膜置换术后常规护理
  - 引流管的护理
    - 引流液的观察
      - 定时挤压引流管，保持引流管的通畅，观察引流液的颜色、性质、量及切口渗血的情况，有无血凝块、有无气体溢出，有无皮下气肿、乳糜胸。10~20分钟挤捏引流管1次，防止血液黏稠或血块堵塞管道。
      - 妥善固定引流管。
      - 患者清醒后给予半卧位以利引流，根据引流液情况结合HR、BP、CVP补充血容量。术后输入新鲜血浆、凝血因子、血小板、纤维蛋白等增加血浆中凝血因子，有效地减少术后渗血。
      - 若引流量突然增多，颜色鲜红伴凝块，连续3小时大于4ml/kg时要及时报告医生，警惕活动性出血。
      - 若引流量突然减少，心率快，心音减弱，血压低，应警惕心包填塞的发生，并立即做好再次进手术室止血的准备。
  - 抗凝治疗的护理
    - 抗凝的观察
      - 抗凝不足 → 血栓形成或栓塞 → 监测患者有无血栓形成或栓塞征象。
      - 抗凝过量 → 出血 → 监测病人有无出血倾向。
  - 穿刺侧肢体的护理
    - 定时观察右下肢血运情况。术中体外循环行右侧股动静脉插管，术后严密观察局部有无血肿、渗血，右下肢血运情况，右下肢制动6～8小时。
    - 术后12小时指导并协助患者行右下肢伸展运动，以促进下肢静脉回流。
    - 如有水肿提示静脉回流不畅，如右下肢皮肤温度较左下肢低，皮肤颜色苍白，足背动脉搏动减弱，提示足背动脉供血不足，及时报告医生，以妥善处理。
  - 舒适护理
    - 右胸小切口手术从肋间进胸，胸腔引流管留置于肋间肌肉组织中，对疼痛较为敏感者，遵医嘱给予止痛治疗。
    - 患者清醒后给予心理护理，主动关心患者，减轻紧张。
  - 早期活动
    - 术后1～2天拔出引流管后鼓励并指导患者早期功能锻炼，特别注意右上肢的活动，以增进食欲，防止并发症，促进心肺功能恢复。

图 4－3－17 微创瓣膜置换术后常规护理

2. 术后并发症预防及护理

（1）微创房间隔缺损修补术术后并发症预防及护理：见表4-3-1。

表4-3-1　微创房间隔缺损修补术术后并发症预防及护理

常见并发症	原因	临床表现	预防及护理措施
术后出血	1. 凝血机制紊乱。 2. 体外循环破坏凝血成分。 3. 术中止血不彻底。	患者血压下降，引流液增多呈鲜红色，面色苍白，脉搏细数。	1. 加强挤压引流管及引流液的观察。 2. 遵医嘱应用止血药物。 3. 注意患者体位对引流液流出的影响。
肺部并发症：肺不张、气胸	1. 术中较长时间的单侧肺通气增加了肺的右向左分流，容易导致低氧血症的发生。 2. 术前术中肺萎缩。 3. 术后肺部存在再灌注损伤。	1. 出现肺不张时患者呼吸音减弱或消失，胸部运动减弱，肋间隙变窄，呼吸困难、呼吸浅快、低氧血症。 2. 出现气胸时呼吸音减弱或消失，胸部运动减弱，肺膨胀受限，大量积气，呼吸过快，肋间隙变宽、饱满。	1. 注意观察患者生命体征，尤其注意血氧饱和度的变化。 2. 妥善安置患者体位。 3. 指导肺部功能锻炼及加强呼吸道护理。

续表

常见并发症	原因	临床表现	预防及护理措施
广泛性皮下气肿	1. 手术操作粗鲁。 2. 切口过多。 3. 胸壁软组织损伤，壁层胸膜撕裂。 4. 引流管放置处缝合不严。	主要症状和体征为患者右侧胸切口及引流管口处皮下大量积气，形似吹胀的气球，局部触诊有捻发音，踩雪感。	1. 观察是否有引流管侧口外露，妥善固定引流管。 2. 每班触诊检查引流管口周围有无皮下气肿。 3. 如果轻度皮下气肿可用双手轻压皮肤，将皮下气体向引流管切口处推挤。 4. 对于大量皮下气肿，可行皮下穿刺排气或安置引流管。
膈神经损伤	与术中胸腔镜损伤有关。	可导致膈肌麻痹，膈肌升高影响呼吸运动导致呼吸困难。	1. 手术时距离膈神经≥3cm。 2. 术中避免牵引线的过度牵拉。

（2）微创瓣膜置换术术后并发症预防及护理：见表4－3－2。

表4－3－2　微创瓣膜置换术术后并发症预防及护理

常见并发症	原因	临床表现	预防及护理措施
心律失常	1. 各种原因导致的血清钾过低。 2. 术中损伤传导束。	术后早起出现室性期前收缩、房颤、室上性心动过速、室速，甚至室颤导致猝死。	1. 严密监测心律变化，维持血清钾在4.0～4.5mmol/L。 2. 遵医嘱应用利多卡因等抗心律失常药物。 3. 发生室颤，立即给予胸外心脏按压，电击除颤。
其余同表4－3－1			

3. 术后康复护理 见图4-3-18。

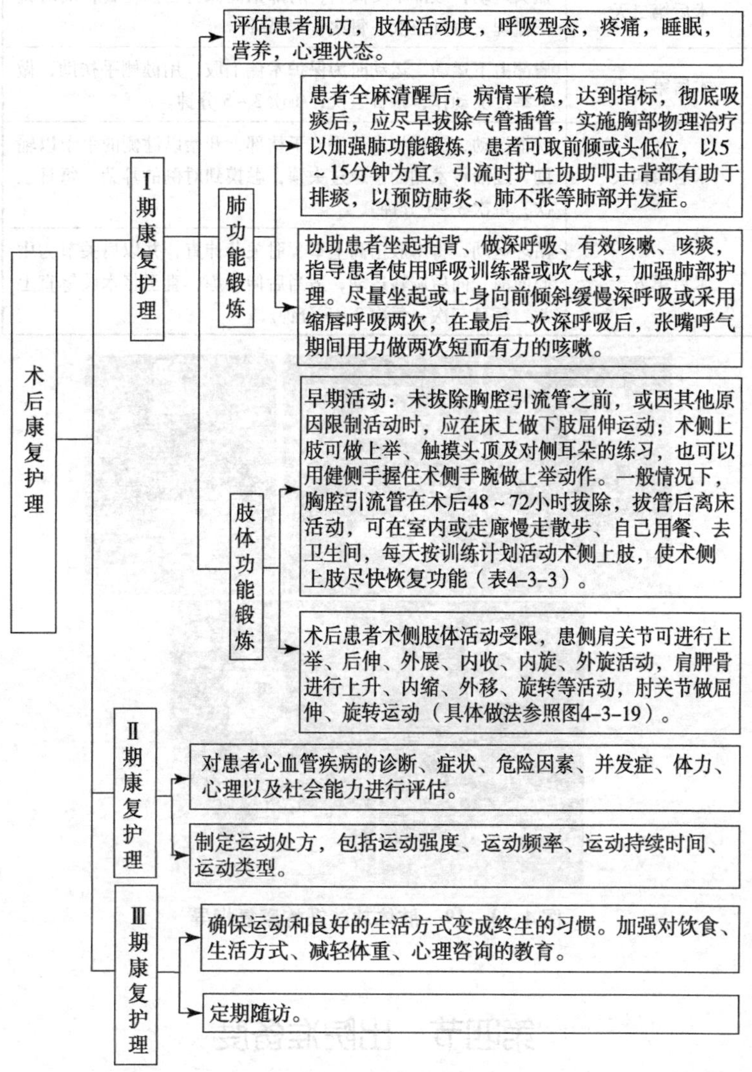

图4-3-18 微创心脏手术术后康复护理

表 4－3－3　微创心脏手术后上肢康复训练

术后第一天	肘部屈伸运动，用餐时用术侧手持碗、杯，刷牙和洗脸。
术后第二天	梳头运动，颈部不要倾斜，肘部抬高保持自然位置，面对镜子梳理，每日三次，每次 3～5 分钟。
术后第三天	肩部上下运动，运动时为保护术侧上肢，用健侧手扶助，做上举过头动作，每日三次，每次 3～5 分钟。
术后第四天	膀根运动，逐步将术侧手放于枕部，开始以健侧的手予以辅助，逐渐将术侧的手越过头顶，触摸到对侧的耳朵，每日三次，每次 3～5 分钟。
术后第五天	吊环运动，将术肢抬高上举，肘关节伸直，并以肩关节为中心向前、向后旋转运动，适当后伸锻炼，直至将术肢笔直上举，每日三次，每次 3～5 分钟。

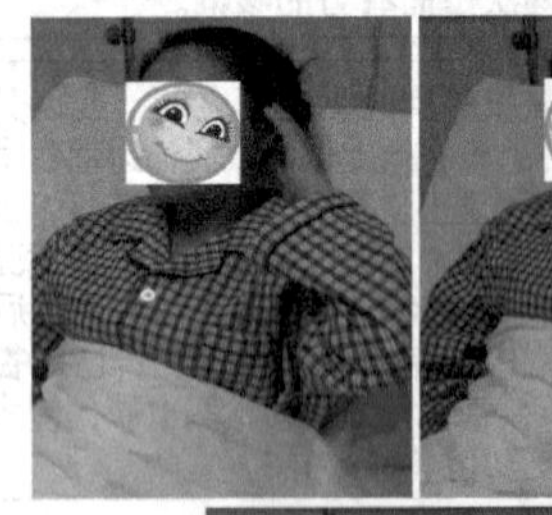
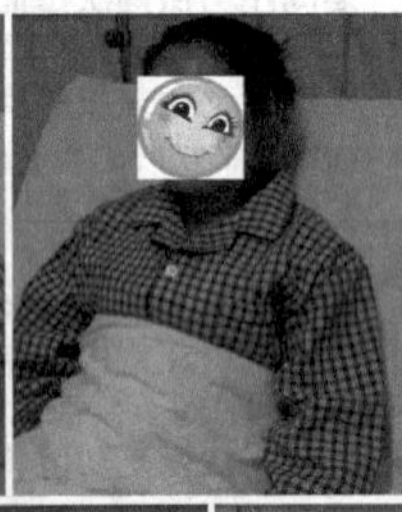
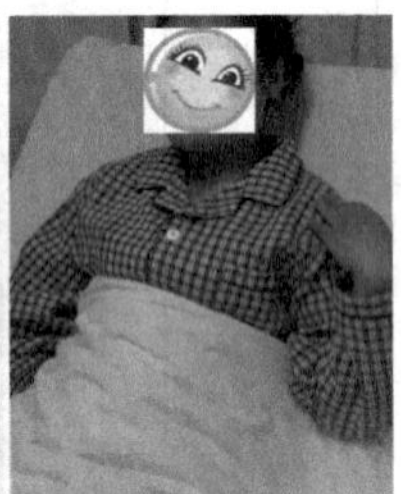
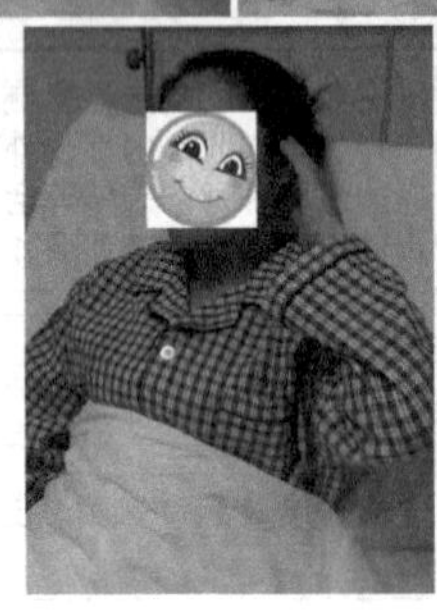
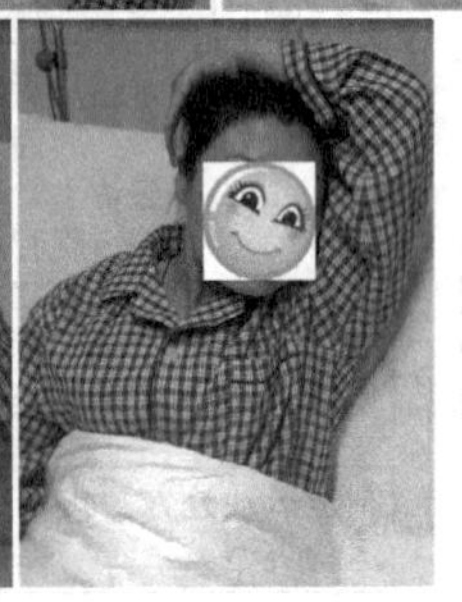

图 4－3－19　肢体功能锻炼康复指导

第四节　出院准备度

见图 4－4－1。

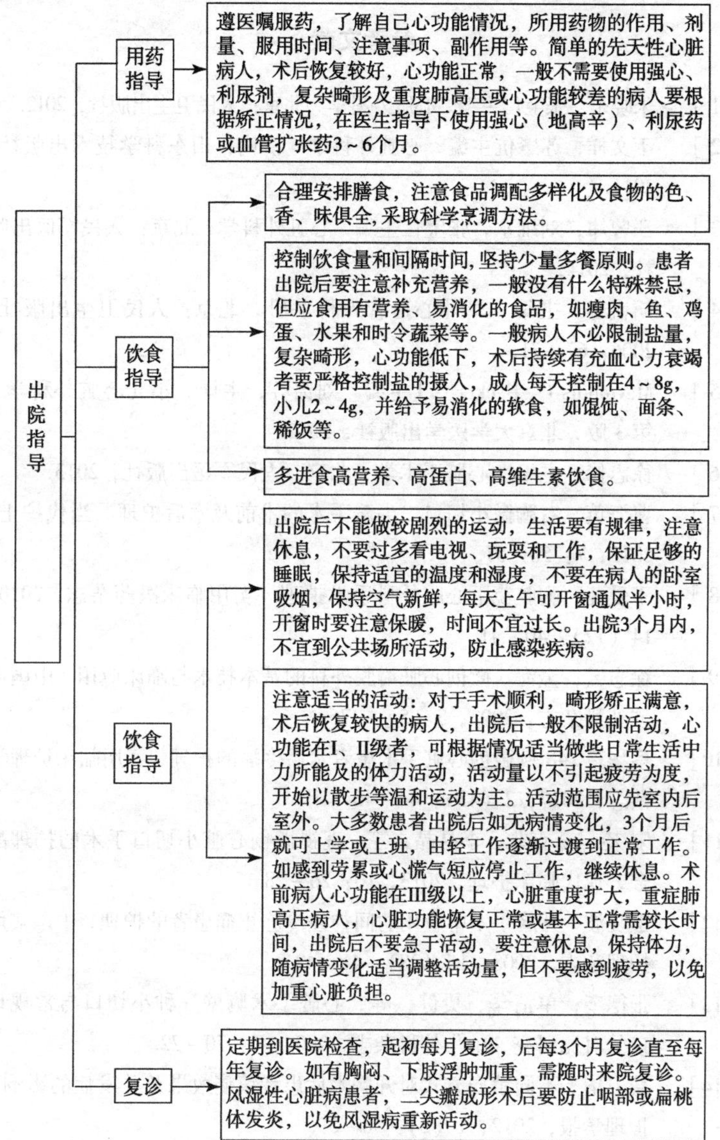

图4－4－1　微创手术患者出院准备度

参考文献

[1] 朱晓东，张宝仁主编．心脏外科学．北京：人民卫生出版社，2012.

[2] 丁文祥，苏肇伉主编．心脏外科学．济南：山东科学技术出版社，2011.

[3] 汪曾炜，刘维永，张宝仁主编．心脏外科学．北京：人民军医出版社，2014.

[4] 胡盛寿，主编．阜外心血管外科手册．北京：人民卫生出版社，2006：67－71.

[5] Mavroudis C，Backer C.I 主编．刘锦芬，主译．小儿心脏外科学．第3版．北京大学医学出版社，2012.

[6] 徐志伟，主编．心脏手术学．北京：人民军医出版社，2013.

[7] 曹海英．右胸微小切口二尖瓣手术的术前及术后护理．当代护士，2013，7：50－51.

[8] 丁爱萍．胸腔镜下心脏外科手术护理．实用临床医药杂志，2010，14（12）：40－41.

[9] 徐志云，金海．微创心脏瓣膜外科的基本技术与临床应用．中国微创外科杂志，2003，3（5）：376.

[10] 蔡华玲．48例微创心脏手术患者术后疼痛的护理．实用临床护理学杂志，2017，2（45）：44－45.

[11] 宋玲，金克非，李晶晶，等．直视微创心脏小切口手术的护理配合．现代临床护理，2013，10：26－28.

[12] 李晓波．开胸手术中应用肋间神经冷冻止痛患者的护理．中国实用护理杂志，2008，15（28）：41－42.

[13] 张德奎，单清华，樊健，等．心脏手术胸壁三种小切口与常规切口的对比研究．中华外科杂志，2004，6：70－72.

[14] 聂卫华．不同镇痛方式对开胸术后患者镇痛效果及并发症的影响．护理学报，2012，1（2）：58－59.

[15] 李小晶，刘凤英．先天性心脏病右腋下小切口心内直视术围术期的护理．医学美学美容（中旬刊），2015，（3）：368.

≪第五章

冠心病患者冠状动脉旁路移植的护理指引

第一节 概述

一、定义

冠状动脉粥样硬化性心脏病（atherosclerotic coronary artery disease，CAD）简称冠心病，是全身动脉粥样硬化累及冠状动脉的表现，冠状动脉壁由于粥样硬化斑块形成，造成管腔狭窄，在此基础上如合并冠状动脉痉挛、血栓形成而导致的急性心肌缺血、坏死（图5-1-1，图5-1-2）。冠状动脉粥样硬化可发生于冠状动脉的任何分支，以左冠状动脉的前降支最为多见，其次是右冠状动脉和回旋支，同时累及此三支冠状动脉分支的冠心病，称冠心病三支病变。

冠心病的主要病因是动脉粥样硬化，它与许多危险因素有关：年龄、性别、遗传、种族，这些危险因素无法改变，而以下危险因素则可通过治疗及改变生活方式来控制，如：高血压、高胆固醇、肥胖、缺乏运动、压力、糖尿病、高尿酸等。

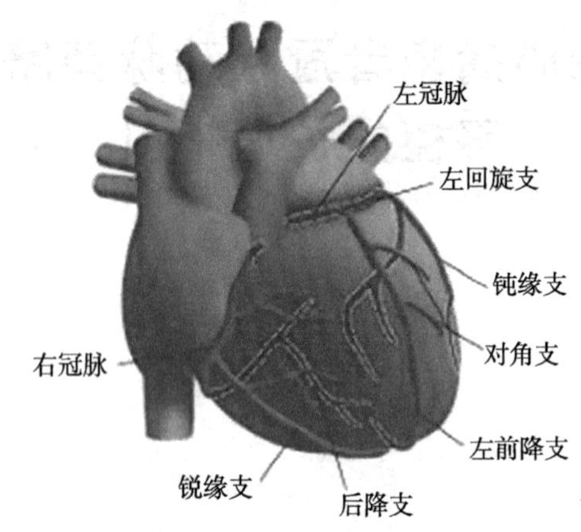

图 5－1－1　心脏的冠状动脉

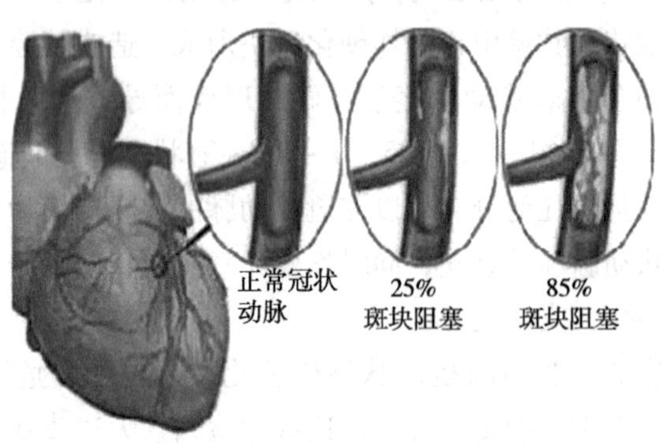

图 5－1－2　冠心病

二、病理解剖

正常动脉壁由内膜、中膜、外膜三层构成，当动脉粥样硬化时，动脉内膜可形成数毫米大小的黄色脂点或长度可达数厘米的黄色脂肪条纹，其可能发展为斑块。纤维斑块病变则为进行性粥样硬化最具特征性的病变，主要由内膜增生的结缔组织和含有脂质的平滑肌细胞组成，此脂质成分主要为胆固醇和胆固醇酯。纤维斑块并发出血、坏死、溃疡、钙化和附壁血栓则形成复合病变。受累动脉弹性减弱，脆性增加，易于破裂，管腔逐渐变窄，甚至完全闭塞，也可扩张而形成动脉瘤（图 5 -1 -3）。

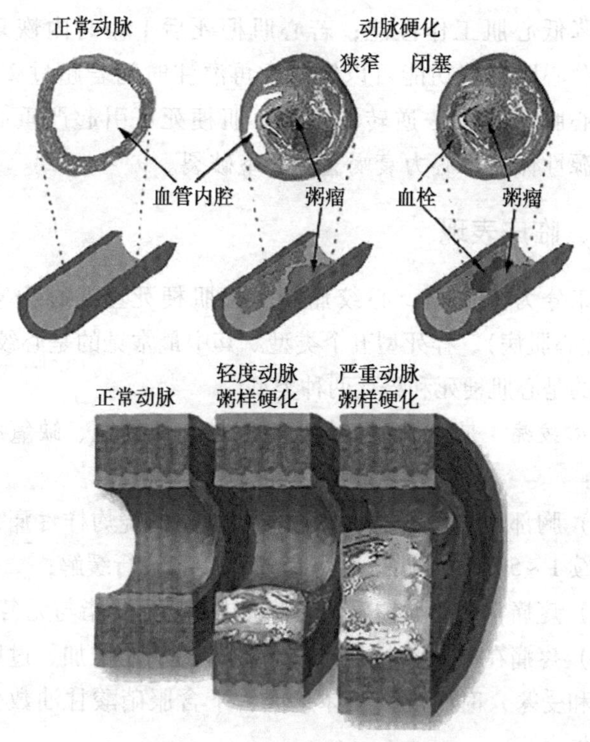

图 5 -1 -3　冠状动脉粥样硬化病理解剖

三、病理生理

冠状动脉血流量是影响心肌供氧最主要的因素，当冠状动脉粥样硬化使管腔狭窄时，冠状动脉血流量减少，心肌供氧和需氧失去平衡，此时心肌需氧量增加，但冠状动脉供血量不能相应增加，因此加重心肌缺血、缺氧。粥样硬化斑块破裂和急性冠状动脉血栓形成后可导致相应区域心肌血液供应锐减，并可立即降低心肌工作性能；若心肌梗死后 1 小时内恢复再灌注，部分心肌细胞功能可以恢复，再灌注时间若超过 2～6 小时，则心肌梗死无法逆转。急性心肌梗死可引起严重心律失常、心源性休克、心力衰竭甚至心室破裂。

四、临床表现

临床分为隐匿型、心绞痛型、心肌梗死型、心力衰竭型（缺血性心肌病）、猝死型五个类型。其中最常见的是心绞痛型，最严重的是心肌梗死和猝死两种类型。

1. 心绞痛　是一组由于急性暂时性心肌缺血、缺氧所起的症候群：

（1）胸部压迫窒息感、闷胀感、剧烈的烧灼样疼痛，一般疼痛持续 1～5 分钟，偶有长达 15 分钟，可自行缓解；

（2）疼痛常放射至左肩、左臂前内侧直至小指与无名指；

（3）疼痛在心脏负担加重（例如体力活动增加、过度的精神刺激和受寒）时出现，在休息或舌下含服硝酸甘油数分钟后即可消失；

（4）疼痛发作时，可伴有（也可不伴有）虚脱、出汗、呼吸短促、心悸、恶心或头晕症状。

2. 心肌梗死　是冠心病的危急症候，通常多有心绞痛发作频繁和加重作为基础，也有无心绞痛史而突发心肌梗死的病例

（此种情况最危险，常因没有防备而造成猝死）。心肌梗死的表现为：

（1）突发胸骨后或心前区剧痛，向左肩、左臂或他处放射，且疼痛持续半小时以上，经休息和含服硝酸甘油不能缓解。

（2）呼吸短促、头晕、恶心、多汗、脉搏细弱。

（3）皮肤湿冷、灰白、重病面容。

（4）大约1/10患者的唯一表现是晕厥或休克。

第二节　常见护理诊断/问题及护理目标

常见护理诊断/问题及护理目标见表5－2－1。

表5－2－1　冠心病患者常见护理诊断/问题及护理目标

	常见护理诊断/问题	护理目标
术前	心输出量减少/与心肌供血不足及左室射血不足有关	心功能较前改善，循环稳定。
	活动无耐力/与心输出量减少，氧的供需失调有关	患者卧床休息或者适度活动，活动后无气促、心率过快、疲乏感。
	焦虑、恐惧/与患者对疾病的恐惧，认识不足及担心预后有关	患者情绪稳定，能够积极配合治疗和护理。
	知识缺乏/与患者缺乏疾病及手术相关知识有关	患者了解危险诱因、疾病、手术、用药知识。
	潜在并发症：心肌梗死、猝死	无并发症发生或并发症得到及时治疗。

续表

	常见护理诊断/问题	护理目标
术后	围术期心梗/与动脉痉挛血液重建不完全有关	无围术期心梗发生或围术期心梗得到及时发现和处理。
	心输出量减少/与心脏疾病，心功能减退，容量不足，心律失常有关	呼吸循环及生命体征平稳，心功能得以改善。
	不能维持自主呼吸/与体外循环手术有关	顺利脱离呼吸机辅助呼吸。
	低效型呼吸形态/与术后伤口疼痛有关	患者维持正常的呼吸频率及节律。
	下肢血液回流障碍/与下肢大隐静脉取出有关，低心排，下肢静脉血流不畅	下肢血液回流通畅，下肢无水肿。
	潜在并发症：心律失常、意识障碍、肾功能不全、低心排、下肢静脉血栓	无心律失常的发生或心律失常得以控制，意识无障碍，肾功能完好。
	皮肤完整性受损/与手术切口及下肢取血管有关	1. 住院期间手术切口、取血管处血液循环良好，无肿胀、感染、压疮的发生。 2. 伤口愈合良好。

第三节　护理措施

一、术前护理措施

（一）常规准备

冠状动脉患者常规术前准备见图 5－3－1。

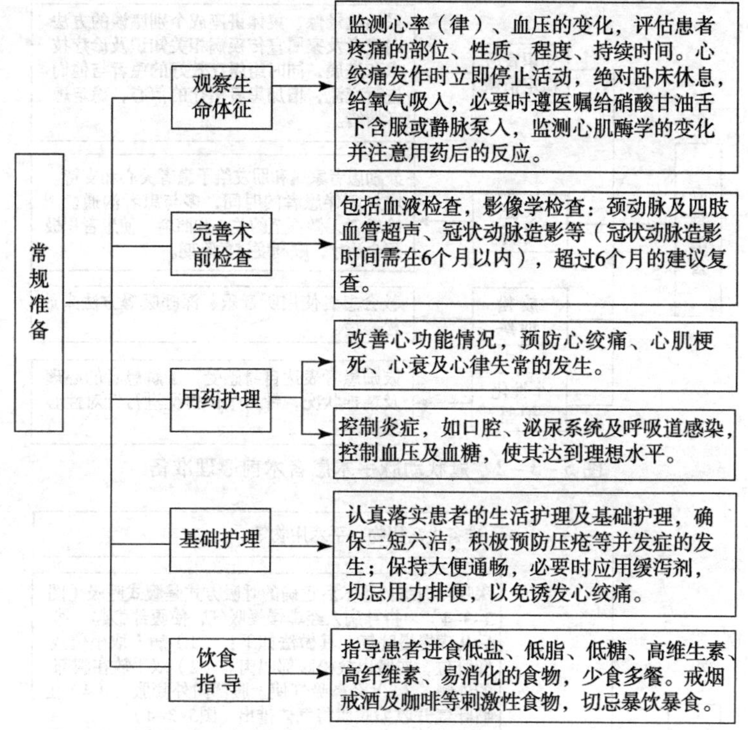

图 5－3－1　冠状动脉患者常规术前准备

（二）心理准备

冠状动脉手术患者术前心理准备见图 5－3－2。

（三）术前宣教及访视

1. 病房术前宣教　见图 5－3－3。

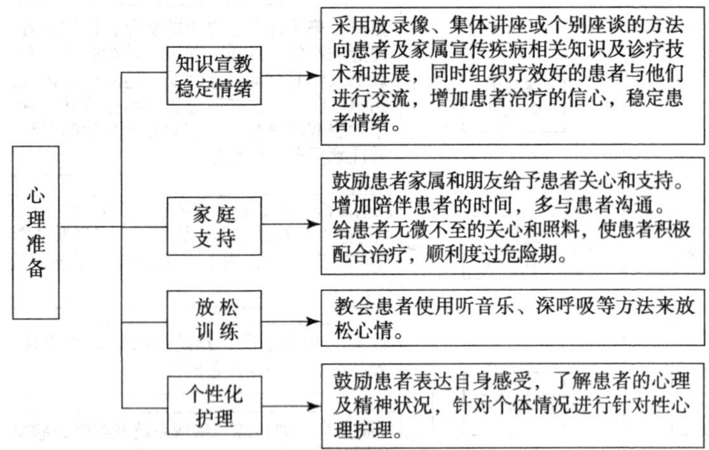

图 5-3-2　冠状动脉手术患者术前心理准备

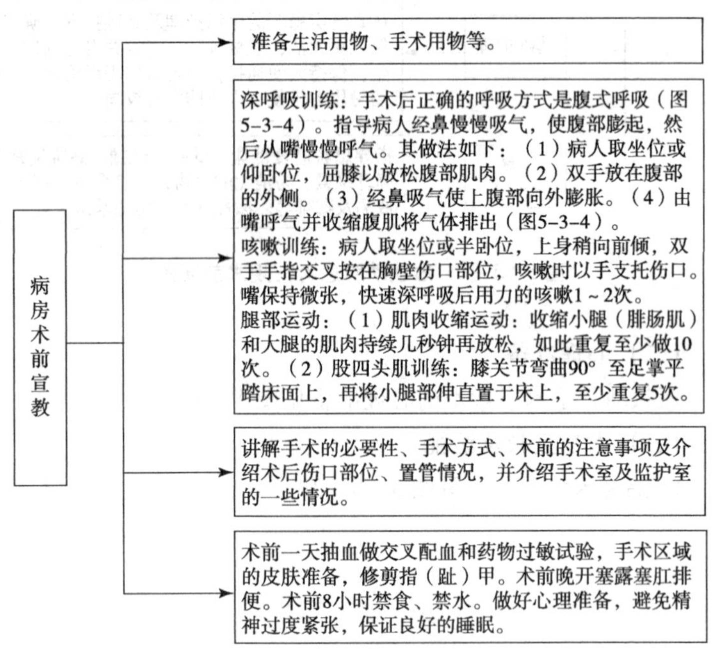

图 5-3-3　冠状动脉手术患者病房术前宣教

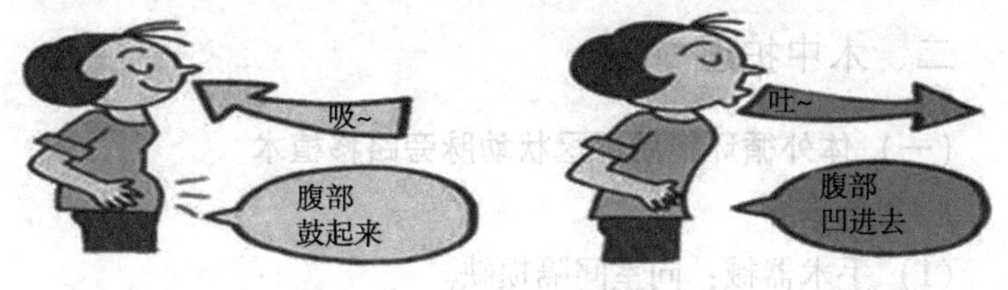

图 5-3-4 腹式呼吸法

3.2 ICU 术前访视　特殊访视见图 5-3-5。其余见第一章第五节。

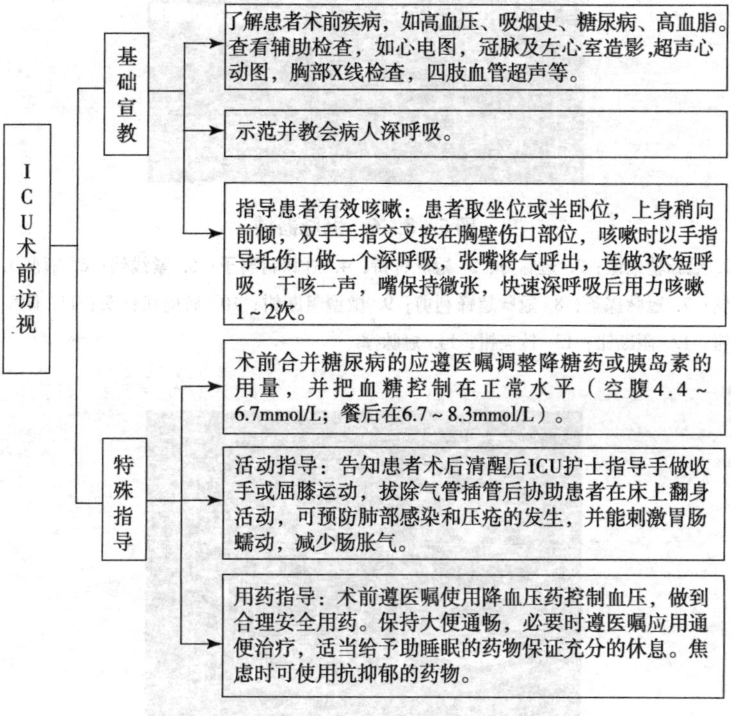

- ICU术前访视
  - 基础宣教
    - 了解患者术前疾病，如高血压、吸烟史、糖尿病、高血脂。查看辅助检查，如心电图，冠脉及左心室造影,超声心动图，胸部X线检查，四肢血管超声等。
    - 示范并教会病人深呼吸。
    - 指导患者有效咳嗽：患者取坐位或半卧位，上身稍向前倾，双手手指交叉按在胸壁伤口部位，咳嗽时以手指导托伤口做一个深呼吸，张嘴将气呼出，连做3次短呼吸，干咳一声，嘴保持微张，快速深呼吸后用力咳嗽1~2次。
  - 特殊指导
    - 术前合并糖尿病的应遵医嘱调整降糖药或胰岛素的用量，并把血糖控制在正常水平（空腹4.4~6.7mmol/L；餐后在6.7~8.3mmol/L）。
    - 活动指导：告知患者术后清醒后ICU护士指导手做收手或屈膝运动，拔除气管插管后协助患者在床上翻身活动，可预防肺部感染和压疮的发生，并能刺激胃肠蠕动，减少肠胀气。
    - 用药指导：术前遵医嘱使用降血压药控制血压，做到合理安全用药。保持大便通畅，必要时遵医嘱应用通便治疗，适当给予助睡眠的药物保证充分的休息。焦虑时可使用抗抑郁的药物。

图 5-3-5 冠状动脉手术 ICU 术前访视

3. 手术室术前访视流程　见第一章第五节。

二、术中护理

(一) 体外循环辅助下冠状动脉旁路移植术

1. 用物准备

(1) 手术器械：同室间隔损缺。

(2) 另加器械：冠脉器械（图 5 - 3 - 6）及大隐静脉包（图 5 - 3 - 7）。

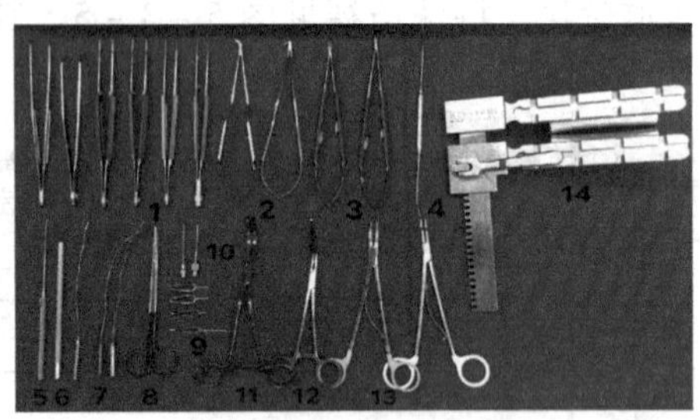

图 5 - 3 - 6　冠脉器械

1. 冠脉精细镊；2. 冠脉剪；3. 冠脉针持；4. 冠脉剥离子；5. 紧线钩；6. 冠脉刀柄；7. 冠脉探条；8. 冠脉超锋利剪；9. 微型阻断钳；10. 橄榄状针头；11. 侧壁钳；12. 阻断钳；13. 钛夹钳；14. 冠脉撑

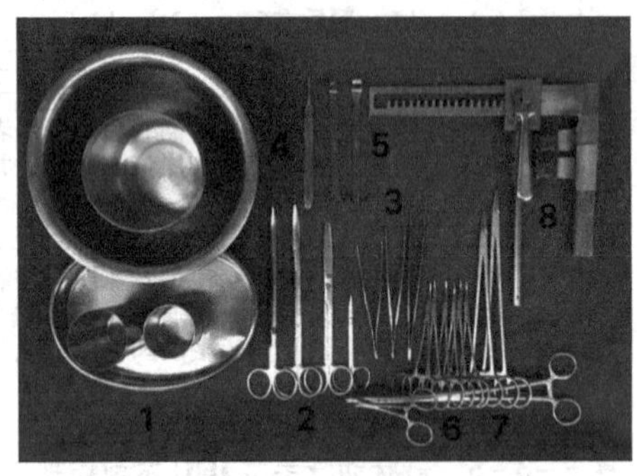

图 5 - 3 - 7　大隐静脉包

1. 储存器皿；2. 组织剪；3. 短镊、精细镊；4. 刀柄；5. 皮肤拉钩；6. 蚊氏钳；7. 普通针持；8. 乳内动脉撑开器

（3）常规布类：同室间隔缺损。

（4）一次性用物：缝线（图5－3－8）。

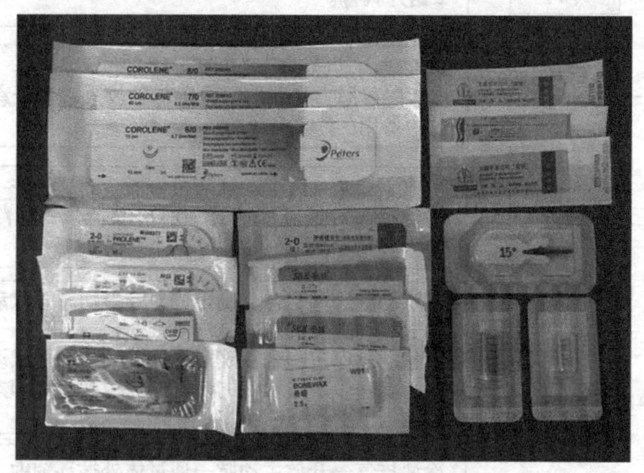

图5－3－8 缝线及一次性用物

2. 严格执行手术室安全核查制度及手术室清点制度

3. 手术步骤 见图5－3－9。

（二）不停跳冠状动脉旁路移植术

1. 用物准备

（1）手术器械：同室间隔缺损。

（2）特殊器械：冠脉器械及大隐静脉包。

（3）常规布类：同室间隔缺损。

（4）一次性用物：①心脏固定器；②冠脉阻断带；③缝线（图5－3－10）。

2. 严格执行手术室安全核查制度及手术室清点制度。

3. 手术步骤 见图5－3－11。

体外循环辅助下冠状动脉旁路移植手术步骤

消毒铺巾	按冠脉搭桥手术消毒铺巾方法。
开胸	1.切开皮肤。 2.锯开胸骨。
移植血管准备	取左乳内动脉：用罂粟碱湿纱布包裹。 取大隐静脉：将获取的大隐静脉放入盛含肝素的温血中备用。
建立体外循环	游离主动脉→缝主动脉荷包→插主动脉插管→缝腔房管荷包→插腔房插管→缝冷灌荷包→插冷灌→转流。
心内操作	冠状动脉远端吻合：确定靶血管→切开冠状动脉→做冠状动脉和大隐静脉端-侧吻合。 冠状动脉序贯吻合：确定靶血管→切开冠状动脉→在与上一个桥路预定的位置→做冠状动脉和大隐静脉侧-侧吻合。
心脏复跳	冷灌排气→开放主动脉→通过体外循环辅助，恢复患者体温至正常；主动脉近端吻合：升主动脉夹侧壁钳→修剪主动脉外膜→打孔器打孔→做大隐静脉与主动脉近心端吻合。
停机中和	通过体外循环辅助心脏至血流动力学平稳→拔出腔房管→鱼精蛋白中和→拔出主动脉插管。
止血关胸	放置临时起搏导线 → 放置引流管 → 止血→缝合心包 → 清点手术用物 → 缝合胸骨 →缝合肌层和皮下及皮肤 → 无菌粘贴敷料覆盖伤口。

图 5－3－9　体外循环辅助下冠状动脉旁路移植手术步骤

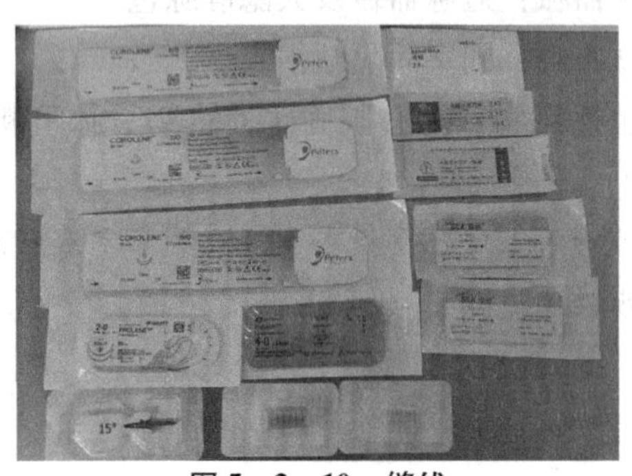

图 5－3－10　缝线

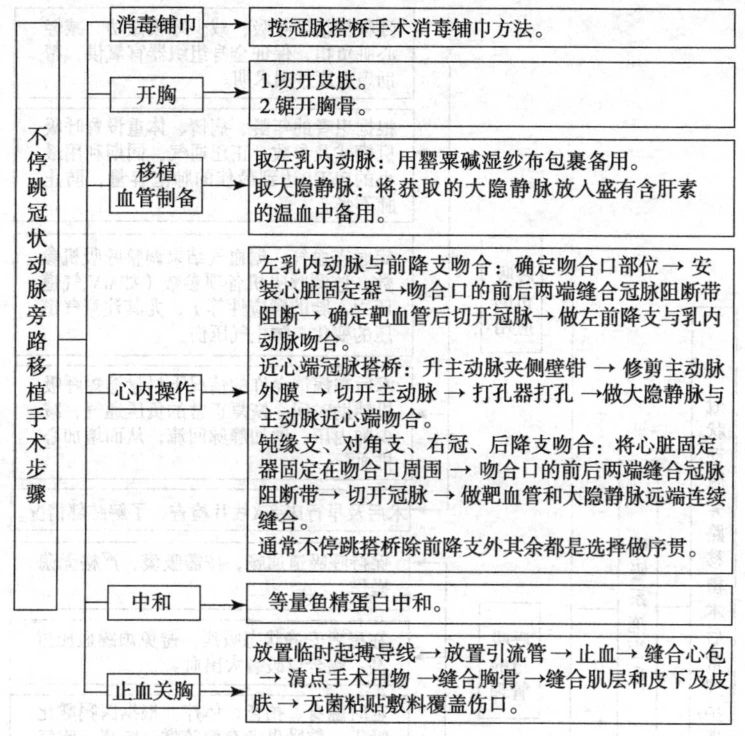

图5-3-11 不停跳冠状动脉旁路移植手术步骤

三、术后护理

1. 术后常规护理 见图5-3-12。

冠状动脉旁路移植术后常规护理

- 呼吸系统管理
  - 呼吸机的应用
    - 呼吸机辅助呼吸，减少呼吸做功，减轻心脏负担，保证全身组织器官氧供，帮助患者度过围术期。
    - 根据患者的年龄、病情、体重设置呼吸机模式及参数，正压通气，同期利用最小的PEEP达到最佳的肺泡容量，防止肺不张。
    - 定时查血气，据血气结果调整呼吸机参数，监测呼吸机各项参数（如MV,气道压力，肺的顺应性等），尤其注意气道压的变化，防止气压伤。
    - 术后在病情允许的情况下尽量缩短呼吸机辅助时间，恢复正常的负压通气，减少胸内压，增加静脉回流，从而增加心排血量。
    - 术后及早行床旁X线片检查，了解肺部情况。
  - 呼吸道的管理
    - 保持呼吸道通畅，按需吸痰，严格无菌操作。
    - 在患者安静状态吸痰，避免烦躁血压过高，吻合口破裂大出血。
    - 定时翻身、拍背、体疗，根据医嘱雾化吸入，鼓励患者有效咳嗽，咳痰，吹气球。病情允许尽早下床活动，预防肺部并发症。
  - 体位管理
    - 全麻体外循环带气管插管未清醒者去枕平卧位，清醒后床头抬高30° ~45° ，有利于降低VAP的发生率。
    - 拔管后尽可能给予患者半卧位或者坐位，并鼓励下床活动，减少肺部并发症的发生。

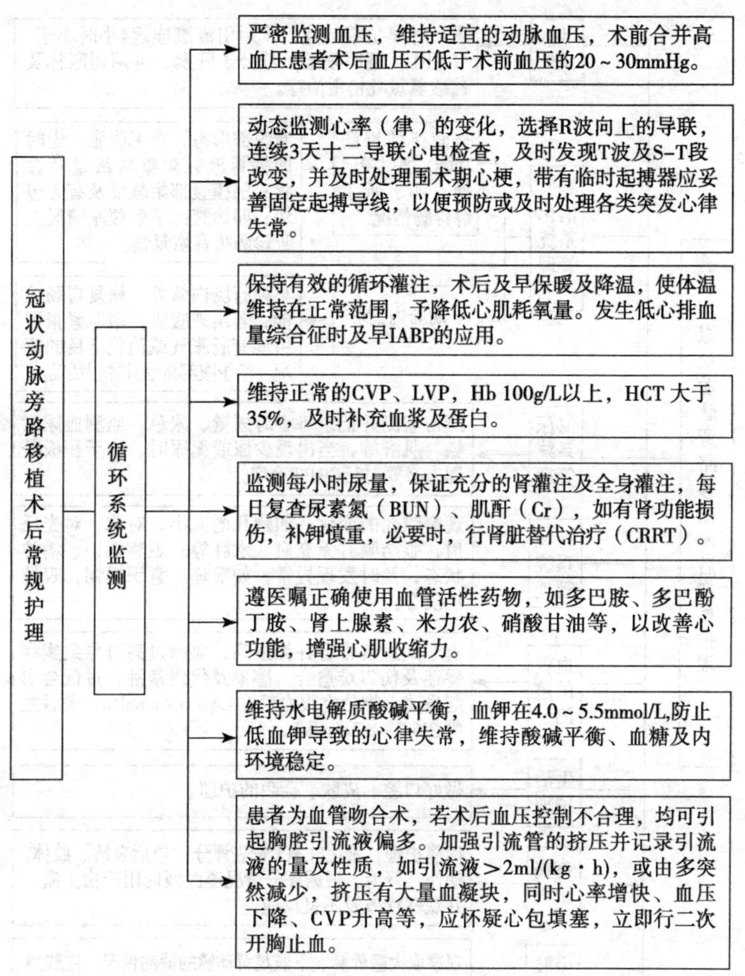
冠状动脉旁路移植术后常规护理
循环系统监测
严密监测血压，维持适宜的动脉血压，术前合并高血压患者术后血压不低于术前血压的20～30mmHg。
动态监测心率（律）的变化，选择R波向上的导联，连续3天十二导联心电检查，及时发现T波及S-T段改变，并及时处理围术期心梗，带有临时起搏器应妥善固定起搏导线，以便预防或及时处理各类突发心律失常。
保持有效的循环灌注，术后及早保暖及降温，使体温维持在正常范围，予降低心肌耗氧量。发生低心排血量综合征时及早IABP的应用。
维持正常的CVP、LVP，Hb 100g/L以上，HCT 大于35%，及时补充血浆及蛋白。
监测每小时尿量，保证充分的肾灌注及全身灌注，每日复查尿素氮（BUN）、肌酐（Cr），如有肾功能损伤，补钾慎重，必要时，行肾脏替代治疗（CRRT）。
遵医嘱正确使用血管活性药物，如多巴胺、多巴酚丁胺、肾上腺素、米力农、硝酸甘油等，以改善心功能，增强心肌收缩力。
维持水电解质酸碱平衡，血钾在4.0～5.5mmol/L,防止低血钾导致的心律失常，维持酸碱平衡、血糖及内环境稳定。
患者为血管吻合术，若术后血压控制不合理，均可引起胸腔引流液偏多。加强引流管的挤压并记录引流液的量及性质，如引流液＞2ml/(kg・h)，或由多突然减少，挤压有大量血凝块，同时心率增快、血压下降、CVP升高等，应怀疑心包填塞，立即行二次开胸止血。

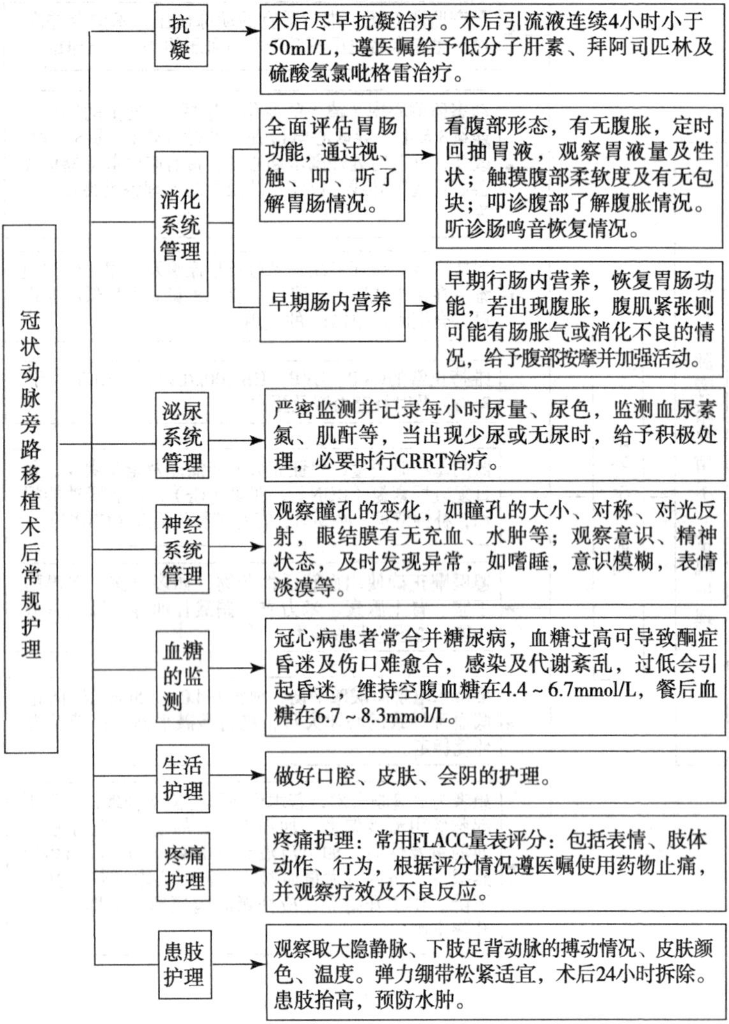

- 冠状动脉旁路移植术后常规护理
  - 抗凝 → 术后尽早抗凝治疗。术后引流液连续4小时小于50ml/L，遵医嘱给予低分子肝素、拜阿司匹林及硫酸氢氯吡格雷治疗。
  - 消化系统管理
    - 全面评估胃肠功能，通过视、触、叩、听了解胃肠情况。→ 看腹部形态，有无腹胀，定时回抽胃液，观察胃液量及性状；触摸腹部柔软度及有无包块；叩诊腹部了解腹胀情况。听诊肠鸣音恢复情况。
    - 早期肠内营养 → 早期行肠内营养，恢复胃肠功能，若出现腹胀，腹肌紧张则可能有肠胀气或消化不良的情况，给予腹部按摩并加强活动。
  - 泌尿系统管理 → 严密监测并记录每小时尿量、尿色，监测血尿素氮、肌酐等，当出现少尿或无尿时，给予积极处理，必要时行CRRT治疗。
  - 神经系统管理 → 观察瞳孔的变化，如瞳孔的大小、对称、对光反射，眼结膜有无充血、水肿等；观察意识、精神状态，及时发现异常，如嗜睡，意识模糊，表情淡漠等。
  - 血糖的监测 → 冠心病患者常合并糖尿病，血糖过高可导致酮症昏迷及伤口难愈合，感染及代谢紊乱，过低会引起昏迷，维持空腹血糖在4.4～6.7mmol/L，餐后血糖在6.7～8.3mmol/L。
  - 生活护理 → 做好口腔、皮肤、会阴的护理。
  - 疼痛护理 → 疼痛护理：常用FLACC量表评分：包括表情、肢体动作、行为，根据评分情况遵医嘱使用药物止痛，并观察疗效及不良反应。
  - 患肢护理 → 观察取大隐静脉、下肢足背动脉的搏动情况、皮肤颜色、温度。弹力绷带松紧适宜，术后24小时拆除。患肢抬高，预防水肿。

图5－3－12　冠状动脉旁路移植术后常规护理

2. 术后并发症预防及护理　见表5－3－1。

表 5-3-1　冠状动脉手术术后并发症预防及护理

常见并发症	原因	临床表现	护理措施
围术期心肌梗死	1. 术中心肌保护不当。 2. 术中血流动力学不稳定。 3. 移植桥血管血栓形成。 4. 移植血管痉挛。	1. ST 段压低或抬高，心律失常。 2. 低血压，心动过速或心动过缓。 3. CK - MB，血清肌钙蛋白上升。 4. 胸骨后疼痛。 5. 术后 PO_2 下降。	1. 延长呼吸机辅助时间，充分镇静，保证氧供。 2. 术后严密心电监测，选择一个 Q 波向上的导联。 3. 术后 3 天连续每天做两次全导心电图，随时观察心电图波情况，如发现有 T 波和 ST 段改变等心肌缺血表现，立即通知医生，有助于早期发现围术期心肌梗死、冠状动脉血管痉挛及心肌血运重建不完全等。 4. 遵医嘱给予硝酸甘油扩张冠状动脉，改善心肌供血供氧。 5. 术后及时抗凝治疗（引流液连续 4 小时小于 50ml）遵医嘱给予抗凝治疗。 6. 每天复查 CK - MB，血清肌钙蛋白有无成倍上升。 7. 指导患者如有心前区疼痛立即告知，并给于及时处理。
低心排血量综合征	1. 术中体外循环时间过长。 2. 心肌保护不好，心肌水肿。 3. 术后血容量不足。 4. 术后引流液多，心包填塞。	心排血量下降，心率增快，脉压变小，中心静脉压增高，血压下降，四肢冷、苍白或发绀，尿量减少，＜0.5ml/(kg·h)，中心体温升高。	**一、呼吸系统护理** 1. 术后常规呼吸机辅助呼吸，合理使用呼吸机模式，并适当延长呼吸机辅助时间。 2. 给予患者充分镇静，减少呼吸肌做功及减轻心脏负担。 3. 气道温室化：湿化器温度维持在 30 ~35℃，湿度为 100%，并及时倾倒呼吸机冷凝水，患者清醒后抬高床头 30°~45°，预防呼吸机相关性肺炎（VAP）的发生。 4. 患者心律、血压稳定，引流液不多，胸片正常，体温、尿量正常后逐减呼吸次数并拔除气管插管改为面罩 10L/min 供氧，并给予患者雾化、拍背、体疗，复查血气，氧分压、二氧化碳分压正常后改为鼻导管吸氧。

续表

常见并发症	原因	临床表现	护理措施
			二、循环系统的护理 1. 严格控制血压，如术前合并高血压患者术后血压不低于术前血压的 20 ~ 30mmHg，平均动脉压 70 ~ 80mmHg，血压过高加重心脏负担，血管阻力增大，心肌耗氧量增加。 2. 观察尿量、尿色，有无血尿及血红蛋白尿，每小时记录尿量一次，保持每小时尿量 >1 ~ 2ml/（kg·h）。 3. 观察四肢末梢温度、色泽。 4. 定时复查血气，监测血钾、电解质及酸碱、血红蛋白等情况，及时补充血容量，保证心肌灌注，及时纠正电解质紊乱，控制心律失常。 5. 心室辅助（IABP）使用，减少心脏做功，保证供氧。 6. 术后应用左西孟坦予改善心功能。 7. 尽早给予激素治疗，减轻心肌水肿，同时及早抗凝治疗预防血栓。
恶性心律失常	1. 术后体温过低。 2. 低血钾。 3. 酸中毒。 4. 低氧血症。 5. 心肌缺血。	室性心律失常多见；心悸，晕厥，胸痛；呼吸困难；QRS 波倒置，Q－T 间期缩短，S－T 段下降，T 波高耸。	1. 术后呼吸机辅助呼吸，充分镇静并适当延长呼吸机使用时间，保证充分供氧。 2. 严密监测心率（律）变化，控制心率在 60 ~ 80 次/分，保证冠脉供血供氧。 3. CABG 术后心律失常以室上性心动过速、室性心律失常、心房颤动最为多见，及时观察并纠正引起室性心律失常的病因至关重要。处理时首选利多卡因 1 ~ 2mg/kg 静脉注射，可持续静脉泵入，以 1mg/（kg·h）泵入，效果不佳时，可同时应用胺碘酮。 4. 及时查血气，监测血钾、酸碱及氧分压，保证心肌供氧，维持血钾在 4.0 ~ 5.5mmol/L。

续表

常见并发症	原因	临床表现	护理措施
			5. 有效控制血压，当术前合并高血压患者术后血压不低于术前血压的20~30mmHg。 6. 严密监测引流液的量并及时补充血容量，保证心肌灌注。
肾功能不全	1. 高龄。 2. 合并糖尿病。 3. 术前肾功能不全。 4. 术前左室功能不全。 5. 体外循环时间过长。 6. 长期低血压肾灌注不足。 7. 二次 CABG 术。	尿量减少；血钾增高；血清肌酐升高，血尿素氮升高；中心静脉压增高，全身水肿。	1. 术前维护好肾功能，不使用损伤肾功能的药物。 2. 提高手术技术，缩短术中转流时间，控制好血压，保证肾灌注是预防肾功能不全的关键。 3. 术后及时复温，积极保暖，保证全身灌注良好。 4. 严密监测尿量，保证每小时在1~2ml/（kg·h），及时复查肾功能，保证血肌酐（Cr）男53~106μmol/L、女44~97μmol/L，血尿素氮（BUN）成人3.2~7.1mmol/L，血尿酸（UA）89~357μmol/L。 5. 监测血钾，大于6mmol/L时，遵医嘱积极处理，当有明显的氮质血症时，及早运用肾功能代替治疗，同时也可以减少心脏负担。 6. 根据患者心功能、中心静脉压、尿量及体重严格控制每小时入量，保证每日的负平衡。 7. 术后合理饮食，低蛋白饮食（蛋白质：总热量的10%~15%，脂肪：总热量的20%~30%，碳水化合物：总热量的55%~65%），限制盐的摄入：不吃腌制食品，远离加工食品，限制使用调味品，适当使用低钠盐。 8. 术后指导患者准确记录每天的尿量，定时复查肾功能、血清电解质。

续表

常见并发症	原因	临床表现	护理措施
下肢静脉血栓形成	1. 侧支静脉血流缓慢。 2. 血液高凝状态。 3. 侧支静脉壁损伤。	下肢水肿，足背动脉搏动弱或不能触及，足趾青紫。	1. 注意观察并记录患肢的温度、色泽以及有无水肿、渗出，防止深静脉栓塞。 2. 使用弹力带包扎切口，抬高患肢15°~30°，以利静脉回流。 3. 主动或被动轮流抬高、活动下肢，足背伸屈运动，促进静脉回流，以免发生下肢深静脉血栓或血栓性静脉炎，有助于侧支血管的建立。 4. 保持局部清洁、干燥。 5. 禁止患肢穿刺或输液干扰观察。 6. 早期下床活动：术后48小时鼓励患者下床活动，促进下肢静脉回流。 7. 尽早抗凝治疗，术后连续4小时引流液小于50ml，遵医嘱应用抗凝治疗。
血糖紊乱	1. 术前合并糖尿病。 2. 手术时间长。 3. 内环境紊乱。	高血糖，低血糖。	1. 术前应调整降糖药或胰岛素的用量，将血糖控制在正常水平（空腹4.4~6.7mmol/L；餐后血糖在6.7~8.3mmol/L）。 2. 术后持续泵入胰岛素，及时监测血糖，随时调整胰岛素的用量。 3. 血糖难于控制时及时请内分泌科会诊，并给予相应对症处理。
纵隔炎	1. 术前合并糖尿病。 2. 再次CABG。 3. 高龄骨质疏松。 4. 肥胖。	持续高热，血象高，伤口愈合延迟。	1. 术前合并糖尿病的应遵医嘱调整降糖药或胰岛素的用量，并把血糖控制在正常水平（空腹4.4~6.7mmol/L；餐后在6.7~8.3mmol/L）。 2. 术前抗生素的合理应用。 3. 手术中绝对无菌操作。 4. 关胸时牢固固定胸骨，避免胸骨活动后裂开。

3. 术后康复护理　见图 5-3-15。

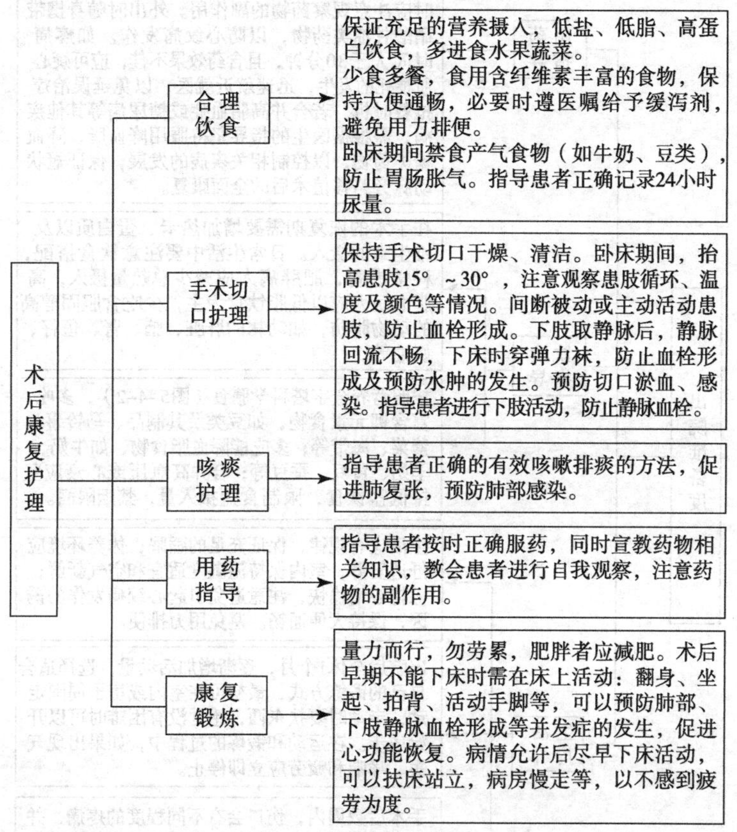

图 5-3-15　冠状动脉手术后康复护理

第四节　出院准备度

冠状动脉手术患者出院准备度见图 5-4-1。

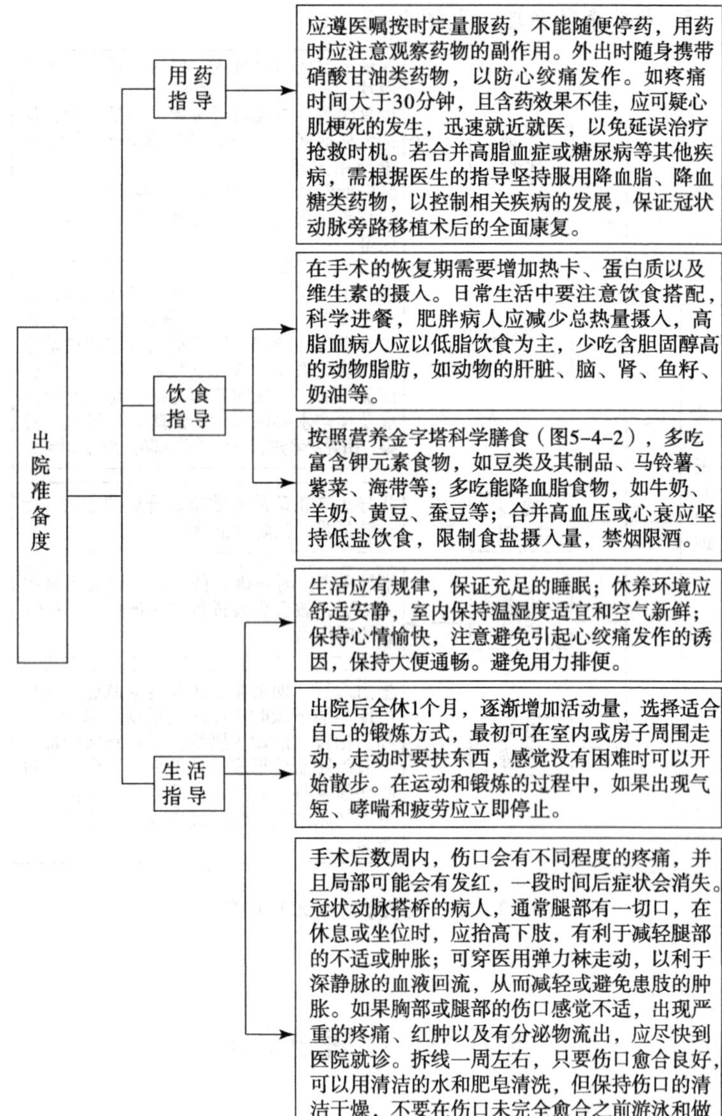
出院准备度
用药指导
应遵医嘱按时定量服药，不能随便停药，用药时应注意观察药物的副作用。外出时随身携带硝酸甘油类药物，以防心绞痛发作。如疼痛时间大于30分钟，且含药效果不佳，应可疑心肌梗死的发生，迅速就近就医，以免延误治疗抢救时机。若合并高脂血症或糖尿病等其他疾病，需根据医生的指导坚持服用降血脂、降血糖类药物，以控制相关疾病的发展，保证冠状动脉旁路移植术后的全面康复。
饮食指导
在手术的恢复期需要增加热卡、蛋白质以及维生素的摄入。日常生活中要注意饮食搭配，科学进餐，肥胖病人应减少总热量摄入，高脂血病人应以低脂饮食为主，少吃含胆固醇高的动物脂肪，如动物的肝脏、脑、肾、鱼籽、奶油等。
按照营养金字塔科学膳食（图5–4–2），多吃富含钾元素食物，如豆类及其制品、马铃薯、紫菜、海带等；多吃能降血脂食物，如牛奶、羊奶、黄豆、蚕豆等；合并高血压或心衰应坚持低盐饮食，限制食盐摄入量，禁烟限酒。
生活指导
生活应有规律，保证充足的睡眠；休养环境应舒适安静，室内保持温湿度适宜和空气新鲜；保持心情愉快，注意避免引起心绞痛发作的诱因，保持大便通畅。避免用力排便。
出院后全休1个月，逐渐增加活动量，选择适合自己的锻炼方式，最初可在室内或房子周围走动，走动时要扶东西，感觉没有困难时可以开始散步。在运动和锻炼的过程中，如果出现气短、哮喘和疲劳应立即停止。
手术后数周内，伤口会有不同程度的疼痛，并且局部可能会有发红，一段时间后症状会消失。冠状动脉搭桥的病人，通常腿部有一切口，在休息或坐位时，应抬高下肢，有利于减轻腿部的不适或肿胀；可穿医用弹力袜走动，以利于深静脉的血液回流，从而减轻或避免患肢的肿胀。如果胸部或腿部的伤口感觉不适，出现严重的疼痛、红肿以及有分泌物流出，应尽快到医院就诊。拆线一周左右，只要伤口愈合良好，可以用清洁的水和肥皂清洗，但保持伤口的清洁干燥，不要在伤口未完全愈合之前游泳和做投掷运动、扩胸运动、抬重物、抱小孩，不要局部使用清洁剂、爽身粉等在伤口的物质。

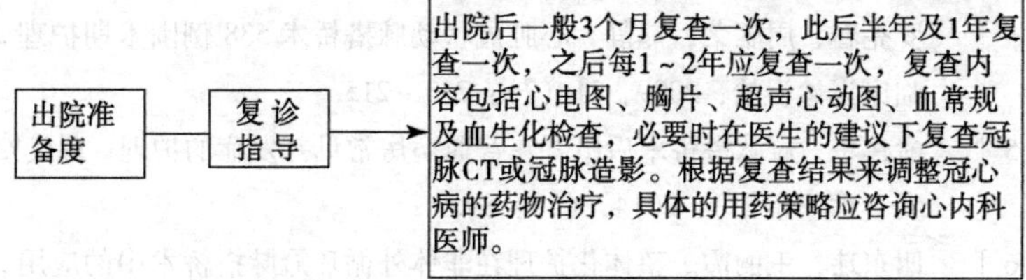

图5-4-1　冠状动脉手术患者出院准备度

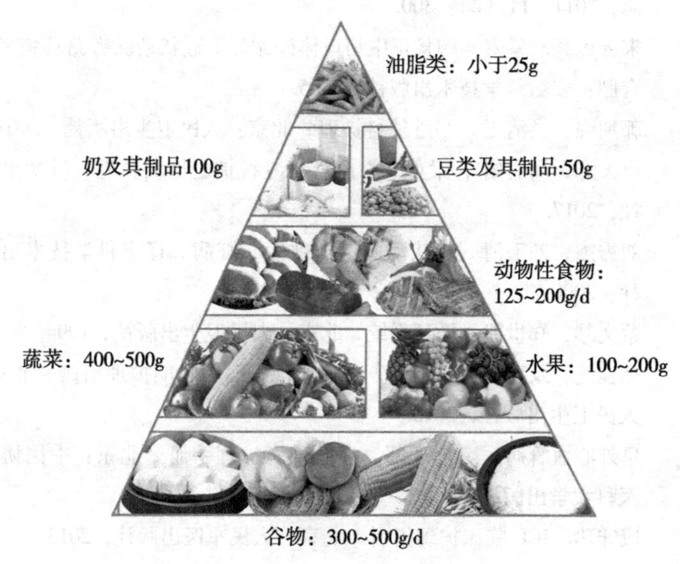

图5-4-2　营养金字塔示意图

参考文献

[1]　冯梅，蒋文慧．冠心病患者自我管理的研究进展．护理研究，2012，26（4）：865-867.

[2]　李乐之，路潜．外科护理学．北京：人民卫生出版社，2017.

[3] 尤黎明，吴瑛．内科护理学．北京：人民卫生出版社，2017.
[4] 罗亮春，周雁荣，熊静．心脏冠状动脉搭桥术538例围术期护理．临床误诊误治，2009，21（7）：213－215.
[5] 俞建华．冠脉搭桥术后患者在普通病房常见并发症的护理．现代妇女（医学前沿），2014，（5）：89.
[6] 谢东玮，王丽霞．整体化护理在非体外循环冠脉搭桥术中的应用．医学信息（上旬刊），2011，（8）：5483－5484.
[7] 张万玲．规范化健康教育在冠脉搭桥术中的应用．中国误诊学杂志，2011，11（2）：300.
[8] 宋云虎，胡盛寿．胸骨正中切口体外循环下冠状动脉旁路移植术．合肥：安徽科学技术出版社，2005.
[9] 郭加强，吴清玉．心脏外科护理．北京：人民卫生出版社，2003.
[10] 卢天舒，周丽娟，梁英．心血管病专科护士培训教程．科学出版社，2017.
[11] 刘秀杰，刘玉清．冠状动脉粥样硬性心脏病．辽宁科学技术出版社，2000.
[12] 蔡文琴，郑世凯．循环系统．北京：人民卫生出版社，1994.
[13] 孙桂芝，及亚男，王晓慧．心脏外科疾病围术期护理指南．北京：人民卫生出版社，2013.
[14] 阜外心血管病医院护理部，心血管病护理手册．北京：中国协和医科大学出版社，2006.
[15] 成守珍．ICU临床护理指引．北京：人民军医出版社，2013.
[16] 谢亚．1例肾移植患者行冠状动脉搭桥术后并发乳糜胸的护理．护理实践与研究，2017，14（8）：156－158.

≪第六章

主动脉夹层的护理指引

第一节 主动脉夹层概述

一、定义

主动脉夹层（aortic dissection AD）是主动脉夹层动脉瘤的简称，指主动脉壁内膜与部分中层裂开，血液在主动脉压力作用下进入裂开间隙，形成血肿并主要向远端延伸扩大。主动脉夹层常发生于近端胸主动脉。该病隐匿、凶险、诊断率低，易发生主动脉夹层破裂，死亡率极高。

二、病理解剖

由于各种原因导致主动脉内膜与中层之间附着力下降，在血流冲击下，内膜破裂，血液进入中层形成夹层，或由于动脉壁滋养血管破裂导致壁内血肿，逐渐向近心端和（或）远心端扩展形成主动脉夹层。

主动脉夹层的分型：见图6－1－1。

1. De Bakey 分型　根据病变部位和扩展范围将本病分为三型：

（1）De Bakey Ⅰ型：内膜破口位于升主动脉，扩展范围超越主动脉弓，直至腹主动脉，此型最为常见。

（2）De Bakey Ⅱ型：内膜破口位于升主动脉，扩展范围局限于升主动脉或主动脉弓。

（3）De Bakey Ⅲ型：内膜破口位于降主动脉峡部，扩展范围累及降主动脉或腹主动脉。

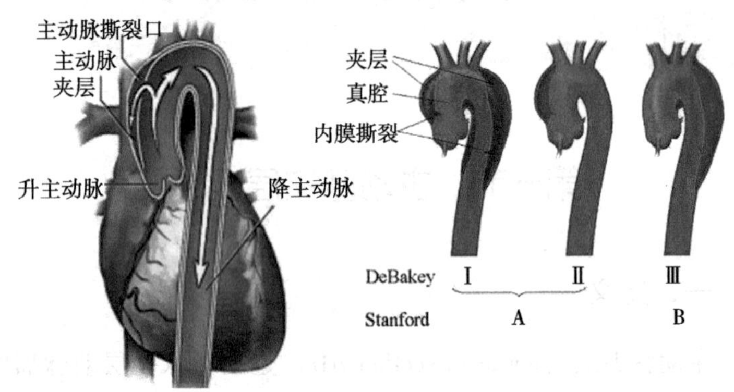

图6-1-1　主动脉夹层分型

2. Stanford 分型

（1）A 型：凡升主动脉受累者为 A 型（包括 DeBakey Ⅰ型和Ⅱ型），又称近端型。

（2）B 型：未累及升主动脉者为 B 型（相当于 DeBakey Ⅲ型），又称远端型。

三、病理生理

主动脉夹层早期中层囊性坏死处→局灶性破坏、出血→形成血肿→逐渐将中层撕开→向内、外及两侧延伸→局灶性夹层血肿。夹层的外壁比主动脉壁薄，当夹层腔与主动脉腔完全相交通时，夹层外壁因承受主动脉的压力，容易发生破裂、出血而引起患者在短时间内死亡；另外，升主动脉夹层可累及主动脉瓣结构，引起主动脉瓣关闭不全；当主动脉夹层累及主动脉分支如冠状动脉、头臂干动脉、肾动脉、肠系膜动脉等，可引起相应的心脏、脑、肾等重要脏器供血障碍。

四、临床表现

1. *疼痛* 为主动脉夹层的主要特征，表现为突发前胸、后背、腰或腹部的剧烈疼痛，呈撕裂样或刀割样刺痛，难以忍受，多呈持续性，并沿动脉走行，向胸、后背放射性传导；疼痛常在突然用力，如举重物、剧烈运动、咳嗽、用力排便时出现。疼痛时患者呈痛苦面容，神情淡漠，面色苍白，心动过速，尿量减少，但血压正常或升高。剧烈疼痛时可出现烦躁不安，大汗淋漓，有濒死感。

2. *累及症状* 急性主动脉夹层压迫和阻塞主动脉的分支表现：

（1）累及主动脉瓣，出现主动脉瓣关闭不全的症状，可导致急性左心衰。

（2）累及冠状动脉，出现心绞痛和心肌梗死。

（3）累及头臂动脉，出现脑供血不足甚至昏迷。

（4）累及肋间动脉，出现截瘫。

（5）累及肠系膜动脉，导致急腹痛等症状。

3. *主动脉瘤破裂的表现* 血压增高可引起主动脉瘤破裂，表现为急性胸痛、失血性休克、昏迷、晕厥、心脏压塞、死亡，是一种极其危险的外科急症。

超声心动图、CT、MRI 等检查对确立主动脉夹层的诊断有很大价值。远端主动脉夹层首选内科治疗，近端主动脉夹层是手术治疗的绝对适应证。非手术治疗以镇痛、控制血压和降低心率、改善通气、补充血容量、药物治疗为主；外科手术治疗是切除内膜撕裂口，防止夹层破裂所致大出血，重建因内膜片或假腔造成血管阻塞区域的血流。

第二节　常见护理诊断/问题及护理目标

主动脉夹层患者常见护理诊断/问题及护理目标见表6－2－1。

表6－2－1　主动脉夹层患者常见护理诊断/问题及护理目标

	常见护理诊断/问题	护理目标
术前	疼痛/与疾病有关	患者未发生疼痛或疼痛得到及时控制。
	焦虑、恐惧/与患者对疾病的恐惧，认识不足及担心预后有关	患者及家属焦虑、恐惧减轻或消失。
	生活不能自理/与疾病限制有关	基础护理落实到位，无护理并发症发生。
	心输出量减少/与心功能不全有关	患者病情平稳，血压、心率控制在理想范围。
	潜在并发症：夹层破裂、脑疝、心律失常、意识障碍、肾功能不全	患者未发生并发症，或并发症得到及时发现和处理。
术后	心输出量减少/与术前心功能差、术中心肌保护不良、手术时间长等有关	呼吸、循环及生命体征平稳，心功能得以改善。
	不能维持自主呼吸/与体外循环、麻醉及手术有关	顺利脱离呼吸机。
	有出血倾向/与手术伤口及使用抗凝药物有关	患者未发生出血或出血得到有效控制。
	疼痛/与手术伤口有关	患者疼痛程度减轻或缓解。
	活动无耐力/与手术及需长期卧床有关	患者精神状态良好，能自主活动。
	有感染的危险/与手术时间长、各种侵入性管道等有关	患者未发生感染或感染得到有效控制。
	潜在并发症：截瘫、各系统功能衰竭、低心排、血栓和栓塞、压疮	患者未发生并发症。

第三节　护理措施

一、主动脉夹层急救处理流程（图6－3－1）

患者突发胸背部疼痛急诊就诊，嘱患者立即卧床休息，行心脏彩超、CT检查

↓

心脏彩超、CT检查患者发现主动脉夹层

评估病情：

· 心率、呼吸、胸背疼痛
· 血压：高血压病史、四肢血压、脉压差、药物控制情况
· 神志、精神状态：清醒、模糊、嗜睡
· 小便量：正常、少尿、无尿

紧急处理：

· 停止活动，绝对卧床休息，下病危
· 吸氧，保持血氧饱和度95%以上
· 镇静止痛：有胸痛且症状不能缓解则给予吗啡2～4mg静脉注射，必要时重复
· 建立大静脉通道，监护心电、血压、SPO_2和呼吸
· 控制血压、心室率：首选硝普钠、β－受体阻滞剂

↓

进一步明确诊断、病变程度和评估治疗方案

↓

· 主动脉双源CT，明确有无主动脉夹层及其类型
· 十二导联心电图
· 检查心肌酶谱标志物水平、电解质、肝肾功能、凝血功能和手术前输血检查

↓

确诊夹层：再次下病危，重症监护（血压、心率、呼吸、SPO_2、尿量、意识等

排除夹层，寻找其他病因

↓

· 有效控制血压、心率：硝普钠、硝酸甘油、β－受体阻滞剂（美托洛尔）、钙通道阻滞剂(硝苯地平)、α受体阻断剂（酚妥拉明）
· 镇静、止痛：冬眠或亚冬眠（杜冷丁、吗啡等）
· 绝对卧床休息、限制活动，心理护理和教育，吸氧，保持SPO_2 95%以上

↓

控制目标：收缩压100～120mmHg，心率60～70次/分。将血压迅速降低到维持脏器血液灌流量的最低水平，常合用减慢心率及扩血管药物

图6－3－1　主动脉夹层急救处理流程

二、术前护理

1. 常规准备　见图6－3－2。

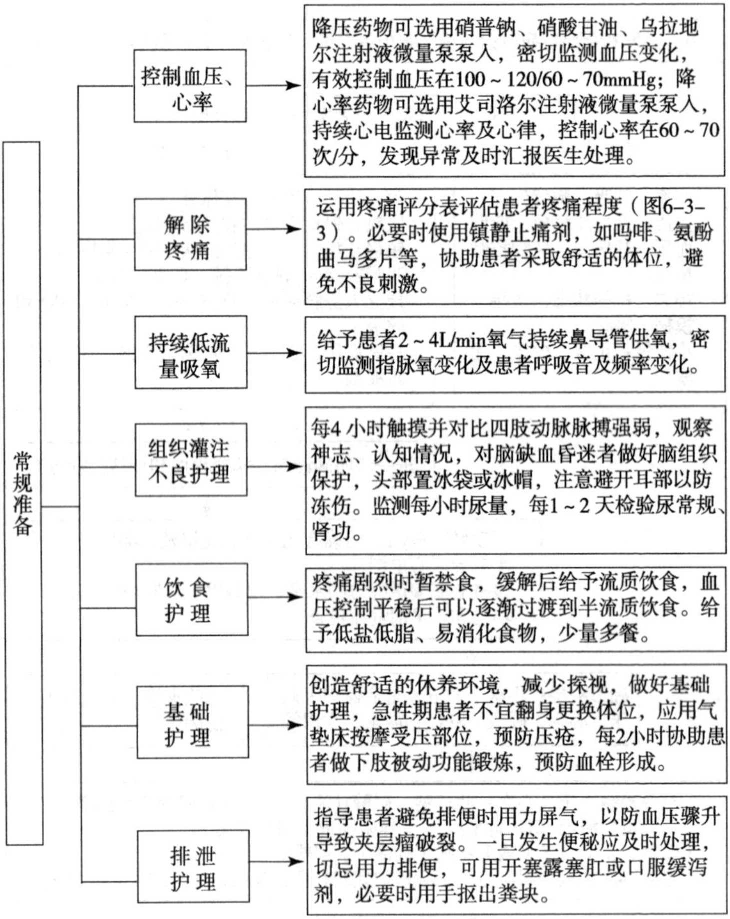

常规准备	项目	内容
	控制血压、心率	降压药物可选用硝普钠、硝酸甘油、乌拉地尔注射液微量泵泵入，密切监测血压变化，有效控制血压在100～120/60～70mmHg；降心率药物可选用艾司洛尔注射液微量泵泵入，持续心电监测心率及心律，控制心率在60～70次/分，发现异常及时汇报医生处理。
	解除疼痛	运用疼痛评分表评估患者疼痛程度（图6-3-3）。必要时使用镇静止痛剂，如吗啡、氨酚曲马多片等，协助患者采取舒适的体位，避免不良刺激。
	持续低流量吸氧	给予患者2～4L/min氧气持续鼻导管供氧，密切监测指脉氧变化及患者呼吸音及频率变化。
	组织灌注不良护理	每4小时触摸并对比四肢动脉脉搏强弱，观察神志、认知情况，对脑缺血昏迷者做好脑组织保护，头部置冰袋或冰帽，注意避开耳部以防冻伤。监测每小时尿量，每1～2天检验尿常规、肾功。
	饮食护理	疼痛剧烈时暂禁食，缓解后给予流质饮食，血压控制平稳后可以逐渐过渡到半流质饮食。给予低盐低脂、易消化食物，少量多餐。
	基础护理	创造舒适的休养环境，减少探视，做好基础护理，急性期患者不宜翻身更换体位，应用气垫床按摩受压部位，预防压疮，每2小时协助患者做下肢被动功能锻炼，预防血栓形成。
	排泄护理	指导患者避免排便时用力屏气，以防血压骤升导致夹层瘤破裂。一旦发生便秘应及时处理，切忌用力排便，可用开塞露塞肛或口服缓泻剂，必要时用手抠出粪块。

图6－3－2　主动脉夹层术前常规准备

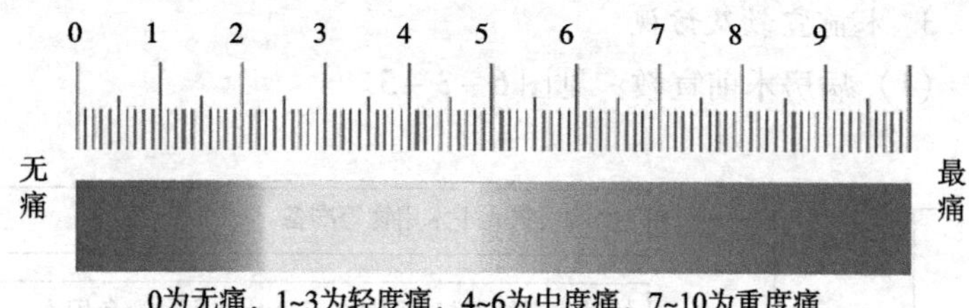

图 6－3－3　疼痛评分表

2. 心理准备　见图 6－3－4。

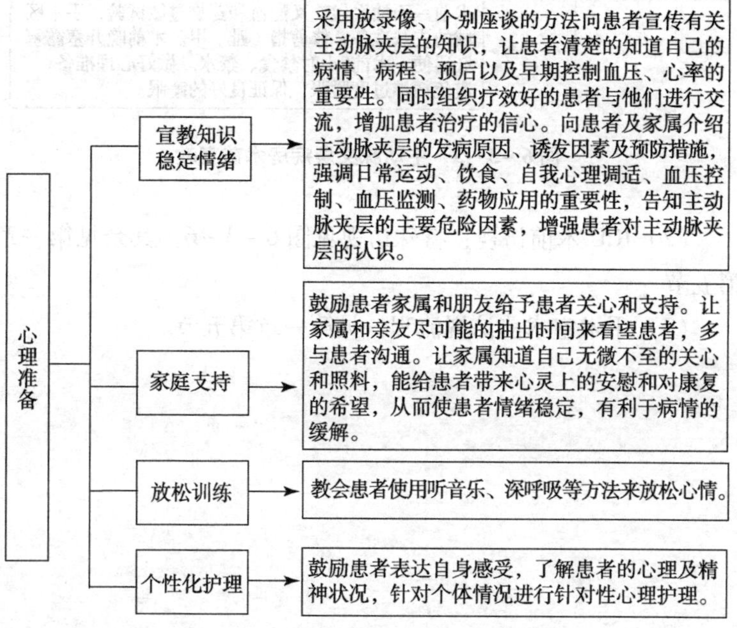

图 6－3－4　主动脉夹层术前心理准备

3. 术前宣教及访视

（1）病房术前宣教：见图6-3-5。

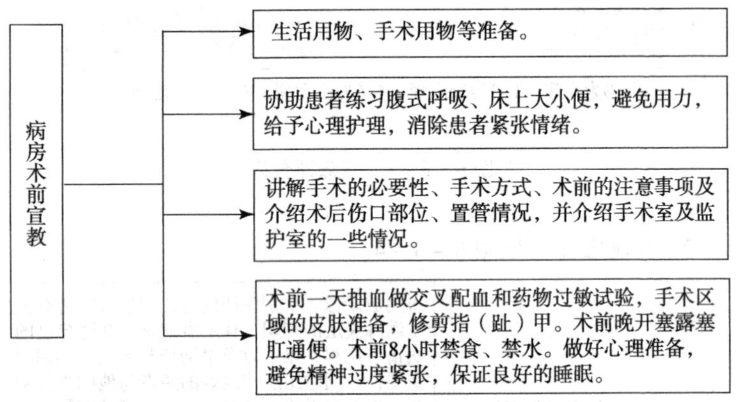

图6-3-5　主动脉夹层病房术前宣教

（2）ICU术前访视：特殊访视见图6-3-6。其余见第一章第五节。

（3）手术室术前访视流程：见第一章第五节。

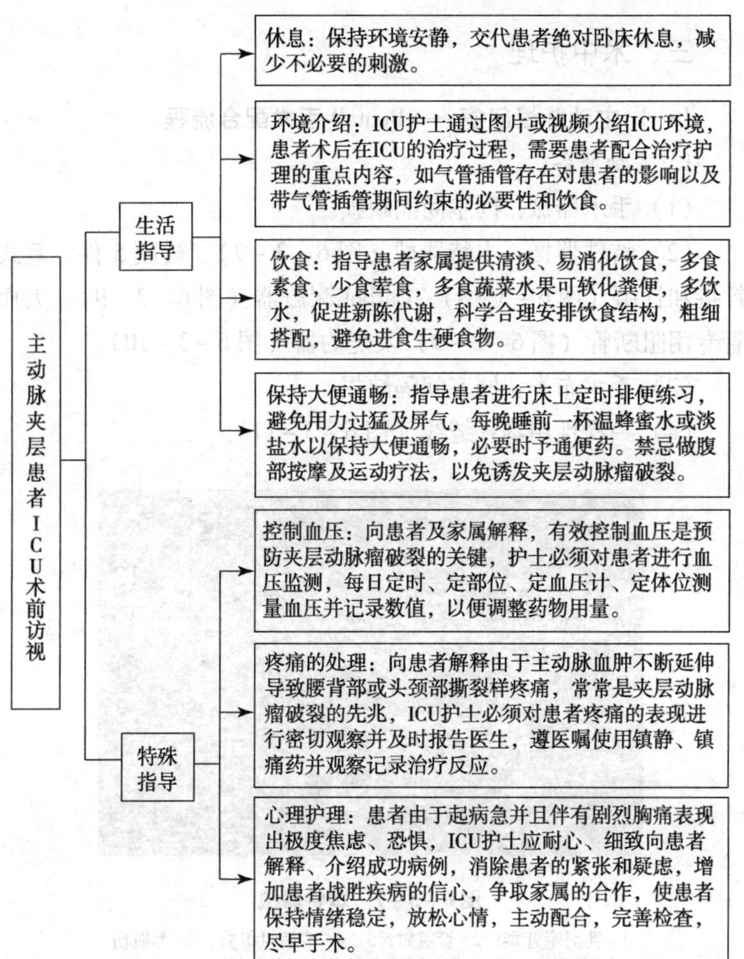

图6-3-6　主动脉夹层ICU术前访视

三、术中护理

（一）主动脉根部瘤——Bentall 手术配合流程

1. 用物准备

（1）手术器械：同室间隔缺损。

（2）特殊器械：本特器械（图 6－3－7）、瓣膜 5 件、笔式针持和针镊（图 6－3－8）、Carbol 测瓣器（图 6－3－9）、大血管专用阻断管（图 6－3－9）及烧灼器（图 6－3－10）。

（3）手术布类：同室间隔缺损。

（4）一次性用物：缝线（图 6－3－11）。

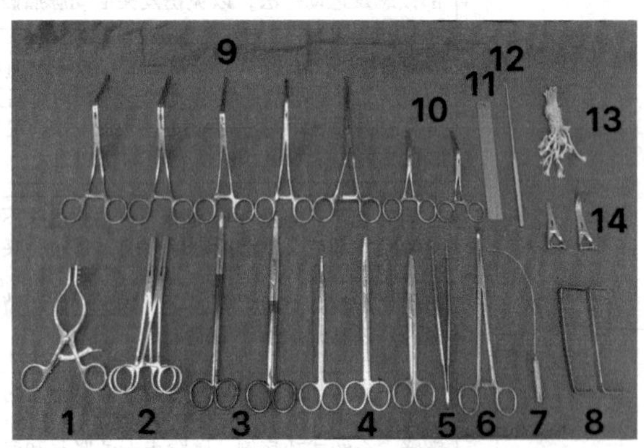

图 6－3－7　本特器械

1. 乳突牵开器；2. 管道钳；3、4. 精细组织剪；5. 无损伤镊；6. 直角钳；7. 2.0 探子；8. 皮肤拉钩；9. 阻断钳；10. 小阻断钳；11. 钢尺；12. 紧线钩；13. 棉线　14. 弹簧阻断器

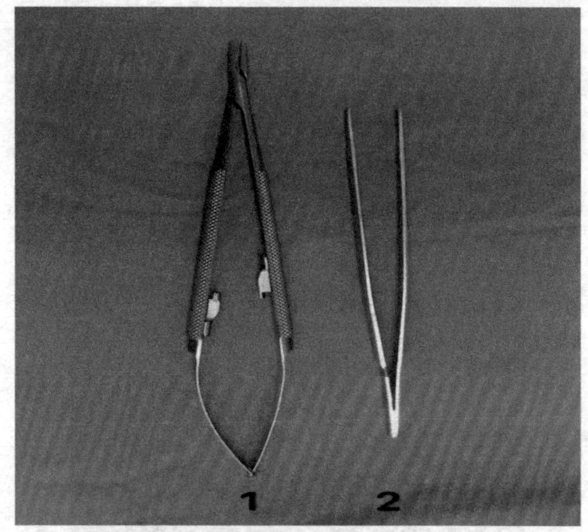

图6-3-8　针持、针镊

1. 笔式针持; 2. 针镊

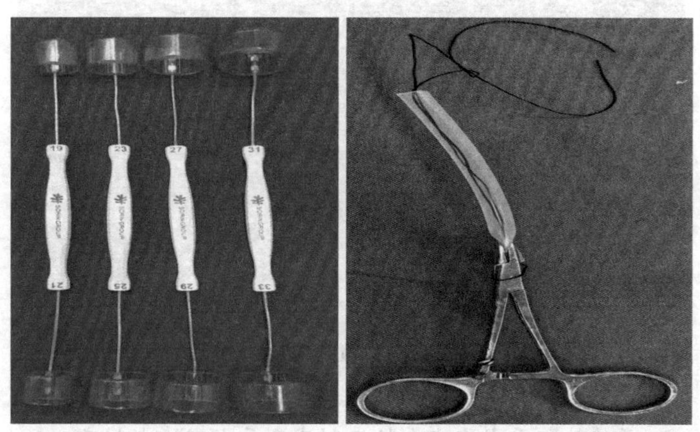

图6-3-9　测瓣器、阻断管

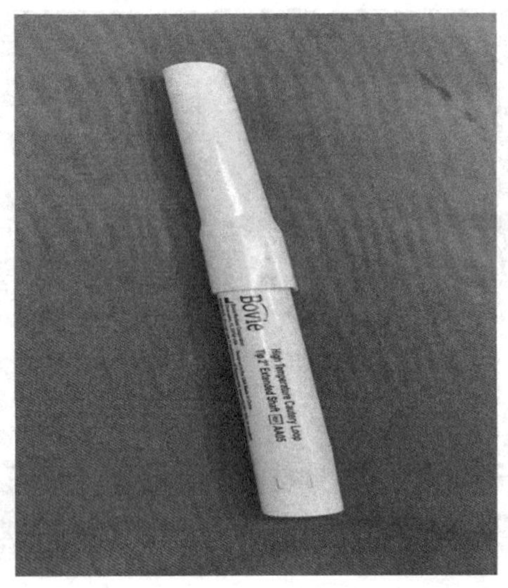

图 6-3-10　烧灼器

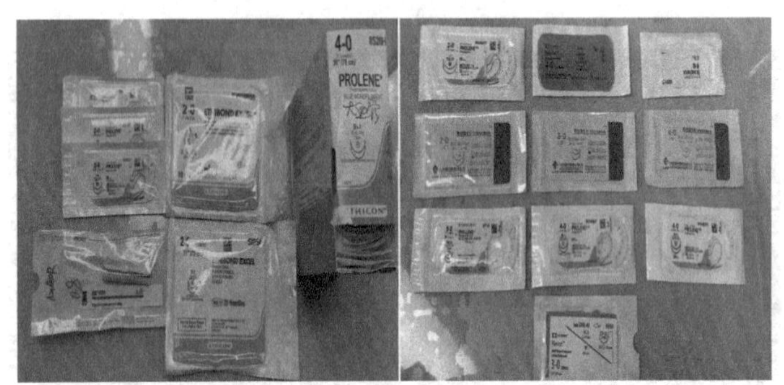

图 6-3-11　缝线

2. 严格执行手术室安全核查制度及手术室清点制度。

3. 手术步骤及配合　见图 6-3-12。

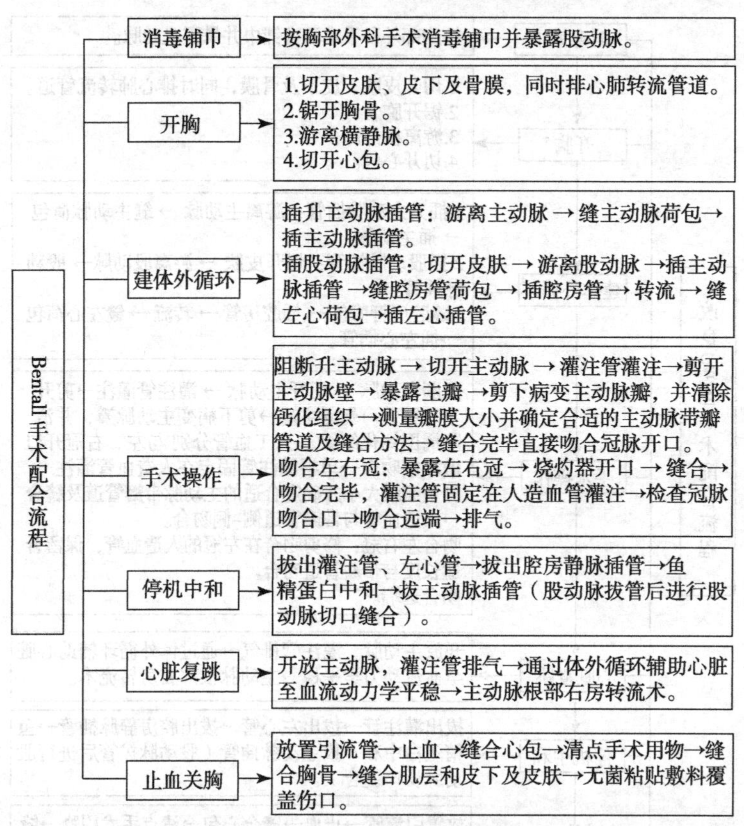

图6－3－12　Bentall手术配合流程

（二）主动脉根部瘤——改良Carbol手术配合流程

1. 用物准备

（1）手术器械：同室间隔缺损。

（2）特殊器械：同Bentall手术。

2. 严格执行手术室安全核查制度及手术室清点制度。

3. 手术步骤　见图6－3－13。

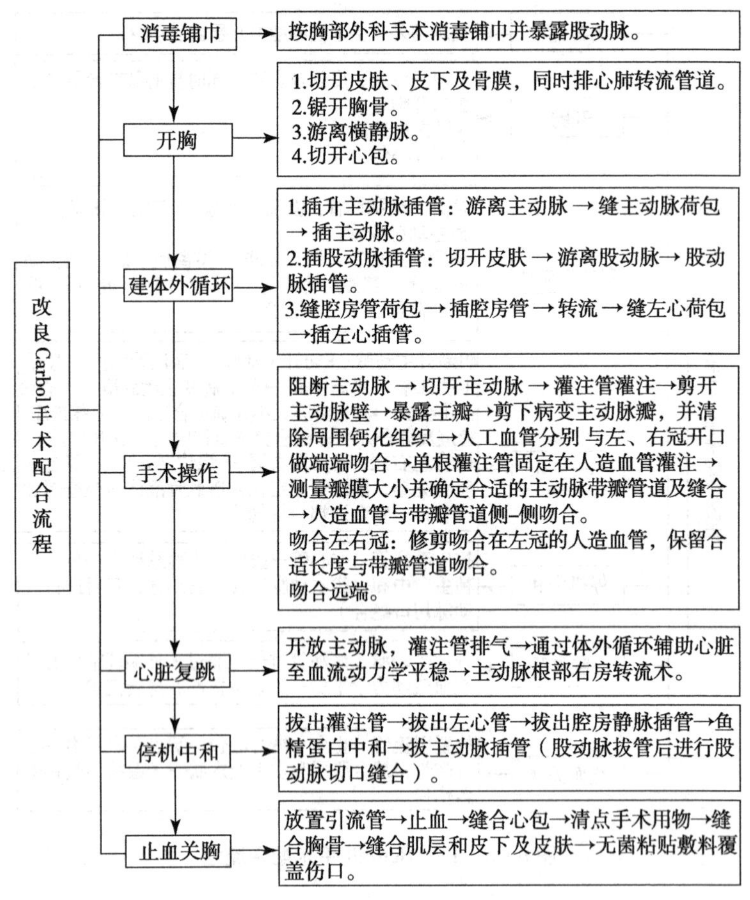

图 6－3－13　改良 Carbol 手术配合流程

四、术后护理

1. 术后常规护理　见图 6－3－14。

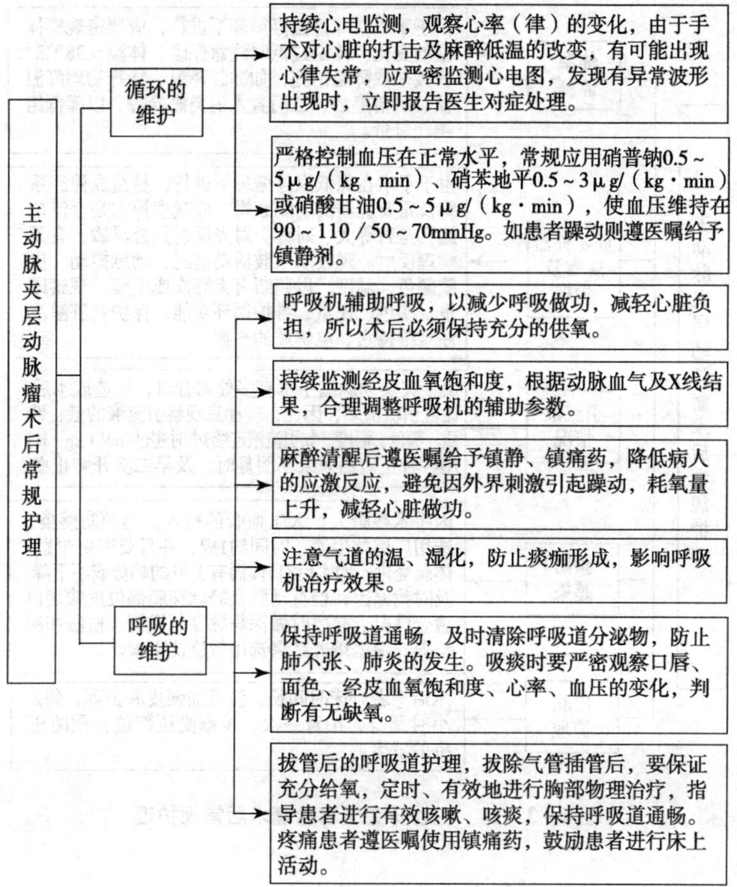
主动脉夹层动脉瘤术后常规护理
循环的维护
持续心电监测，观察心率（律）的变化，由于手术对心脏的打击及麻醉低温的改变，有可能出现心律失常，应严密监测心电图，发现有异常波形出现时，立即报告医生对症处理。
严格控制血压在正常水平，常规应用硝普钠0.5～5μg/（kg·min）、硝苯地平0.5～3μg/（kg·min）或硝酸甘油0.5～5μg/（kg·min），使血压维持在90～110／50～70mmHg。如患者躁动则遵医嘱给予镇静剂。
呼吸的维护
呼吸机辅助呼吸，以减少呼吸做功，减轻心脏负担，所以术后必须保持充分的供氧。
持续监测经皮血氧饱和度，根据动脉血气及X线结果，合理调整呼吸机的辅助参数。
麻醉清醒后遵医嘱给予镇静、镇痛药，降低病人的应激反应，避免因外界刺激引起躁动，耗氧量上升，减轻心脏做功。
注意气道的温、湿化，防止痰痂形成，影响呼吸机治疗效果。
保持呼吸道通畅，及时清除呼吸道分泌物，防止肺不张、肺炎的发生。吸痰时要严密观察口唇、面色、经皮血氧饱和度、心率、血压的变化，判断有无缺氧。
拔管后的呼吸道护理，拔除气管插管后，要保证充分给氧，定时、有效地进行胸部物理治疗，指导患者进行有效咳嗽、咳痰，保持呼吸道通畅。疼痛患者遵医嘱使用镇痛药，鼓励患者进行床上活动。

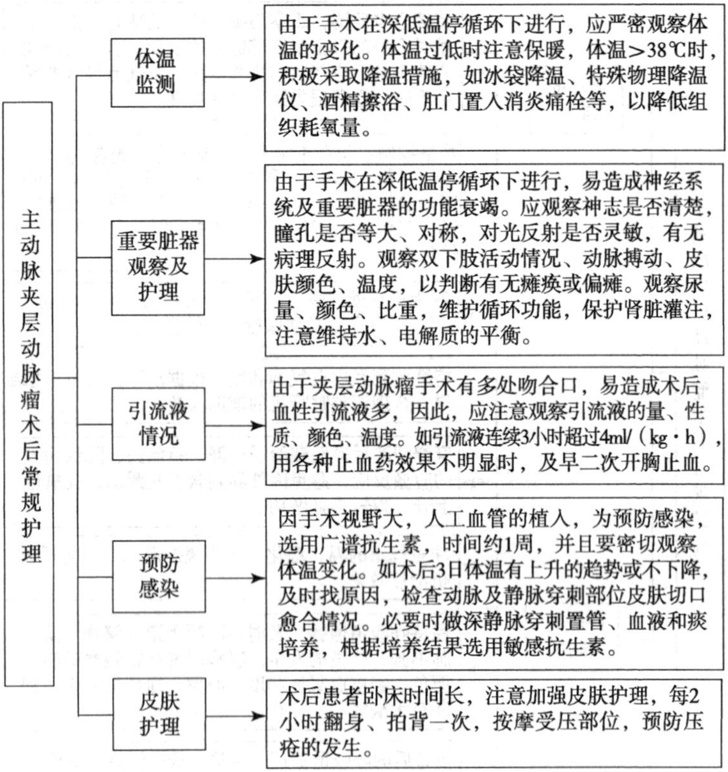

- 主动脉夹层动脉瘤术后常规护理
  - 体温监测 → 由于手术在深低温停循环下进行，应严密观察体温的变化。体温过低时注意保暖，体温>38℃时，积极采取降温措施，如冰袋降温、特殊物理降温仪、酒精擦浴、肛门置入消炎痛栓等，以降低组织耗氧量。
  - 重要脏器观察及护理 → 由于手术在深低温停循环下进行，易造成神经系统及重要脏器的功能衰竭。应观察神志是否清楚，瞳孔是否等大、对称，对光反射是否灵敏，有无病理反射。观察双下肢活动情况、动脉搏动、皮肤颜色、温度，以判断有无瘫痪或偏瘫。观察尿量、颜色、比重，维护循环功能，保护肾脏灌注，注意维持水、电解质的平衡。
  - 引流液情况 → 由于夹层动脉瘤手术有多处吻合口，易造成术后血性引流液多，因此，应注意观察引流液的量、性质、颜色、温度。如引流液连续3小时超过4ml/（kg·h），用各种止血药效果不明显时，及早二次开胸止血。
  - 预防感染 → 因手术视野大，人工血管的植入，为预防感染，选用广谱抗生素，时间约1周，并且要密切观察体温变化。如术后3日体温有上升的趋势或不下降，及时找原因，检查动脉及静脉穿刺部位皮肤切口愈合情况。必要时做深静脉穿刺置管、血液和痰培养，根据培养结果选用敏感抗生素。
  - 皮肤护理 → 术后患者卧床时间长，注意加强皮肤护理，每2小时翻身、拍背一次，按摩受压部位，预防压疮的发生。

图6-3-14　主动脉夹层动脉瘤术后常规护理

2. 术后并发症预防及护理　见表6-3-1。

表 6-3-1　主动脉夹层术后并发症预防及护理

常见并发症	原因	临床表现	护理措施
术后出血	由于手术时间长、创面大、操作难度大、吻合口较多，体外循环对血液成分造成巨大的破坏，尤其是血小板，加上肝素残留、肝素反跳，这些都会引起术后引流液增加。	短时间内引流出大量鲜红色的血液，患者血压下降，面色苍白，脉搏细数。	1. 控制血压：术后血压高易使吻合口渗血、缝线撕脱，因此术后必须控制血压，适量应用镇静镇痛药物能有效防止因疼痛紧张引起的高血压。如术后出现顽固性高血压，需应用血管扩张药物加以控制，收缩压维持在 90～110/60～70mmHg 左右。 2. 术后应严密观察引流液颜色、性质和量，定期挤压引流管观察有无血块，及时监测 ACT，如术后引流液过多需做好二次开胸止血的准备。
神经系统功能损害	由于主动脉夹层手术长时间心肺转流、深低温停循环、手术操作等多种因素的影响。	出现意识恢复缓慢、清醒延迟、谵妄、躁动、偏瘫、幻觉，认知、定向力下降等中枢神经系统并发症。	1. 术后要加强对患者意识、瞳孔、肢体的观察，记录初醒时间，注意麻醉清醒后的意识状态、有无谵妄，观察瞳孔大小、对光反射、四肢感觉活动情况等。 2. 每班进行四肢活动及肌力评估，实施保护性约束，防止各种管道的滑脱。 3. 遵医嘱应用脱水利尿剂减轻脑水肿；应用冰帽及改善脑部微循环药物；维持满意的血氧分压；辅以抗精神类药物等综合措施，使患者神经系统逐渐恢复正常。

续表

常见并发症	原因	临床表现	护理措施
急性肾功能损伤	1. 大多数患者术前长期高血压，可能有基础肾病。 2. 术前夹层使肾动脉狭窄，影响供血。 3. 术中停循环引起组织缺血，恢复循环产生再灌注损伤。 4. 体外循环引起全身炎症反应综合征，损害肾功能。 5. 术后扩血管治疗可造成低血压，使肾灌注不良。 6. 术中术后输血过多，溶血反应。	少尿或无尿；血钾增高；血清肌酐升高，血尿素氮升高；中心静脉压增高，全身水肿。	1. 术后要注意加强肾功能的维护。对于术前长期高血压的患者，其肾脏已经适应高灌注压力，因此术后血压不宜过分降低，否则会造成肾脏灌注不足。可应用硝酸甘油、硝普钠、乌拉地尔等控制血压，使术后初期血压保持在96～120/60～98mmHg，尽量降低吻合口出血的风险，若引流液不多，可适当提升血压，以保证充足的肾脏灌注。 2. 密切观察尿量变化，记录每小时尿量，维持尿量在1～2ml/（kg·h）以上，同时观察尿液颜色。当尿量减少时及时检查和监测尿比重、肌酐及血尿素氮变化，慎用肾毒性药物。 3. 根据血压、中心静脉压及心率补充容量，每小时计算累计出入量，保持容量平衡。
心律失常	1. 术前心肌缺血。 2. 术中深低温。 3. 低血钾。 4. 酸中毒。 5. 低氧血症。	心律失常（房颤、室颤、室早等）	1. 持续心电图监测，观察心电图波形是否正常。及时、准确识别心律失常表现，重视恶性心律失常的预警信号，及时寻找致心律失常诱因。正确按医嘱使用抗心律失常药物。 2. 及时查血气，纠正电解质、酸碱紊乱；若药物疗效不佳，血流动力学明显异常，发现心电图显示室颤或心跳骤停时，应该立即进行心肺复苏，积极施行电复律。

续表

常见并发症	原因	临床表现	护理措施
低心排血量综合征	1. 术中体外循环时间过长。 2. 心肌保护不好，心肌水肿。 3. 术后低血压或血容量不足。 4. 术后引流液多，心包填塞。	中心性高热，皮肤湿冷、颜色发白或有花斑，尿量 < 0.5 ~ 1ml/（kg · h），持续时间≥2 小时提示可能发生低心排血量综合征。	1. 循环的监测：密切观察心率（律）、血压的变化。手术后较合适的心率应为 80 ~ 100 次/分，遵医嘱使用血管扩张剂可降低外周血管阻力，改善组织器官的灌注，维持血压的稳定，减轻心脏后负荷，加强四肢末梢的保暖；严格观察、记录每小时出入量。补液时需注意单位时间内的容量及滴速，尽可能以输液泵来控制容量与滴速。 2. 尿量是反映低心排血量综合征的敏感指标。常规接精密尿袋，根据尿量调整利尿药的用量，保证尿量不少于 1 ~ 2ml/（kg · h）。对于利尿效果不佳，血清钾、尿素氮、肌酐有增高趋势的患者，及早应用 CRRT 或腹膜透析治疗，防止肾功能不全；及时、有效地纠正酸中毒。 3. 呼吸支持：严重的低心排会影响呼吸功能，所以需要延长呼吸机辅助时间，合理镇静及营养支持，减轻心脏及全身缺氧状况，保持 SPO_2 在 95% 以上，PaO_2 在 80mmHg 以上，以免缺氧加重心肌收缩不全。

续表

常见并发症	原因	临床表现	护理措施
呼吸功能不全	1. 手术创伤大，深低温停循环对肺功能的损害。 2. 术后患者肺功能均有不同程度下降。肺损伤一旦发生，易导致肺不张、肺瘀血及肺水肿，严重影响氧合，引起各种炎性细胞和炎性因子聚集，直接损伤毛细血管和肺泡上皮细胞而致通透性增加，发生肺水肿，从而造成低氧血症。	1. 意识障碍，出现烦躁或神志恍惚，严重时出现昏迷。 2. 心率增快，血压早期升高后期下降。 3. 呼吸深大急促或呼吸浅慢。 4. 全身发绀。	1. 术后应适当延长呼吸机辅助时间，严密监测患者生命体征，尤其是呼吸的频率、节律、深度及使用呼吸机的情况；遵医嘱给予高浓度氧气吸入或使用呼气末正压呼吸（PEEP），并根据动脉血气分析值变化调节氧浓度。 2. 给患者提供有利于呼吸的体位，如端坐位或高枕卧位；监测动脉血气分析值的变化，了解电解质和酸碱平衡情况；循环稳定后采取头高脚低 30°～40°卧位，及时清理气管插管及口鼻腔内分泌物，用5%碳酸氢钠或生理盐水每 4～6 小时清洁口腔一次；每日评估，及早停用呼吸机，以预防或减少呼吸机相关性肺炎（VAP）的发生。 3. 每日拍胸片，观察有无胸腔积液、气胸。采取严格控制液体出入量，提高胶体渗透压。
感染	1. 手术术野暴露时间长。 2. 手术创伤大、有人工移植物的植入，易发生细菌感染且感染难以控制。	1. 患者体温反复升高。 2. 伤口疼痛。 3. 伤口血水渗出或有脓性分泌物，长时间伤口不愈合或愈合缓慢。	1. 术后严格执行无菌操作规程。 2. 合理使用抗生素，适当延长使用时间。 3. 病情许可时尽早拔除各类导管，防止伤口感染。

续表

常见并发症	原因	临床表现	护理措施
血栓和栓塞	抗凝不足	重建血管吻合口处动静脉腔内发生血栓和栓塞	1. 术后前3个月内应给予抗凝治疗。术后6~12小时开始应用抗凝药物，若引流量较多则推迟使用。 2. 术后应及时挤压引流管，观察有无血块，防止血栓形成。早期抗凝药使用多采用分次静脉注射肝素的方法，患者进食后改口服抗凝药，如华法林、阿司匹林，使凝血酶原活动度维持在50左右。
压疮	1. 手术时间长，术中无法改变体位。 2. 深低温停循环后皮肤血运差。 3. 术后持续镇静及苏醒延迟等原因，术后易发生压疮	骶尾部、枕部、脚踝及足跟部皮肤不同程度受损。	1. 患者进手术室前即用湿性敷料，如：安普贴、德湿敷、德湿舒、优洁等。 2. 血流动力学稳定的前提下，护士应每1~2小时为患者变换体位，协助患者床上肢体活动，减少肢体受压，在枕部、骶尾、骨突处放软垫或使用安普贴等保护受压皮肤，同时保持患者皮肤和床单位清洁、干燥。

3. 术后康复护理　见图6-3-15。

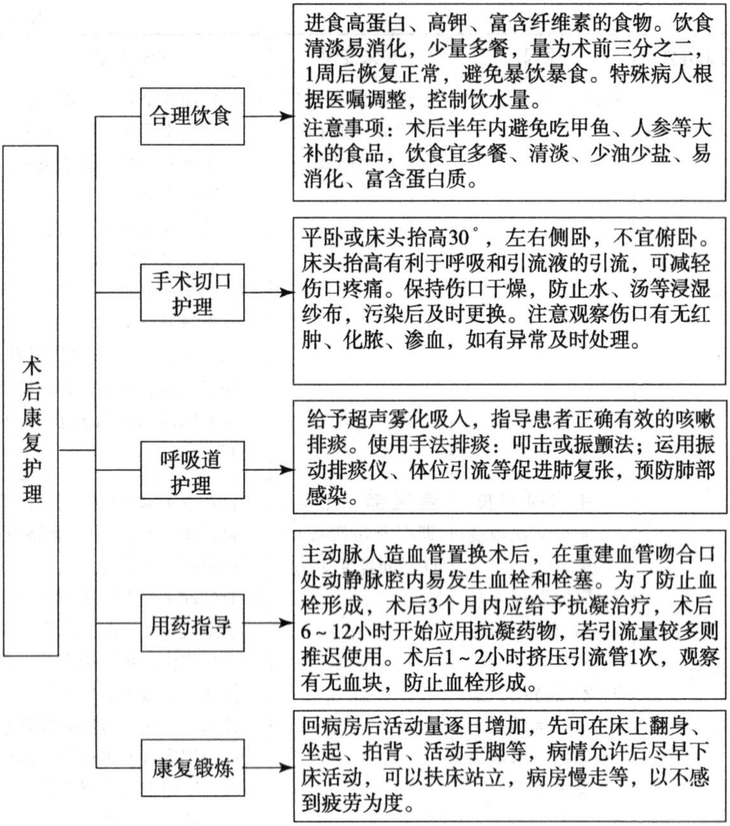

- 术后康复护理
  - 合理饮食 → 进食高蛋白、高钾、富含纤维素的食物。饮食清淡易消化，少量多餐，量为术前三分之二，1周后恢复正常，避免暴饮暴食。特殊病人根据医嘱调整，控制饮水量。注意事项：术后半年内避免吃甲鱼、人参等大补的食品，饮食宜多餐、清淡、少油少盐、易消化、富含蛋白质。
  - 手术切口护理 → 平卧或床头抬高30°，左右侧卧，不宜俯卧。床头抬高有利于呼吸和引流液的引流，可减轻伤口疼痛。保持伤口干燥，防止水、汤等浸湿纱布，污染后及时更换。注意观察伤口有无红肿、化脓、渗血，如有异常及时处理。
  - 呼吸道护理 → 给予超声雾化吸入，指导患者正确有效的咳嗽排痰。使用手法排痰：叩击或振颤法；运用振动排痰仪、体位引流等促进肺复张，预防肺部感染。
  - 用药指导 → 主动脉人造血管置换术后，在重建血管吻合口处动静脉腔内易发生血栓和栓塞。为了防止血栓形成，术后3个月内应给予抗凝治疗，术后6～12小时开始应用抗凝药物，若引流量较多则推迟使用。术后1～2小时挤压引流管1次，观察有无血块，防止血栓形成。
  - 康复锻炼 → 回病房后活动量逐日增加，先可在床上翻身、坐起、拍背、活动手脚等，病情允许后尽早下床活动，可以扶床站立，病房慢走等，以不感到疲劳为度。

图6－3－15　主动脉夹层动脉瘤术后康复护理

第四节　出院准备度

主动脉夹层患者出院准备度见图6－4－1。

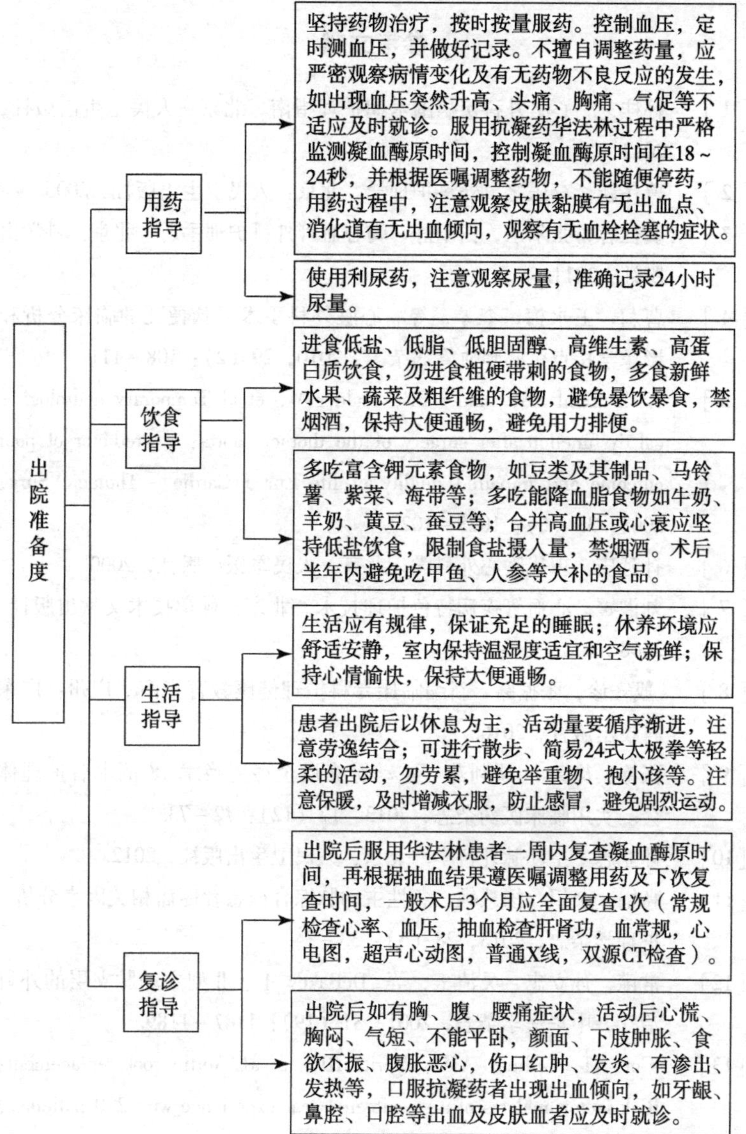

图 6-4-1　主动脉夹层患者出院准备度

参考文献

[1] 孙桂芝．心脏外科疾病围术期护理指南．北京：人民卫生出版社，2013.

[2] 曹伟新，李乐之．外科护理学．北京：人民卫生出版社，2006.

[3] 龚仁蓉，张尔永，白阳静．胸心血管外科护理手册．北京：科学出版社，2011.

[4] 曹莉，王永梅，李琴，等．心脏外科手术后脑梗死的临床分析和影像学特点．心肺血管病杂志，2010，29（2）：108－111.

[5] Kr henbühl ES，Immer FF，Stalder M，et al. Temporary neurological dysfunction after surgery of the thoracic aorta：a predictor of poor outcome and impaired quality of life. Eur J Cardio－Thoracic Surg，2008，33（6）：1025－1029.

[6] 孙延庆．现代胸心外科学．北京：人民军医出版社，2000.

[7] 刘淑媛．心血管疾病特色护理技术．北京：科学技术文献出版社，2008.

[8] 成守诊，张振路．新编临床专科护理健康教育指南．广州：广东科技出版社，2016.

[9] 张艳，徐芸，项利萍．主动脉夹层全弓置换术18例术后护理体会．实用临床医药杂志，2013，17（12）：72－73.

[10] 孙立忠．主动脉外科学．北京：人民卫生出版社，2012.

[11] 高娟，余娟，杨慧敏．急性主动脉综合征患者疼痛相关因素分析．护理学杂志，2013，28（5）：33－34.

[12] 常谦，孙立忠，吴清玉，等．DeBakey Ⅰ、Ⅱ型主动脉夹层的外科治疗．中华医学杂志，2001，81（19）：1187－1189.

[13] Gott VI，Gillinov AM，Pyeritz RE，et a1. Aortic root replacement：Risk factor analysis of a seventeen—year experience with 270 patients. J Thorac Cardiovasc Surg，1995，109：536－545.

[14] 郭家强，吴清玉．心脏外科护理学．北京：人民卫生出版社，2003.

[15] 曲雪芹，于英，常丽丽，等. Stanford A 型主动脉夹层术后并发症护理进展. 齐鲁护理杂志，2017，23（10）：75－76.

[16] 徐佳. 主动脉夹层术后患者出现低氧血症的原因分析及护理. 现代临床护理，2011，10（5）：48.

≪第七章

胸主动脉瘤的护理指引

第一节　概述

一、定义

胸主动脉瘤是指主动脉根部、升主动脉、主动脉弓、降主动脉及降主动脉波及膈下的胸腹主动脉瘤。是各种原因造成的胸主动脉局部或多处向外不可逆性的扩张或膨出，形成的“瘤样”包块，称之为动脉瘤。定量的定义为：动脉管径的扩张或膨出超过其正常动脉管径的1.5倍即为动脉瘤。胸主动脉直径大于正常直径的50%以上即可诊断为胸主动脉瘤。临床上升弓部主动脉直径超过5cm，降主动脉直径超过4cm，即可诊断动脉瘤。

二、病理解剖

1. *真性主动脉瘤*　指主动脉壁和主动脉瘤壁全层均有病变性扩大或突出而形成的主动脉瘤。

2. *假性动脉瘤*　指动脉管壁被撕裂或穿破，血液自此破口流出而被主动脉邻近的组织包裹而形成血肿，多由于创伤所致。

3. *夹层动脉瘤*　又称主动脉内膜剥离。是由于内膜局部撕裂，持续受高压血流冲击，内膜剥离扩展，主动脉形成真假两腔。可根据夹层累及范围分为DeBakeyⅠ、Ⅱ、Ⅲ型。

胸主动脉瘤分型见图7－1－1。

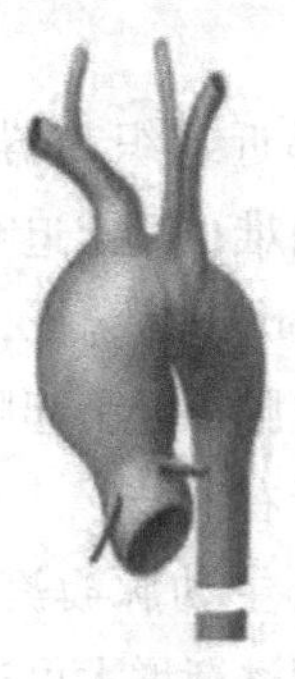
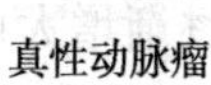

真性动脉瘤

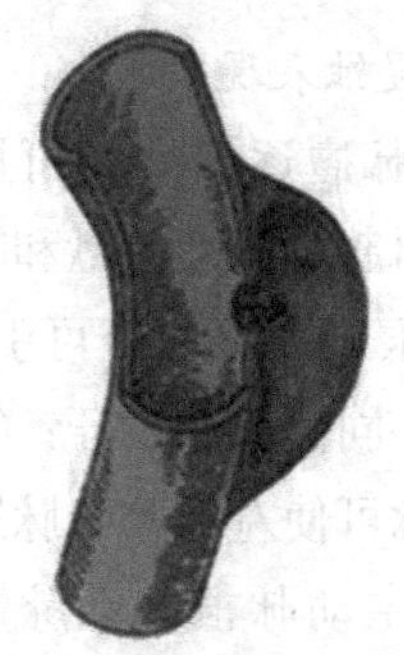

假性动脉瘤

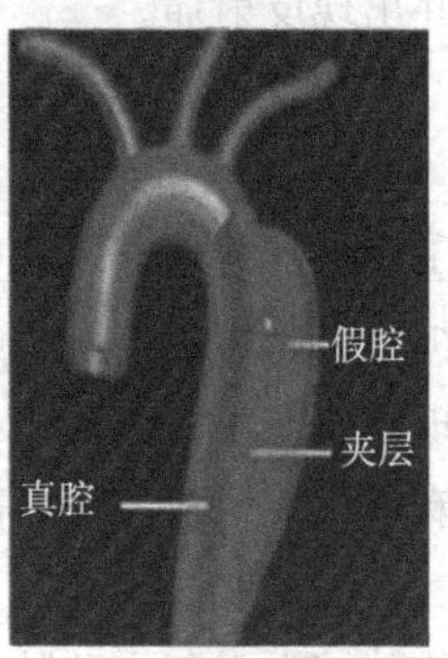

夹层动脉瘤

图 7-1-1　胸主动脉瘤

三、病理生理

主要病理改变是动脉壁中层弹力纤维变性、断裂或坏死，丧失弹性，导致局部脆弱。由于主动脉内高压血流的冲击，使动脉局部向外膨出扩大，形成动脉瘤。病变多为局限性梭形改变，动脉瘤逐渐扩大，压迫周围组织或器官时，会产生持续性疼痛，或引起受压器官功能失常。瘤体的继续扩大，可在瘤壁薄弱部位穿破，发生大出血而死亡，或引起受压器官功能失常。

四、临床表现

早期多无症状，仅在瘤体增大到一定程度并压迫或侵犯邻近器官和组织后才出现临床症状。

1. *胸痛*　因管壁扩张牵拉动脉壁内神经所致，多为胀痛和跳痛，位于胸骨后或背部，呈间歇性或持续性；若肋骨、胸骨、脊椎受侵蚀以及脊椎神经受压迫时，胸痛加重。胸降主动脉瘤疼痛位于胸部。有时因瘤体压迫侵蚀骨质及神经时，疼痛可加重，并出现反射痛。

2. 主动脉瘤压迫和侵蚀表现

(1) 压迫症状：动脉瘤逐渐增大可压迫邻近组织和器官：①压迫气管、支气管可引起刺激性咳嗽和呼吸困难；②压迫喉返神经引起声音嘶哑；③压迫交感神经可引起 Horner 综合征，出现眼裂变小，瞳孔缩小，同侧面部少汗；④压迫膈神经引起膈肌麻痹；⑤压迫左无名静脉可使左上腔静脉压高于右上肢。

(2) 侵蚀症状：升主动脉根部动脉瘤累及主动脉瓣瓣环，使其扩大引起主动脉瓣关闭不全的表现。动脉瘤逐渐增大可达颈部胸骨切迹上方，或侵蚀破坏胸廓骨骼，使胸壁出现搏动性肿块。

3. 主动脉瘤破裂的表现　急性胸痛，出血，瘤体破裂出血进入气管可引起大咯血、窒息；瘤体破裂出血进入食管引起呕血，可引起失血性休克，甚至死亡。手术修补是唯一有效的治疗方法。

第二节　常见护理诊断/问题及护理目标

胸主动脉瘤患者常见护理诊断/问题及护理目标见表 7－2－1。

表7-2-1　胸主动脉瘤患者常见护理诊断/问题及护理目标

	常见护理诊断/问题	护理目标
术前	疼痛/与疾病有关	患者发生疼痛次数少或疼痛得到及时控制。
	焦虑、恐惧/与患者对疾病的恐惧、认识不足及担心预后有关	患者及家属焦虑、恐惧减轻或消失。
	心输出量减少/与心功能不全有关	患者病情平稳，血压、心率控制在理想范围。
	知识缺乏/与卫生保健知识掌握不全有关	患者能够正确描述预防本病发生的有关知识。
	潜在并发症：切口感染、出血、心力衰竭、截瘫等	预防感染措施有效，合理应用抗生素，患者未发生感染，未发生出血征象。
术后	心输出量减少/与术前心功能差、术中心肌保护不良、手术时间长等有关	呼吸循环及生命体征平稳，心功能得以改善。
	组织灌注量改变/与术后低血压、心功能差有关	术后血压稳定，并能保证各脏器灌注。
	体液过多/与术后急性肾衰竭有关	患者水肿消失，肾脏功能良好。
	气体交换受损/与术后低氧血症有关	患者未发生低氧血症或发生后得到有效控制。
	感染/与手术时间长及侵入性操作有关	患者未发生感染或感染得到及时控制。
	营养失调，低于机体需要量/与机体摄入不足、消耗增加有关	获取充足的营养和能量，满足机体的需求。
	潜在并发症：出血、急性肾功能衰竭、意识障碍	患者未发生并发症和并发症得到及时处理。

第三节　护理措施

一、术前护理

1. 常规准备　见图7－3－1。

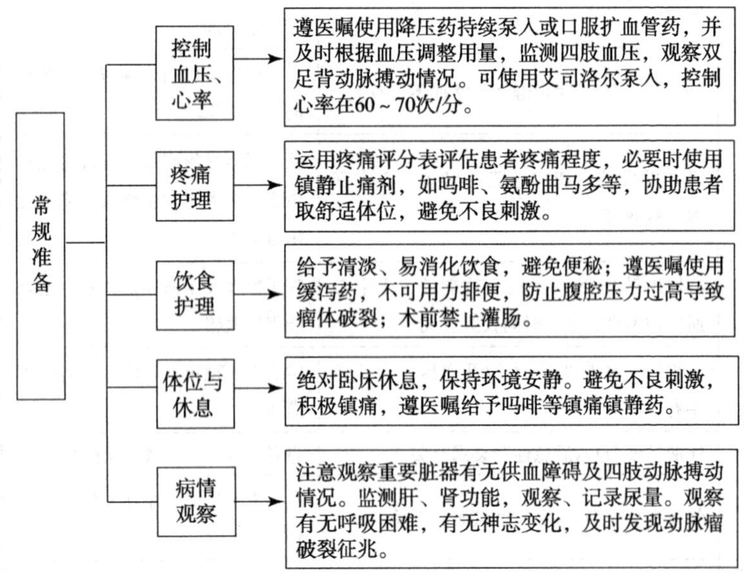

图7－3－1　胸主动脉瘤的术前常规护理

2. 心理准备　见图7－3－2。

3. 术前宣教及访视

（1）病房宣教：见图7－3－3。

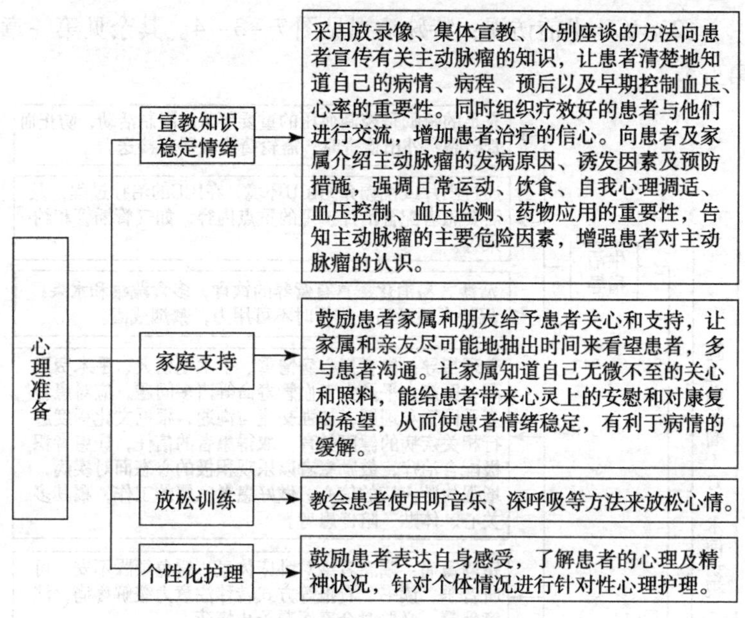

图 7－3－2　胸主动脉瘤的术前心理准备

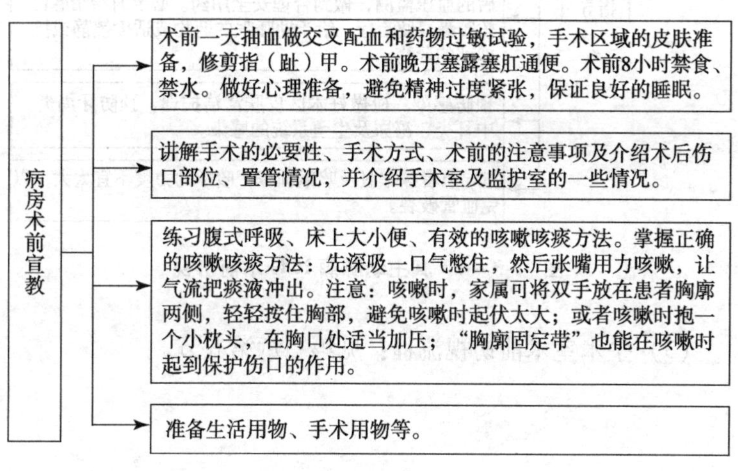

图 7－3－3　胸主动脉瘤病房术前宣教

（2）ICU 术前访视：特殊访视见图 7－3－4。其余见第一章第五节。

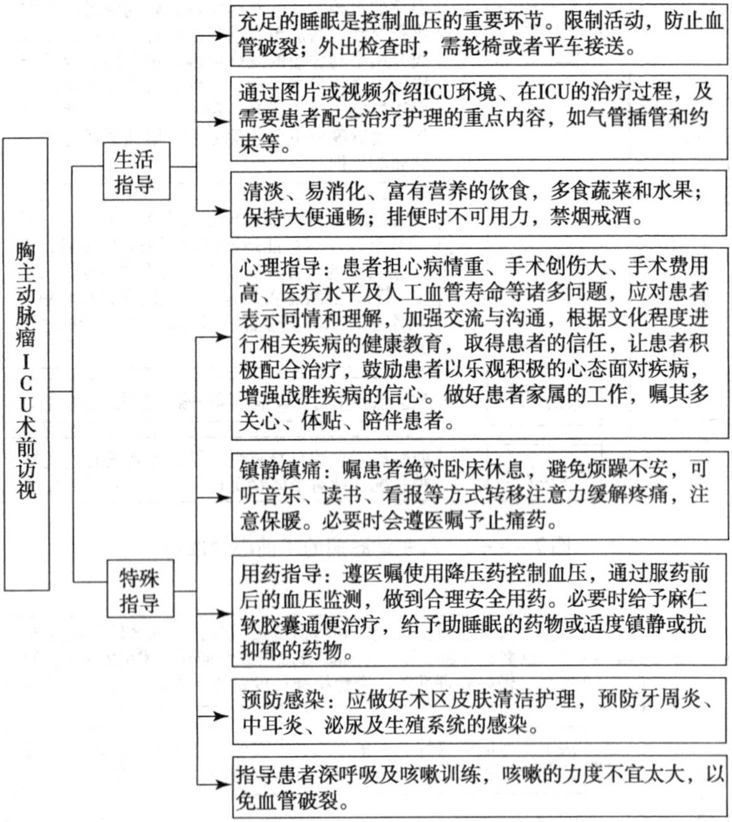

- 胸主动脉瘤ICU术前访视
  - 生活指导
    - 充足的睡眠是控制血压的重要环节。限制活动，防止血管破裂；外出检查时，需轮椅或者平车接送。
    - 通过图片或视频介绍ICU环境、在ICU的治疗过程，及需要患者配合治疗护理的重点内容，如气管插管和约束等。
    - 清淡、易消化、富有营养的饮食，多食蔬菜和水果；保持大便通畅；排便时不可用力，禁烟戒酒。
  - 特殊指导
    - 心理指导：患者担心病情重、手术创伤大、手术费用高、医疗水平及人工血管寿命等诸多问题，应对患者表示同情和理解，加强交流与沟通，根据文化程度进行相关疾病的健康教育，取得患者的信任，让患者积极配合治疗，鼓励患者以乐观积极的心态面对疾病，增强战胜疾病的信心。做好患者家属的工作，嘱其多关心、体贴、陪伴患者。
    - 镇静镇痛：嘱患者绝对卧床休息，避免烦躁不安，可听音乐、读书、看报等方式转移注意力缓解疼痛，注意保暖。必要时会遵医嘱予止痛药。
    - 用药指导：遵医嘱使用降压药控制血压，通过服药前后的血压监测，做到合理安全用药。必要时给予麻仁软胶囊通便治疗，给予助睡眠的药物或适度镇静或抗抑郁的药物。
    - 预防感染：应做好术区皮肤清洁护理，预防牙周炎、中耳炎、泌尿及生殖系统的感染。
    - 指导患者深呼吸及咳嗽训练，咳嗽的力度不宜太大，以免血管破裂。

图 7－3－4　胸主动脉瘤 ICU 术前访视

（3）手术室术前访视流程：见第一章第五节。

二、术中护理

（一）全主动脉弓切除并人工血管置换及象鼻支架植入术

1. 用物准备

（1）手术器械：同室间隔缺损。

（2）特殊器械：同 Bentall 手术。

（3）常规布类：同室间隔缺损。

（4）一次性用物：缝线（图 7－3－5）及内植入物（图 7－3－6 至图 7－3－8）。

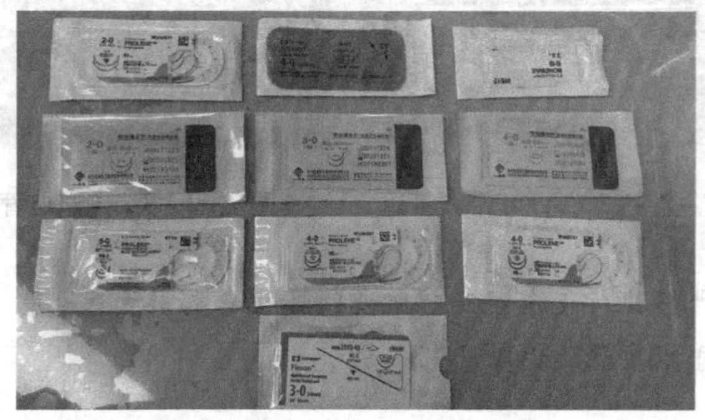

图 7－3－5　缝线

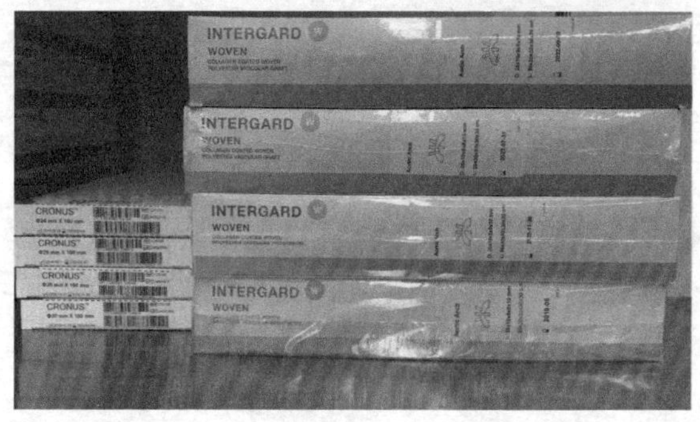

图 7－3－6　象鼻支架及四分叉人造血管

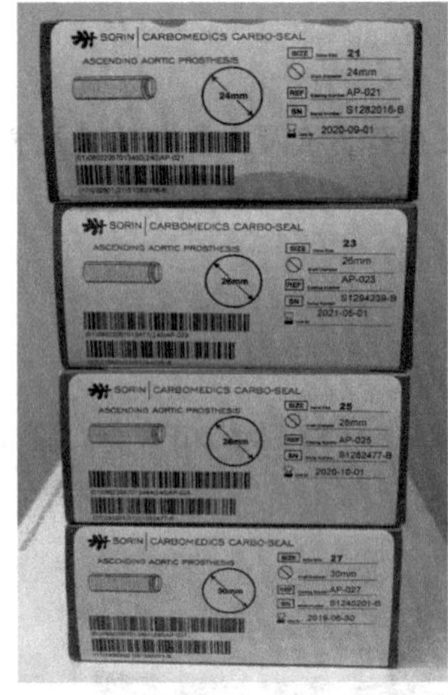

图7－3－7　Carbol带瓣管道

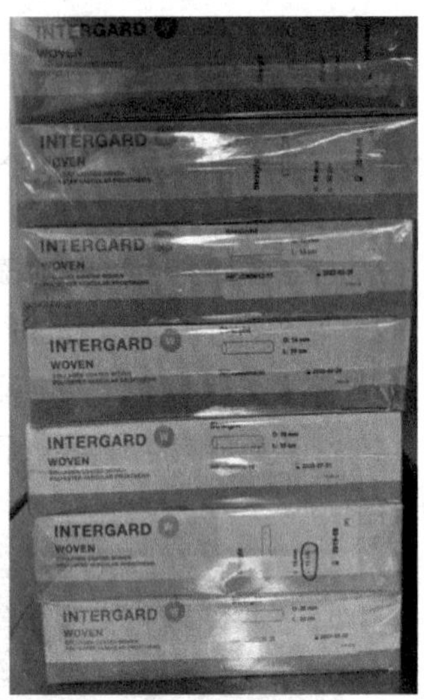

图7－3－8　人造血管

2. 严格执行手术室安全核查制度及手术室清点制度

3. 手术步骤　见图7－3－9。

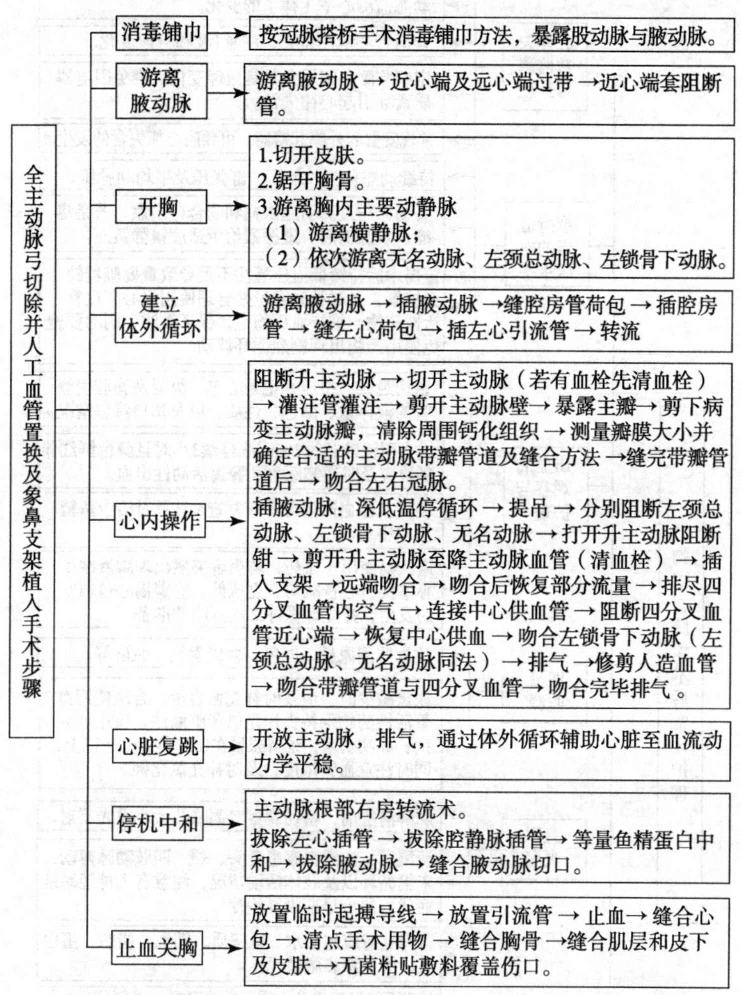

图7-3-9　全主动脉弓切除并人工血管置换及象鼻支架植入手术步骤

三、术后护理

1. 术后常规护理　见图7-3-10。

- 胸主动脉瘤术后常规护理
  - 心律失常监测与护理
    - 动态监测心率（律）的变化。
    - 定时行心电图检查，注意T波和ST段变化。
    - 定期监测电解质尤其是血钾变化，避免因电解质紊乱引起心律失常。
    - 常规安置心外膜起搏器，可预防心律失常的发生。
  - 维持适当的血压水平
    - 持续动态监测收缩压、舒张压及平均动脉压。
    - 警惕血压过高引起渗血和吻合口出血，若是疼痛、烦躁引起，遵医嘱给予适度镇静镇痛。
    - 警惕术后持续低血压灌注不足导致重要脏器缺血缺氧，及时补充容量并合理使用强心、血管活性药物，维持血压稳定，保证灌注，同时要避免使用药物出现剧烈循环波动。
  - 出血的观察与护理
    - 密切观察，挤压并记录心包、纵隔及胸腔引流管的液体量、颜色、性质，以及切口渗血情况。
    - 成人引流液超过200ml/h,连续3小时且颜色鲜红伴凝块应及时通知医生，警惕活动性出血。
    - 使用自体血回输患者应复查ACT及时给予鱼精蛋白中和。
    - 遵医嘱使用止血药，若患者突然出现胸液减少、心率快、心音减弱、血压低，应警惕心包填塞的发生，并立即做好二次开胸的准备。
  - 尿量监测
    - 注意监测尿量、尿色、血尿素氮、肌酐等。
    - 尿量减少时，应及时补充血容量，合理使用血管活性药物保持血压足够肾脏灌注。应用利尿剂，如呋塞米，维持尿量在1ml/（kg·h）以上，同时注意血钾浓度，及时补充氯化钾。
  - 意识观察
    - 麻醉清醒前，密切观察双侧瞳孔大小及光反射。
    - 清醒后，注意观察患者头、颈、四肢动脉搏动，末梢循环以及肢体活动情况，注意有无神经系统症状，便于早期康复治疗。
  - 营养支持
    - 营养支持应包括水、电解质、糖类、脂肪、蛋白质、维生素和微量元素。
    - 对于不能经口进食，胃肠功能存在（或部分存在）的患者优先考虑给予肠内营养，例如可以行鼻饲管喂养，并做好观察记录，防止腹泻、腹胀的发生。
    - 任何原因引起的导致胃肠道不能使用或应用不足的患者，应考虑肠外营养或联合运用肠内营养。
    - 心脏术后宜选择热卡密度较高的营养配方，适当增加碳水化合物比例，并严密监测心脏功能。

图7－3－10　胸主动脉瘤术后常规护理

2. 术后并发症预防及护理 见表7-3-1。

表7-3-1 胸主动脉瘤术后并发症预防及护理

常见并发症	原因	临床表现	护理措施
术后出血	1. 创面渗血不止 2. 止血不彻底 3. 吻合口缝线撕裂	患者血压下降，引流液增多呈鲜红色，面色苍白，脉搏细数。	1. 术后早期积极控制血压，对血压过高患者使用硝酸甘油、硝普钠等扩血管药物。 2. 密切观察引流液的量、颜色、性质并做好记录，10~20分钟挤捏引流管1次，防止血液黏稠或血块堵塞管道，术后引流液超过4ml/（kg·h）或任何1小时>500ml，应考虑是否有活动性出血或鱼精蛋白中和肝素量不足，急查激活全血凝固时间（ACT），及时遵医嘱给予止血药物和补充鱼精蛋白，防止肝素过量；如引流液量突然减少或停止，要警惕心包填塞，一旦确诊立即开胸止血。 3. 调整凝血机制紊乱：对于体外循环术后非外科性出血的原因，如血液稀释、肝素未完全中和、鱼精蛋白过量等因素，术后输入新鲜血浆、凝血因子、血小板、纤维蛋白等增加血浆中凝血因子，可有效地减少术后渗血。 4. 如调整凝血机制后患者引流液未减少并且循环难以维持，应考虑为外科出血（创面渗血不止或止血不彻底及吻合口缝线撕裂等），立即行外科手术止血。

续表

常见并发症	原因	临床表现	护理措施
神经系统并发症	1. 麻醉因素 2. 脊髓及周围神经损伤 3. 神经系统保护不当和栓塞造成	意识恢复缓慢、苏醒延迟，或清醒后发生再昏迷、谵妄、躁动、偏瘫、抽搐、失语、视力障碍、幻觉，认知、定向及记忆力减退等。	1. 脊髓及周围神经损伤：患者清醒后观察患者四肢活动情况，若脊髓供血受到手术影响，将影响不同供血区而出现不同临床表现，如下肢瘫痪、无力，急性尿潴留，痛觉减退，体温下降，出现病理反射等。周围神经受损伤症状更为多样化，如臂丛神经损伤表现手运动无力，感觉异常，三头肌反射减弱；尺神经受损可有手无力；腓神经受损有足下垂等。术后应根据大血管病变部位，采用的手术方法，仔细观察及时检查，早期发现异常，尽快治疗。 2. 神经系统保护措施不当和栓塞造成该并发症，高龄和血压不稳定是重要的危险因素。因此，术中除低温应选择性脑灌注，注意彻底排气，清除血栓，保护好或重建主要肋间供血动脉，术后防止控制血压过低，引起脑组织灌注不足；合理使用抗凝药物，防止血栓形成堵塞脑血管。 3. 神经系统并发症目前无特效治疗，主要为减轻脑水肿，维持稳定的血流动力学、满意的血氧分压和水、电解质、酸碱平衡。冬眠疗法和头部降温也能有效地减少脑组织代谢，提高对缺氧的耐受力。

续表

常见并发症	原因	临床表现	护理措施
急性呼吸衰竭	1. 深低温和体外循环时间长，肝素化后的肺损伤。 2. 手术过程中造成的机械性肺损伤。	1. 意识障碍，出现烦躁或神志恍惚，严重时出现昏迷。 2. 心率增快，血压早期升高，后期下降。 3. 呼吸深大急促或呼吸浅慢。 4. 全身发绀。	1. 维持血流动力学稳定；使用呼吸机辅助呼吸减少呼吸做功；适当提高呼气末正压；使用呼吸机期间床头抬高30°~45°预防VAP发生，并按需吸痰，保持气道通畅。 2. 补充胶体提高胶体渗透压，应用激素能降低肺毛细血管的通透性，减轻肺水肿；充分镇静减少对患者刺激。 3. 定时查动脉血气分析，根据结果调节呼吸机参数，保持血气分析各项指标在正常范围。 4. 拔管后给予胸部、背部叩击体疗，指导有效咳嗽；对痰液黏稠者给予氧气雾化吸入，遵医嘱合理使用祛痰药物。 5. 术后根据需要做胸部X线片和多普勒超声心动图，及时发现和处理肺不张及胸腔积液。积极治疗肺部感染；营养支持以保证抵抗感染能力。
感染	术野暴露时间长，严重的手术创伤及人造血管移植物的存留、血液的积流。	1. 患者体温反复升高。 2. 伤口疼痛。 3. 伤口血水渗出或有脓性分泌物，长时间伤口不愈合或愈合缓慢。	1. 术后严格执行无菌操作，做好各管道的护理，病情稳定后尽早拔除各类引流管，密切观察手术切口情况，及时更换敷料，加强呼吸道护理，尽早脱离呼吸机防止肺部感染。 2. 监测体温变化，定时检测血细胞参数分析；对体温大于39℃的患者进行特殊物理降温并进行血培养。 3. 遵医嘱正确、合理使用抗生素；预防术后心内膜炎、切口感染和肺部感染。

3. *术后康复护理* 同主动脉夹层动脉瘤术后康复护理（图6-3-15）。

第四节　出院准备度

胸主动脉瘤患者出院准备度见图 7－4－1。

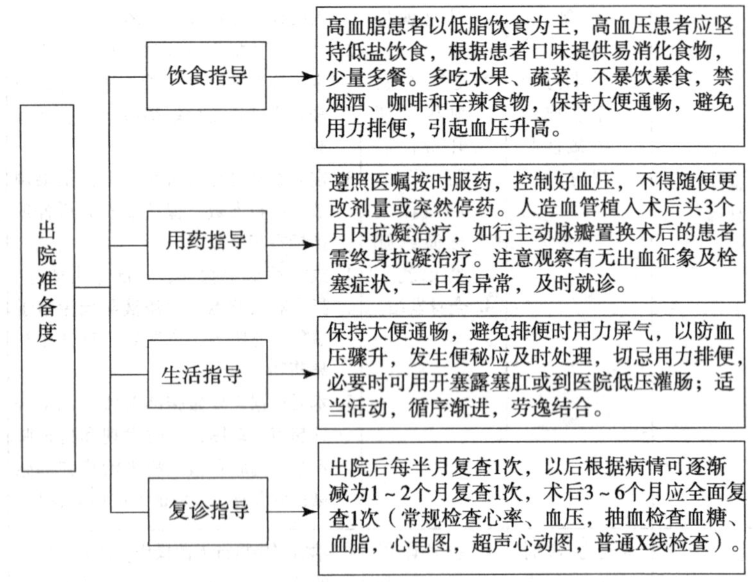

图 7－4－1　胸主动脉瘤出院准备度

参考文献

[1]　郭加强，吴清玉．心脏外科护理学．北京：人民卫生出版社，2003.

[2]　王曙红，李庆印．胸心外科分册．长沙：湖南科学技术出版社，2004.

[3]　李乐之，路潜．外科护理学．北京：人民卫生出版社，2017.

[4]　陆秀花，王新宇．高职护理专业实践教学中的若干问题及对策．当代护士，2008，3：97.

[5] 宋美燕，蔡兰妹. 护理教学查房现状的分析. 国际护理学杂志，2007，26（11）：11.

[6] Mussa FF，Horton JD，Moridzadeh R，et al. Acute aortic dissection and intramural hematoma：a systematic review. JAMA，2016，316（7）：754-763.

[7] 陈树红，邱逸红，梁敏，等. 深低温停循环下升主动脉全弓置换联合降主动脉远端支架"象鼻"植入术的护理配合. 岭南现代临床外科，2017，17（4）：509-511.

[8] 周汝元. 常见心血管病围术期处理. 武汉：武汉测绘科技大学出版社，1993.

[9] Joye LW，Fairbairn JF 2nd，Kincaid OW，et al. Aneurysms of the thoracic aorta；A clinical study with special reference to prognosis. Circulation，1964，29：176.

[10] Kazui T，komztsn S，Yodoyama H. Surgical treatment of aneurysms of the thoracic aorta with the aid of partial cardiopulmonary bypass；Analysis of 95patients. Ann Thorac Surg，1987，43（6）：622.

[11] 张德奎，魏淑珍，张书海，等. 心脏瓣膜替换术后围术期室性心律失常因素探讨及防治研究. 中国医师进修杂志，2006，29（8）：33.

[12] 刘峰，胡建国，周新民，等. Bentall 手术早期并发症的发生原因及处理. 中国心血管外科临床杂志，2006，13（3）：199-201.

[13] 顾恺时. 胸心外科手术学. 上海：上海科学技术出版社，2003.

[14] 吴阶平，裘法祖，黄家驷. 外科学. 第6版. 北京：人民卫生出版社，2000.

[15] Sabiston Spencer. 胸心外科学. 北京：人民卫生出版社，2000.

[16] 陈良万. 主动脉夹层外科学. 北京：人民军医出版社，2000.

[17] 吴玉辉，江蕊，江磊，等. 88 例 Stanford A 型主动脉夹层外科治疗效果. 临床军医杂志，2017，45（11）：1149-1150.

≪第八章

心脏移植的护理指引

第一节　概述

心脏移植适合于经内科治疗无效，在病程中反复发生心跳骤停，充血性心衰反复发作，且不能控制的终末期心脏病的患者，大多为扩张型心肌病、缺血性心肌病等不能经一般外科手术治愈，只有通过心脏移植来挽救患者的生命。心脏移植分原位心脏移植、异位心脏移植和心肺联合移植。原位心脏移植是将病心切除后，将异位的供心移植在心脏正常解剖位置上；异位心脏移植术则不切除患者自身的病心，而另外植入一个供心起辅助循环作用，相当于一个生物泵；心肺联合移植术是切除患者自身的心肺后，将供体的心肺联合移植在胸腔内（图 8－1－1）。

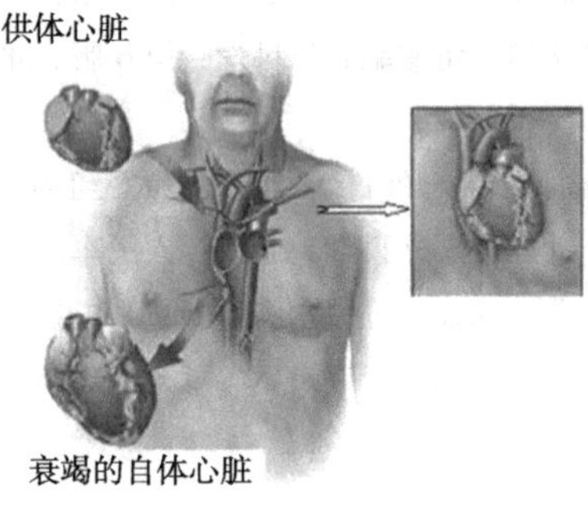

图 8－1－1　衰竭的自体心脏

一、扩张型心肌病

扩张型心肌病（dilated cardiomyopathy，DCM）是原发性心肌病中最常见的，主要特点是不明原因的心脏扩大（图 8－1－2）、收缩功能不全，亦称充血型心肌病。扩张型心肌病起病缓慢，三大常见症状为：心功能不全、心律失常和栓塞。多数病情逐渐进展，死亡原因为顽固性心衰或恶性心律失常。

1. 病理生理　扩张型心肌病心脏常增大，心脏扩张以双侧心室最明显，因而称扩张型心肌病。心腔扩张较轻者，心室壁稍增厚，随着病变发展，扩张加重，心室壁相对变薄，心室壁厚度正常或稍增厚。由于心肌纤维化，心肌收缩无力，射血分值下降，半月瓣口可能出现功能狭窄；左右心室扩张，可致房室瓣口相对性关闭不全；血流反复冲击致房室瓣膜轻度增厚，心肌病变可扩及心内膜，以及心内局部压力的升高局部供血不足，可致心内膜斑状纤维性增厚，约 60% 的病例有附壁血栓形成。冠状动脉正常，或有与患者年龄相适应的动脉硬化性病变，光学显微镜下可见程度不等的心肌细胞肥大，排列不等，胞核增大，半数病例有局灶性纤维化；电镜下可见肥大的心肌细胞核增大，线粒体数目增多，核糖蛋白、糖原颗粒和肌原纤维增多，提示心肌细胞合成代谢旺盛。扩张型心肌病心腔明显扩张，而心室壁增厚不明显，心室壁软弱，收缩无力，射血分值下降，搏出量减少，心腔内残余血量增多，心室舒张末期压力增高，肺血回流受阻，则肺瘀血，左心衰竭。本病大约 1/3 先有左心衰竭，有的起始即为全心衰竭。扩大的心腔中有附壁血栓形成，因而动脉栓塞常见，由于心肌纤维化可累及起搏及传导系统，易引起心律失常（图 8－1－3，图 8－1－4）。

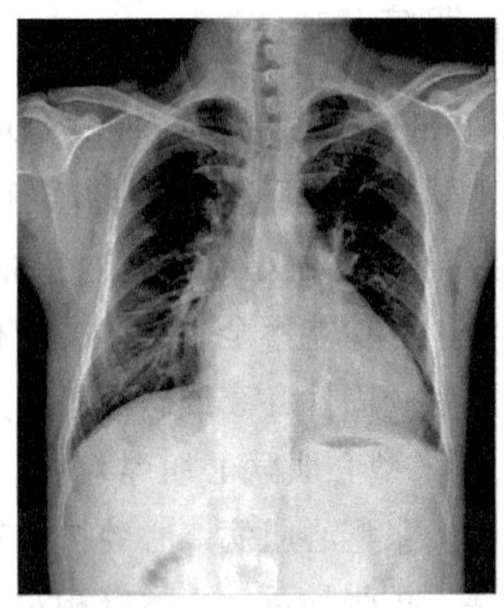

图 8－1－2　全心扩大

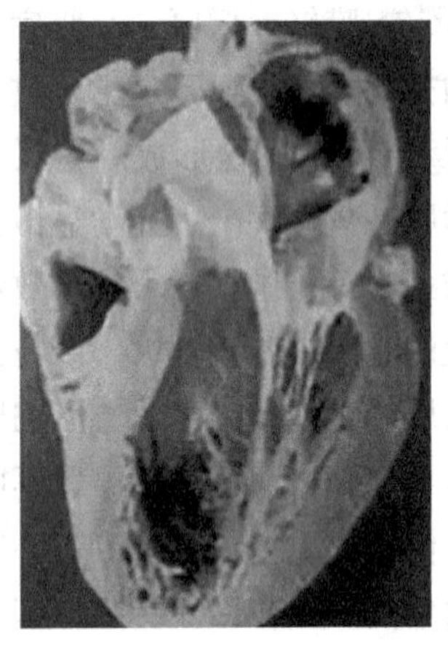

图 8－1－3　正常心脏

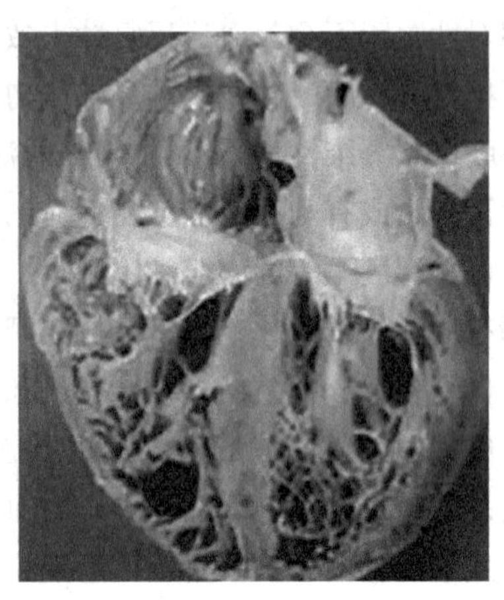

图 8－1－4　张扩型心肌病

2. 临床表现　以中年人居多，起病多缓慢，有时可达 10 年以上。症状以充血性心力衰竭为主，其中以气短和水肿最为常见。最初在劳动或劳累后气短，以后在轻度活动或休息时也有气短，或有夜间阵发性呼吸困难，患者常感乏力。

体检见心率加速，心尖搏动向左下移位，可有抬举性搏动，心浊音界向左扩大，常闻及第三音或第四音，心率快时呈奔马律。由于心腔扩大，可有相对性二尖瓣或三尖瓣关闭不全所致的收缩期吹风样杂音，此种杂音在心功能改善后减轻。晚期病例血压降低，脉压差小，出现心力衰竭时舒张压可轻度升高，交替脉的出现提示左心衰竭，脉搏常较弱。

心力衰竭时两肺可有啰音。右心衰竭时肝脏肿大，水肿的出现从下肢开始，晚期可有胸、腹腔积液，出现各种心律失常，房室传导阻滞、心室颤动、窦房阻滞，可导致阿－斯综合征，成为致死原因之一。此外，尚可有脑、肾、肺等处的栓塞。

3. *病理解剖*　心室扩张，室壁变薄，纤维瘢痕形成，常有附壁血栓。组织学改变：非特异性心肌细胞肥大、变性，尤其是程度不同的纤维化，心脏很大呈球状，各房室均扩张。摸上去非常软，心肌收缩能力下降，心脏功能下降以及心脏变大和扩张，但未见具体的组织学改变。显微镜下可见有心肌纤维肥大，同时可见明显的黑色的细胞核，伴有心肌间质性纤维化（图 8－1－5 至图 8－1－7）。

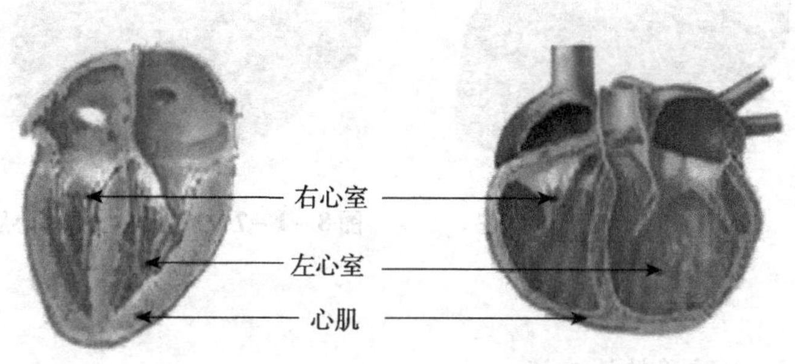

图 8－1－5　扩张型心肌病理解剖对比示意图

4. *治疗原则*　预防导致心衰加重的诱因，如劳累、感染、心律失常、快速输液等。药物治疗主要针对心功能不全。

（1）一般治疗：卧床休息，必要时使用镇静剂，心衰时低盐饮食。

（2）防治心律失常和心功能不全。

（3）有栓塞史者行抗凝治疗。

（4）有大量胸腔积液者，行胸腔穿刺抽液或胸腔闭式引流术。

（5）严重患者可考虑行手术治疗或心脏移植。

（6）对症、支持治疗。

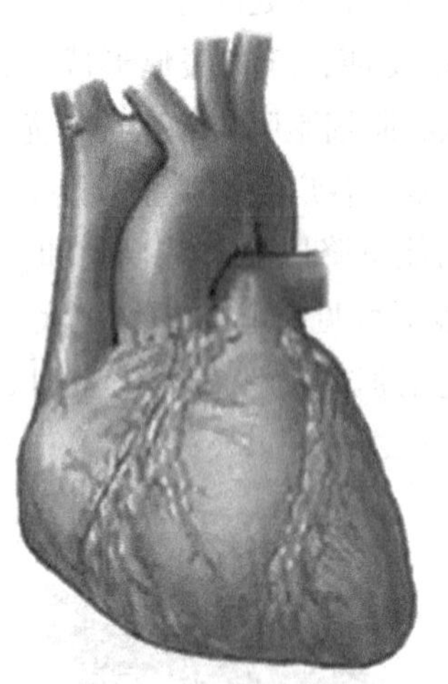

图8－1－6　正常心脏

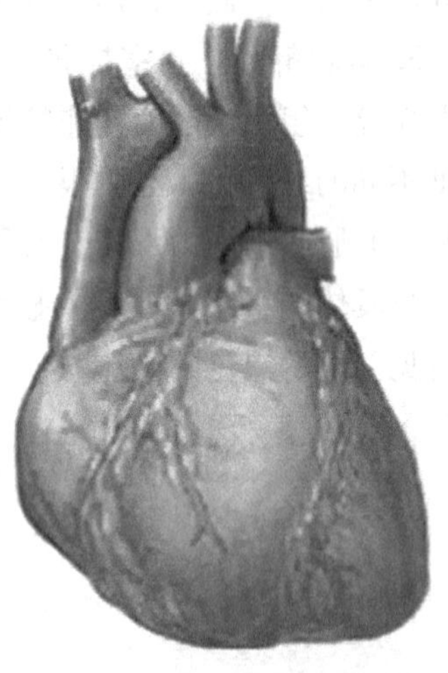

图8－1－7　扩张型心肌病心脏

5. 心脏移植适应证

（1）终末期心力衰竭，经系统的内科治疗或常规外科手术均无法使其治愈，如果不进行心脏移植，预测寿命达到1年的可能性小于50%。

（2）其他脏器（肝、肾、肺等）无不可逆性损伤。

（3）患者及其家属能理解与积极配合移植手术治疗。

（4）适合心脏移植的常见病症：①晚期原发性心肌病，包括扩张型、肥厚型及限制型心肌病；②手术和其他措施无法治疗的冠心病；③无法用换瓣手术治疗的终末期多瓣膜病；④无法用矫治手术根治的复杂先天性心脏病，如左心室发育不良等；⑤其他难以手术治疗的心脏外伤、心脏肿瘤等；⑥心脏移植后移植心脏广泛性冠状动脉硬化、心肌纤维化等。

近年人们公认的心脏移植指征：心衰存活指数（HFSS）<8.1；峰值氧耗（运动试验最大耗氧量测定 VO_2）低于 10ml/(kg · min)；内科无法纠治的顽固性Ⅲ～Ⅳ级心衰；内科与手术均无法纠治的心肌缺血；药物、起搏器、手术均不能纠治的症状性室性心律失常等。

6. 心脏移植禁忌证　并不是所有的心衰患者都适合做心脏移植手术，当合并心脏以外的其他系统严重疾病时被认为存在心脏移植的禁忌证。以下情况将会增加手术并发症的发生：

（1）患有不可逆的严重的肝脏、肾脏或肺部疾病以及难以控制的高血压。

（2）严重糖尿病伴有终末器官损伤（糖尿病肾病，糖尿病神经病变/视网膜病变）。

（3）严重外周血管/中枢系统血管疾病，不能介入/手术治疗的外周血管疾病。

（4）肺动脉高压或肺循环阻力增高。

（5）5 年内活动性或近期发现的实体器官、血液系统恶性肿瘤。

（6）病理性肥胖（体重指数 >35kg/m^2）或恶液质（体重指数 <18kg/m^2）。

（7）年龄 >72 岁（各个移植中心对年龄上限掌握有所差

别）。

（8）6个月内药物、烟草或者酒精滥用史。

7. 手术分类

（1）原位心脏移植：原位心脏移植手术是从胸骨正中开胸，暴露纵隔，打开心包，切断大血管后通过体外循环机进行辅助循环。供体的心脏在取出之前，给予心肌停跳液处理使心脏停搏，取出后放入冰中保存。通常供体心脏可以在冰中保存4~6小时。衰竭的心脏被切断周围大血管和部分左心房后从受体胸腔中分离出来，剩下的左心房组织保留肺静脉，将供体心脏修剪后植入原心脏部位与受体的血管和剩余左心房组织吻合。供体心脏复跳后，脱离体外循环机，缝合关胸。

（2）异位心脏移植：异位心脏移植指保留受体心脏，且将供体的心脏植入胸腔，并将两个心脏和血管连接形成一个“双心”系统。这种术式能够给受体心脏一个恢复的机会。如果移植失败（如出现排斥反应），可以将出现排斥反应的供体心脏切除。异位移植一般用在供体心脏功能不够强健者（受体体重远较供者体重大，供体心脏较弱，或患有肺动脉高压）。

第二节　常见护理诊断/问题及护理目标

扩张型心肌病常见护理诊断/问题及护理目标见表8-2-1。

表 8－2－1　扩张型心肌病常见护理诊断/问题及护理目标

	常见护理诊断/问题	护理目标
术前	心输出量减少/与心功能不全有关	患者心功能状况改善，能够耐受手术。
	知识缺乏/与缺乏心脏移植相关知识有关	患者及家属了解手术过程及方式，初步了解特殊药物及特殊检查的目的和意义。
	焦虑/与担心手术预后及手术费用有关	患者认识到手术是生存的希望，患者消除焦虑的心理，能满怀信心地接受手术。
	潜在并发症：急性左心衰、心律失常、栓塞、猝死	患者无并发症的发生。
术后	疼痛/与手术切口有关	患者自觉疼痛缓解或减轻，能安静休息。
	有感染的危险/与手术及各种有创监测的插管有关	患者术后无感染发生。
	发热/与致热源与非致热源有关	患者术后体温维持在正常范围。
	出血/与术中止血不彻底及患者凝血功能障碍有关	通过监测及医生有效处理，患者出血减少。
	潜在并发症：排异反应	无排异反应发生。

第三节　护理措施

一、术前护理

1. 常规准备　见图 8－3－1。

- 术前常规准备
  - 评估病史
    - 采集现病史、既往史及疫苗接种情况，评估心功能状态，有无其他合并症，有无手术禁忌，有无发热、感染或潜在感染。
    - 评估患者的营养状态。
  - 实验室检查
    - 肺功能检查：肺功能检查、胸片、血气分析。
    - 肝、肾功能，凝血功能。
    - 消化系统、泌尿系统及妇科检查。
    - 内分泌系统:甲功九项、糖耐量试验。
    - 感染性检查：痰培养、尿培养，大便培养、咽拭子、组织相容性检查：ABO血型测定、淋巴细胞毒试验、组织相溶性试验。
  - 心脏检查
    - 心脏彩超、心电图及24小时动态心电图；原发病为冠心病或40岁以上男性需做冠状动脉造影，明确冠状动脉疾病；肺动脉测压：如肺血管阻力＞6个Wood单位，使用降低肺血管阻力的药物，肺动脉压力仍不降低，应作为心脏移植的禁忌证。
    - 心导管检查护理：（1）术前皮肤准备；（2）术后观察穿刺点有无渗血及血肿，穿刺点加压包扎，给1kg盐袋压迫6小时，患肢制动24小时，对比健侧肢体，观察穿刺点远端动脉搏动情况，观察皮肤温度、颜色、感觉、功能运动。
  - 受体的维护
    - 心功能的维护：持续心电监测，按时巡视，严密监测生命体征，观察病情变化，保持水、电解质平衡及内环境稳定；遵医嘱使用强心、利尿、扩血管等药物治疗；准确记录24小时尿量，控制补液速度及液体入量；必要时应用IABP或心室辅助装置作为过渡。
    - 呼吸功能锻炼：如缩唇式腹式呼吸，注意上肢和肩背肌肉的锻炼，卧床病人也可适当锻炼。
    - 防止并发症（心律失常、栓塞、猝死）的发生。
    - 改善患者的营养状况：请营养师制定营养食谱，为患者创造舒适安静的进餐环境，保证营养的摄入；对于经口进食不足的患者，可给予静脉高营养。
    - 休息与活动：患者病情允许的情况下可在室内活动，活动量以无自觉劳累为准。如夜间睡眠不佳，可服用辅助睡眠的药物。
    - 患者安置于术前病房：病房及床单元常规清洁、消毒，环境安静、舒适、离护士站近，便于患者病情变化时及时处理。

图 8－3－1　心脏移植术前常规准备

2. 心理准备　见图 8－3－2。

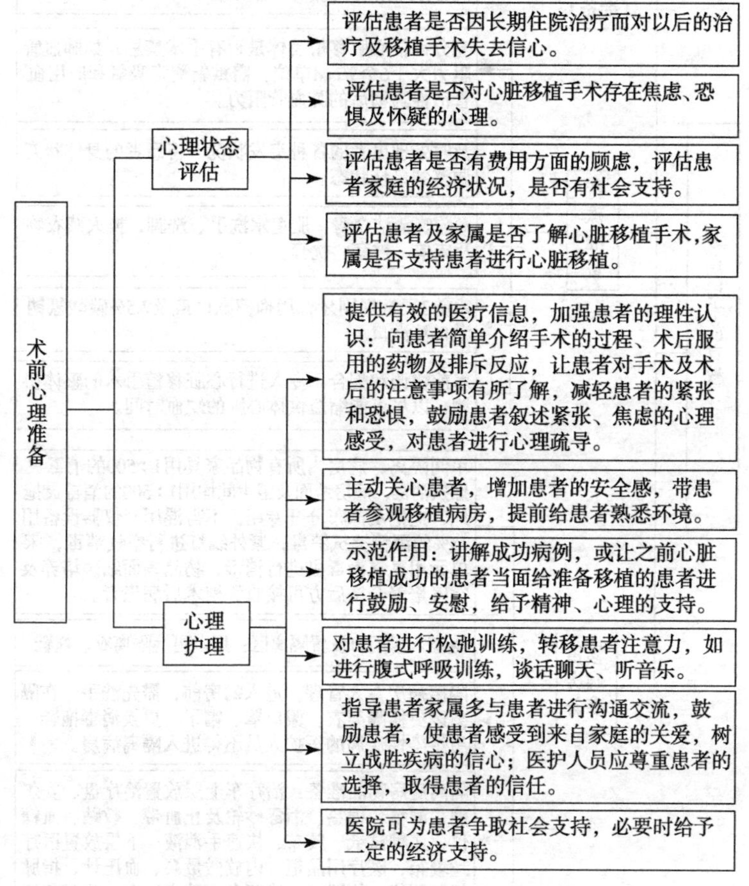

图 8－3－2　心脏移植术前心理准备

3. 术前宣教

（1）病房术前宣教：见图 8－3－3。

- 病房术前宣教
  - 常规准备
    - 同常规全麻体外循环手术准备。
  - 特殊准备
    - 充分评估心脏移植受体是否有手术禁忌；如肺血管阻力大于6个Wood单位，需重新测定吸氧和应用血管活性药物后的肺血管阻力。
    - 及时处理患者的各种突发状况，将患者的身体状态调整到最佳状态。
    - 术前晚清洁全身，肥皂水洗手、洗脚，换灭菌衣物及床单、被套、枕套。
    - 术前3天常规刷牙，用抑菌漱口液及2.5%碳酸氢钠漱口液漱口。
    - 术前协调和配合：专人进行心脏移植手术的整体协调，以尽可能缩短供体心脏的缺血时间。
  - 移植病房准备
    - 单间隔离，病房内所有物品家具用1∶500的消毒灵擦拭消毒，病房地面及卫生间均用1∶500的消毒灵拖地，拖把及抹布分开专用，不得混用，仪器设备用75%的酒精擦拭消毒；紫外线灯进行空气消毒，床单元用臭氧消毒机进行消毒，物品表面细菌培养及空气培养合格后方可接收移植术后病患者。
    - 隔离病房门口设置隔离区：用以更换隔离衣、拖鞋。
    - 隔离病房专人管理，进入病房前，需先洗手，在隔离区更换隔离衣，戴口罩、帽子，更换消毒拖鞋，患传染性疾病的医护人员不得进入隔离病房。
    - 隔离病房物品准备：治疗车上层放置治疗盘、安尔碘、酒精、棉签、消毒砂轮及止血带、敷贴、血糖仪、血糖试纸、胶布、快速手消液；下层放置医疗垃圾箱；医疗用品柜：内放微量泵、血压计、指脉氧监测仪、体温表、换药盘、消毒纱布、临时起搏器、输液器、输血器、留置针、敷贴、碘伏、电极片、一次性治疗巾及各种型号的注射器；消毒柜：用于患者术后食物消毒及毛巾消毒，所有物品均需消毒处理后方可进入隔离病房。
    - 准备患者及家属衣物、床单元：所有衣物及床单、被套、枕套、帽子均送供应室高温高压消毒灭菌。
    - 患者毛巾用消毒柜消毒，洗漱工具用75%酒精消毒。

图8－3－3　心脏移植术病房术前宣教

（2）ICU 术前访视：特殊访视见图 8－3－4。其余见第一章第五节。

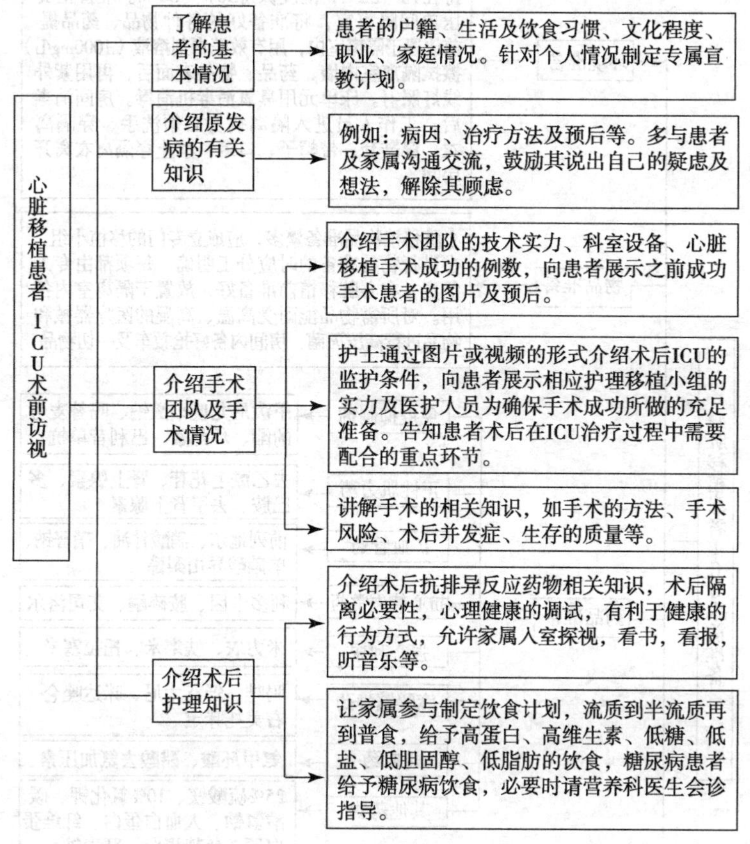

图 8－3－4　心脏移植术患者 ICU 术前访视

（3）手术室术前访视流程：见第一章第五节。

4. 术前 ICU 准备　见图 8－3－5。

心脏移植患者ICU术前准备

- 环境准备 → 感染是造成移植术后近期死亡的主要原因，因此术后患者所处的环境有着严格的要求。室温应保持在18～22℃，湿度保持50%～60%。准备正负压单间隔离室，将准备好的各种物品、药品提前放置于隔离室内，用有效消毒剂溶液（1000mg/L）擦拭隔离室内墙、药品、物品表面后，再用紫外线灯照射。床单元用臭氧消毒机消毒。房间消毒后，工作人员进入隔离病房必须洗手、穿隔离衣、穿鞋套、带帽子、口罩，禁止穿隔离衣离开房间。
- 物品准备 → 心脏移植物品准备繁多，应成立专门的移植小组，在进行物品准备的时应分工明确，每项都由专人负责，在心脏移植前准备好，放置于隔离室内备用。对所需物品能耐受高温、高湿的医疗器械和物品进行高压灭菌，房间内备好抢救车及一切物品。
- 药品准备
  - 免疫抑制剂 → 甲泼尼龙琥珀酸钠、吗替麦考酚酯、环孢素、巴利昔单抗
  - 正性肌力药 → 去乙酰毛花苷、肾上腺素、多巴胺、去甲肾上腺素
  - 扩血管药 → 前列地尔、硝酸甘油、硝普钠、单硝酸异山梨酯
  - 抗心律失常药 → 利多卡因、胺碘酮、艾司洛尔
  - 强心利尿 → 米力农、呋塞米、托拉塞米
  - 麻醉镇静药 → 吗啡、舒芬太尼、咪达唑仑、右美托咪定
  - 止血药 → 氨甲环酸、醋酸去氨加压素
  - 其他药物 → 25%硫酸镁、10%氯化钾、碳酸氢钠、人血白蛋白、纤维蛋白原、鱼精蛋白、肝素钠
- 医务人员准备 → 成立专门的心脏移植小组，小组成员应由具有丰富的护理经验人员组成。护理人员的组织和管理要统筹安排，并要配备专职监护人员负责，每个护理人员要了解护理的全过程，制定完善的计划，熟练掌握各种监护技术、急救技术、免疫抑制剂的应用及其副作用的观察，确保术后护理顺利实施。

图 8－3－5　心脏移植患者 ICU 术前准备

二、术中护理

(一) 心脏移植术

1. 用物准备

(1) 手术器械：常规体外器械，同室间隔缺损。

(2) 特殊器械：瓣膜、蚊式钳、冠脉撑开、探条、针镊、冠脉器械。

(3) 操作台：主器械台，副器械台，高米氏修心台（精细镊子，组织剪，针持（图8－3－6）。

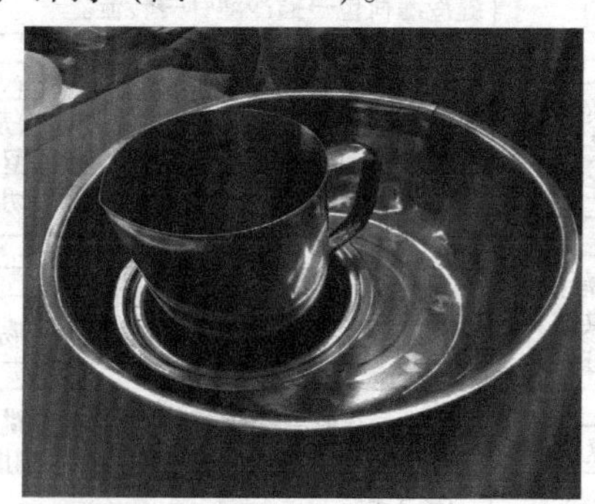

图8－3－6　高米氏修心台

(4) 常规布料：体外敷料，冠脉敷料，体衣，面盆。

(5) 一次性用物：缝线（图8－3－7）。

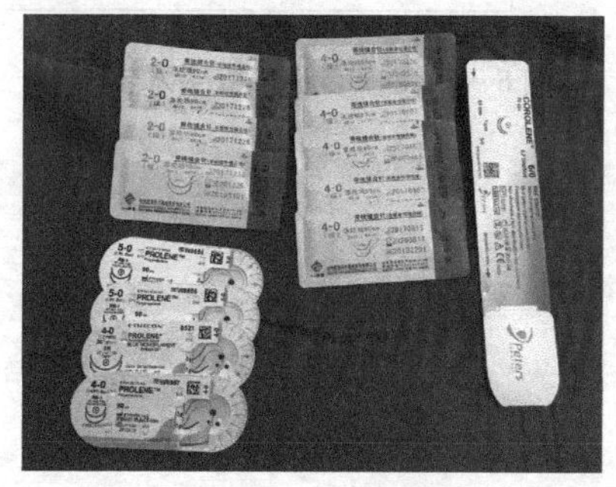

图8－3－7　缝线

2. 严格执行手术室安全核查制度及手术室清点制度

3. 手术步骤　见图8-3-8。

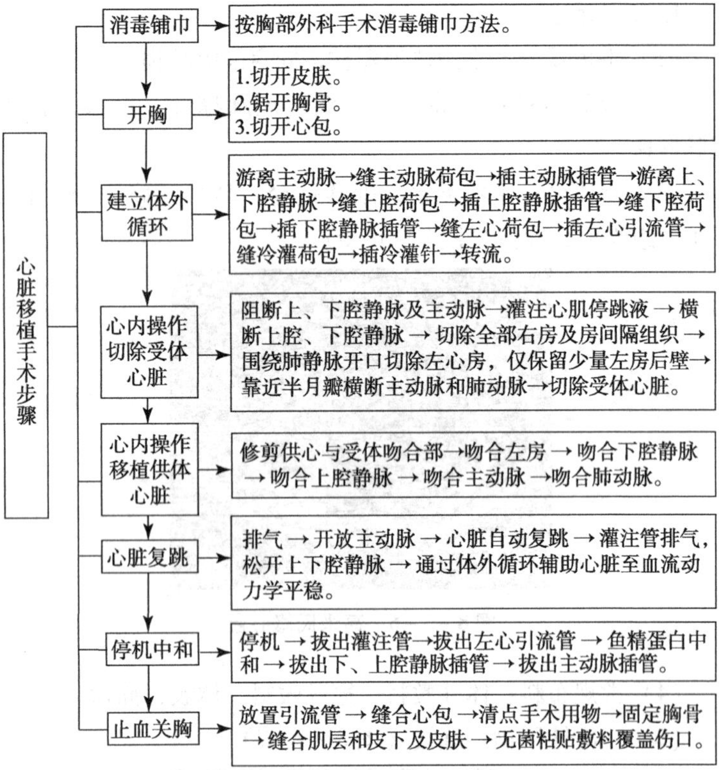

心脏移植手术步骤	步骤	内容
	消毒铺巾	按胸部外科手术消毒铺巾方法。
	开胸	1.切开皮肤。 2.锯开胸骨。 3.切开心包。
	建立体外循环	游离主动脉→缝主动脉荷包→插主动脉插管→游离上、下腔静脉→缝上腔荷包→插上腔静脉插管→缝下腔荷包→插下腔静脉插管→缝左心荷包→插左心引流管→缝冷灌荷包→插冷灌针→转流。
	心内操作切除受体心脏	阻断上、下腔静脉及主动脉→灌注心肌停跳液→横断上腔、下腔静脉→切除全部右房及房间隔组织→围绕肺静脉开口切除左心房，仅保留少量左房后壁→靠近半月瓣横断主动脉和肺动脉→切除受体心脏。
	心内操作移植供体心脏	修剪供心与受体吻合部→吻合左房→吻合下腔静脉→吻合上腔静脉→吻合主动脉→吻合肺动脉。
	心脏复跳	排气→开放主动脉→心脏自动复跳→灌注管排气，松开上下腔静脉→通过体外循环辅助心脏至血流动力学平稳。
	停机中和	停机→拔出灌注管→拔出左心引流管→鱼精蛋白中和→拔出下、上腔静脉插管→拔出主动脉插管。
	止血关胸	放置引流管→缝合心包→清点手术用物→固定胸骨→缝合肌层和皮下及皮肤→无菌粘贴敷料覆盖伤口。

图8-3-8　心脏移植手术步骤

三、术后护理

1. 术后常规护理　见图 8－3－9。

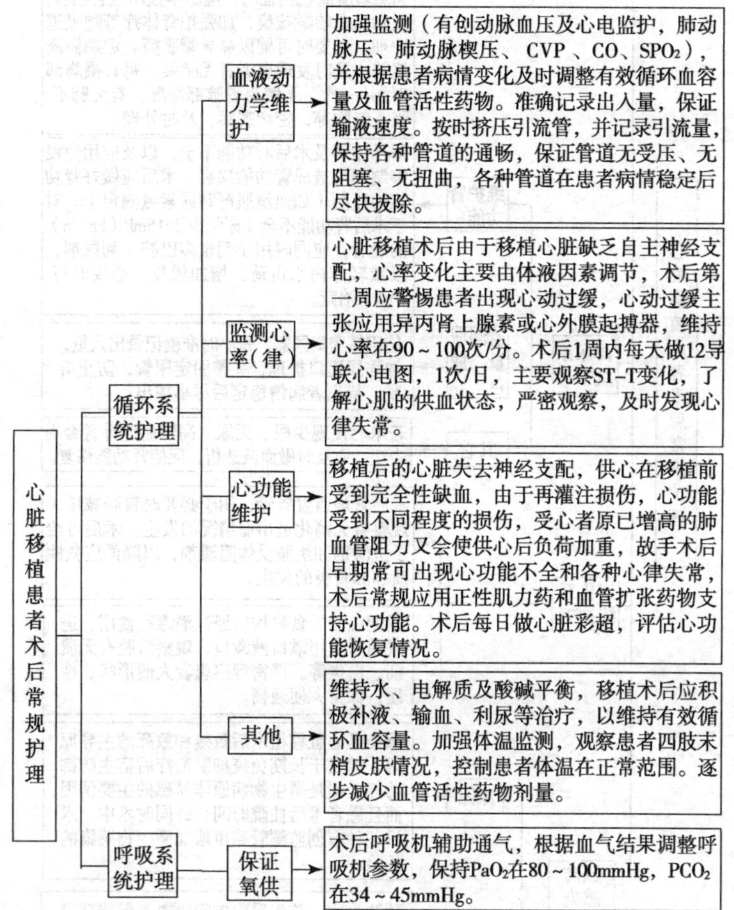

心脏移植患者术后常规护理

- 呼吸系统护理
  - 预防肺部并发症
    - 术后保持呼吸道通畅，预防肺部并发症。当患者清醒时，应抬高床头30°，及时倾倒冷凝水，严格执行无菌操作，预防VAP发生。加强气道湿化，按需吸痰及时清除气道分泌物。
    - 当患者有脱机指征时，应尽早拔出气管插管，鼓励患者咳嗽咳痰，加强拍背体疗等呼吸道护理，必要时可辅以鼻导管吸痰。定期做痰培养，及时发现患者有无感染。每日摄胸部X线片一次，了解患者肺部情况，有无肺不张、气胸等，密切观察，及时处理。
- 泌尿系统护理
  - 维护肾功能 → 体外循环及术后心功能不全，以及应用免疫抑制剂可造成肾功能损害，术后应做好肾功能的监测（如血清肌酐和尿素氮测定）。对于术后肾功能不全（尿量少于0.5ml/（kg·h）的患者，应同时用小剂量多巴胺、利尿剂，以减轻体内水负荷，增加尿量。必要时行CVVH治疗。
  - 监测尿量，尿色 → 使用精密集尿器，每小时准确记录出入量，加强尿道口护理，妥善固定尿管，防止滑脱，待患者病情稳定后尽早拔出。
  - 其它 → 若术后发现少尿、无尿、高钾血症等肾衰竭表现，应及时做血液透析，促使肾功能恢复。
- 消化系统护理
  - 术后常规留置胃管，用于必要时胃肠减压，观察有无消化道出血情况的发生。术后可给予抗酸剂和组胺受体阻滞剂，以降低应激性溃疡和胃炎的发生。
  - 早期患者的食物均应经过消毒后食用，进餐前后应用漱口液漱口，观察口腔有无溃疡、白斑等。严密观察患者大便形状、性质，保持大便通畅。
- 预防感染
  - 原因 → 感染是心脏移植术后致残和致死的主导原因。继发于长期免疫抑制治疗后宿主防御功能受损是微生物病原体易感的主要诱因，而且患者术后住院时间长，同时术中、术后各种有创监测管路也增加微生物感染的危险。
  - 预防措施 → 预防为主，首先采取单间隔离，保持环境相对无菌；患者使用的物品都必须经过高压消毒后方可使用；为保持监护室良好的隔离环境，医护人员进入隔离室之前必须穿隔离衣，戴口罩、帽子并换拖鞋；进入隔离室后，洗手后方可接触患者，给患者进行无菌操作时戴无菌手套；尽早拔除各种有创管道和气管插管。

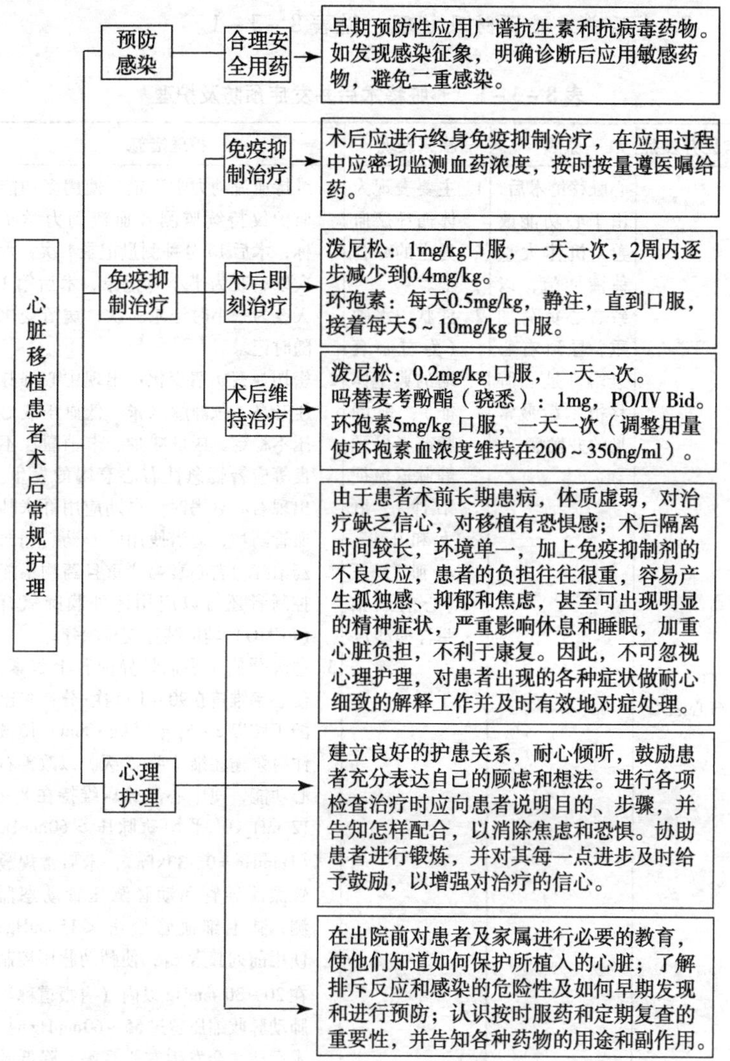

图 8－3－9　心脏移植患者术后常规护理

2. 术后并发症预防及护理　见表8-3-1。

表8-3-1　心脏移术后并发症预防及护理

常见并发症	原因	临床表现	护理措施
右心衰竭	心脏移植术后，由于心功能改善，机体大量体液回流，以致右心负荷加重，导致右心衰竭，是心脏移植术后最常见的并发症。	1. 主要表现为体循环瘀血为主的综合征。 2. 症状：水肿（为右心衰竭的典型体征）、颈静脉征（肝颈静脉返流征阳性）、肝大和压痛、心脏体征（心前区抬举样搏动）。	1. 维持血流动力学稳定，使用多功能监护仪持续监测各血流动力学指标，术后15分钟测量记录1次，六次以后改为半小时记录，术后第1天改为一小时记录一次，病情变化随时记录。 2. 密切观察病情变化：出现中心静脉压升高、颈静脉怒张、低血压或血压不稳定、尿量减少、末梢灌注不良等应警惕急性右心衰竭的发生。出现右心衰竭时，早期应用舒张肺血管药物，适当使用强心药、利尿药治疗。右心衰竭严重且药物不能控制者还可以应用体外膜肺氧合（ECMO）辅助装置支持治疗。 3. 遵医嘱使用小剂量异丙肾上腺素，使心率维持在90~100次/分；多巴酚丁胺以2~5μg/（kg·min）微量注射泵输注维持4~5天，以改善右心功能，使中心静脉压维持在8~12cmH_2O，平均动脉压>60mmHg（1mmHg=0.133kPa），术后常规放置漂浮导管和动脉测压管动态监测，肺毛细血管楔压<15mmHg；使用前列腺素E_1，使肺动脉压控制在20~30 mmHg以内（有报道称当肺动脉收缩压超过55~60mmHg时，术后往往会发生右心衰竭，降低肺动脉压力可以预防右心衰的发生），当前列腺素E_1效果不佳时还可给予波生坦口服或一氧化氮（NO）气体通过呼吸机吸入，降低肺动脉压力。

续表

常见并发症	原因	临床表现	护理措施
			4. 维持水、电解质及酸碱平衡：术后48～72小时内严格控制液体入量，尽量减少容量负荷。循环允许情况下，遵医嘱使用呋塞米利尿，观察并记录每小时尿量。及时纠正水、电解质及酸碱平衡失调。
感染	1. 术中及术后各种有创监测管路等侵入性操作增加了病原微生物感染的风险。 2. 术后患者需要长期住院治疗，其耐药菌株的存在概率增加，从而增加感染的机会。 3. 术后长期应用免疫抑制剂抗排斥治疗导致患者抗感染能力下降，易产生感染。	心脏移植术后感染性并发症最常累及的部位依次为：肺、中枢神经系统、心脏纵隔、胃肠道、泌尿系统、胸骨切口、皮肤等。 1. 肺部感染时，患者常出现发热、咳嗽、咳痰、乏力或呼吸困难等症状，肺部听诊有干啰音、湿啰音。 2. 中枢神经系统感染主要出现急性或亚急性脑膜炎。	1. 采用严格的保护性隔离措施，实时的感染监测是预防心脏移植术后感染最基本、最重要的环节，也是心脏移植手术成功的重要保证。 2. 医护人员进入隔离室前应戴好口罩、帽子，穿隔离衣，接触患者前洗手或用速干手消毒剂进行手消毒，限制入室人员数量。 3. 术后每天监测体温变化，发现异常及时通知医生进行有效处理，必要时遵医嘱查外周静脉血培养。 4. 术后尽可能减少一切不必要的侵入性操作，留置的胃管、尿管、胸腔引流管等应评估尽早拔除。密切观察患者身体所有穿刺置管部位皮肤情况。 5. 每日听诊肺部呼吸音，观察呼吸道分泌物及拍床旁X线片了解肺部情况。 6. 每日监测血象，留取痰、尿、口腔及伤口表面分泌物的标本进行细菌培养。 7. 整个护理过程中严格无菌操作，及时更换有创部位的敷料，观察应用抗生素的效果。 8. 患者的全部用物严格消毒灭菌。食物送入隔离病房之前经专用消毒柜进行消毒。 9. 加强基础护理和生活护理，每日观察口腔有无真菌感染征象。

续表

常见并发症	原因	临床表现	护理措施
出血	术后早期出血多由外科因素及体外循环后患者的凝血机制发生改变所致。	1. 引流液增多。 2. 皮肤黏膜瘀点、瘀斑。 3. 皮下软组织血肿及内脏出血。 4. 咯血及消化道出血。	1. 术后应严密监测患者的血压，防止血压过高造成出血。 2. 定时挤压引流管，观察引流液的量、色及性质，并准确记录术后当天引流液的量，观察伤口敷料的渗血情况，若有异常及时与当班医生进行沟通处理，尽量做到提前干预。 3. 术后遵医嘱抽化验，复查患者的凝血酶原时间活动度，监测患者凝血机制的变化，及时调整治疗方案。
排斥反应	排斥反应是心脏移植患者的非特异性免疫反应。	1. 心电图可出现各导连电压降低，T波倒置及心律失常。 2. 精神萎靡、乏力、食欲下降、嗜睡、心率增快，听诊可闻及舒张期奔马律。 3. 体温突然升高且持续高热。	1. 监测心率（律）、血压的情况，发现异常及时处理。 2. 注意观察有无心脏排斥反应的特异症状，如发热、低血压、心律失常、心悸、食欲缺乏等。 3. 严格卧床休息，保证充足的睡眠，避免情绪激动。 4. 控制水和钠盐的摄入，减轻心脏负担。 5. 大量使用免疫抑制剂时，监测血常规、肾功能、肝功能，每周监测药物浓度。 6. 每4～6小时动态监测动脉血气分析。 7. 床边备开胸包、起搏器，严密观察有无心包填塞、心律失常、出血等并发症，一旦确诊为排斥反应遵医嘱给予排斥反应治疗。 8. 必要时可做心肌活检。

续表

常见并发症	原因	临床表现	护理措施
低心排血量综合征	术后心功能不全。	1. 中心性高热，中心静脉压高，心率快、血压低，脉压差小。 2. 末梢凉，脉搏细弱。 3. 尿量小于1ml/（kg·h）。 4. 高乳酸或代谢性酸中毒，高钾。	1. 术后应常规使用正性肌力和扩血管药物，如多巴胺、多巴酚丁胺和异丙肾上腺素等微量持续泵入，以支持心功能。 2. 泵入特殊药物时密切观察管道有无打折、脱出、渗漏，确保管路通畅。 3. 严格掌握药物剂量，控制输液的量及速度，密切观察患者心率（律）、血压的动态变化，如发现异常，及时向医生汇报并协助处理。 4. 准确记录24小时的出入量，每小时进行出入量的计算，量出为入。保持尿管通畅，观察尿色、尿量，尿量是反应心功能与心排血量的重要指标，注意观察尿量的变化，及时与医生进行沟通，提前干预。
急性肾功能衰竭	术后长时间血压低，肾灌注不足。	1. 水中毒（少尿、无尿）。 2. 电解质紊乱。 3. 酸中毒。 4. 氮质血症。 5. 出血倾向。 6. 血中尿素氮、肌酐明显增高。	1. 急性肾功能衰竭是心脏移植术后常见的并发症。密切观察血压及中心静脉压变化，防止血压过低致肾灌注不足。保持液体出入平衡，有效循环血量足够时，警惕肾功能衰竭的发生。 2. 留置尿管期间，应妥善固定导尿管，防止打折、脱出等，保证尿液引流通畅。心脏移植术后应每小时记录尿量，准确记录24小时出入量。注意观察尿量、尿液颜色、性质等，如有异常，应报告医生并协助处理。 3. 术后急查肾功，12～24小时测一次血尿素氮、血肌酐，每周测一次血肌酐清除率。 4. 急性肾功能衰竭发生时，单纯的药物治疗效果不佳，可采用连续性肾脏替代治疗，能在短时间内减轻容量负荷和清除代谢毒素，以配合药物治疗恢复心功能，从而保证肾脏的有效灌注。

3. 术后康复指导　见图8－3－10。

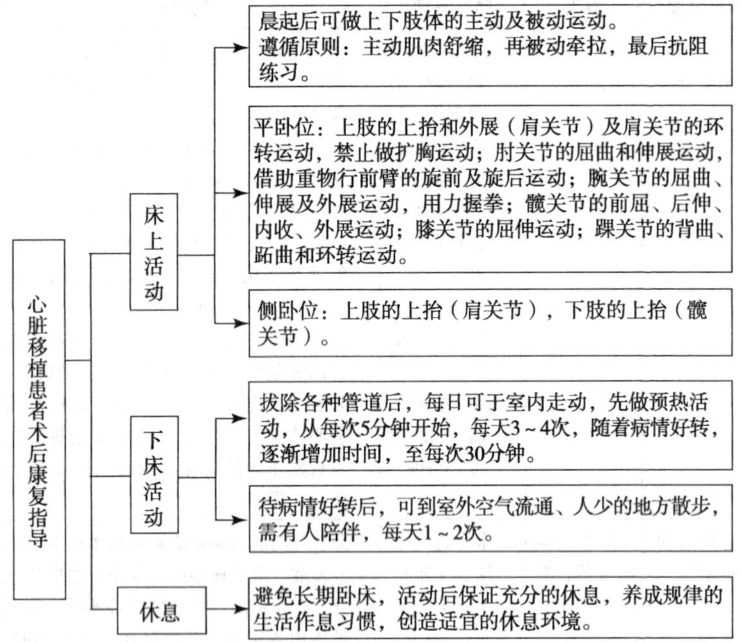

图8－3－10　心脏移植患者术后康复指导

第四节　出院准备度

心脏移植患者出院准备度见图8－4－1。

出院准备度

用药指导

- 服用糖皮质激素有以下不良反应：体重增加、食欲增加、失眠、情绪波动大、高血糖、多毛症、胃溃疡、骨质疏松。此类药物应在早上与食物同服，并注意监测血糖；需根据患者具体情况逐渐减量并选择撤药时间。
- 钙神经蛋白移植剂：临床上常用环孢素，是一种强效免疫抑制剂，其不良反应有厌食、恶心、呕吐等胃肠道症状，牙龈增生伴出血、疼痛，肾功能损害，高血压等，应注意，病毒感染时禁用。环孢素毒性的防治：肝毒性，给予患者保肝药物，监测血药浓度，调整药物用量；肾毒性，给予低钠饮食；注意药物之间的相互作用。
- 抗增生药（如吗替麦考酚酯）：主要不良反应有胃肠道症状，常表现为腹胀、腹泻、恶心、呕吐；骨髓抑制，如白细胞减少、贫血、血小板减少、低血红蛋白等；且会使巨细胞病毒感染的机会增加，所以采用联合用药，对肝肾功能不全的患者适当减量，尽量避免与可致血液系统不良反应的药物同时使用。
- 移植后糖尿病的治疗（与非移植糖尿病患者相似）：包括饮食习惯及生活方式的改变。药物治疗：注射胰岛素治疗及口服降糖药治疗，并监测血糖变化、记录。
- 移植后血管并发症的药物治疗：高血压，使用血管紧张素转换酶抑制剂类、钙通道拮抗剂；高血脂，使用阿伐他汀。
- 在院时教会患者及家属查看医嘱执行单及单粒药物的剂型、剂量、服用方法、时间及注意事项，确保出院后免疫抑制药物的正确服用。

饮食指导

- 饮食原则：给予高维生素、高蛋白、低胆固醇的饮食，可少食多餐，避免食用含脂肪过多及产气的食物，加强营养的同时，要注意控制体重。
- 饮用的自来水的煮沸时间至少为1分钟，刷牙、洗水果的水最好都用煮沸过的水。
- 食物的处理原则：注意食物有效期和新鲜程度，避免食用生食。制作食物后需尽快食用，食用的奶制品是经过消毒，正规储存、运输渠道购买的；接触肉制品、家禽前后，用肥皂水洗手；水果、蔬菜在食用前必须清洗干净；外出就餐时，需注意卫生。

出院准备度 → 生活指导

- 运动：合理运动，与医生一同制定运动计划，控制体重，最初6个月内避免体力消耗较多的运动，开始以散步为宜，运动前后均要预热活动，重视运动中出现的发热、疼痛、心悸、呼吸困难等症状；预防骨质疏松；平衡膳食，补充钙和维生素D，避免主动吸烟及被动吸烟。
- 自驾车及外出：同样取决于患者的恢复情况、体力、判断及反应速度，开始驾车时需有人陪同；建议6个月至1年内外出时最好附近有较好的医院；随身携带药物，有药物的包勿随行李托运；携带足够的药物以便假期延长时应急；随身携带矿泉水，保证饮用水干净；随身携带抗生素，避免到感染多发且医疗设备不完备的景区。
- 学习与工作：结合患者术前的病情、术后恢复情况及从事的工作类型综合考虑，但要避免脱离社会。
- 疫苗接种：禁止接种活疫苗，接种疫苗前主动告知病史，需医生同意方可接种。
- 盆栽和宠物：处理绿植时要戴橡胶手套，避免直接接触腐烂的植物。尽量避免饲养宠物，做好个人防护。
- 生命体征的自我监测：血压测量需定时间、定部位、定体位、定血压计、定人；监测体温，每天至少一次，注意避免影响体温的因素，如进食冷、热饮食，沐浴后需休息30分钟；教会病人及家属计数心率，注意避免在紧张、情绪激动、剧烈运动等情况测量，服用地高辛等对心率有影响的药物前计数心率；注意有无呼吸困难及缺氧的自觉症状。
- 体重及腹围：每周2～3次，均在晨起排便后。测体重使用同一个体重秤，测腹围可平卧或坐位，且在平静呼吸时测量。
- 感染的预防：早晚刷牙，术后3个月内三餐前后用 2.5%的碳酸氢钠漱口液及抑菌漱口液漱口；指导患者、亲密接触的家人、朋友七步洗手法洗手；勿与他人共用餐具、杯子、剃须刀等生活用品；避免使用公共浴缸；避免到人群密集的地方，必须外出时戴口罩；禁止到湖泊或池塘游泳；避免与感冒或有传染病患者接触；有泌尿系统疾病的患者排尿后擦净尿液，使用洁优神（长效抗菌材料）喷涂尿道口。

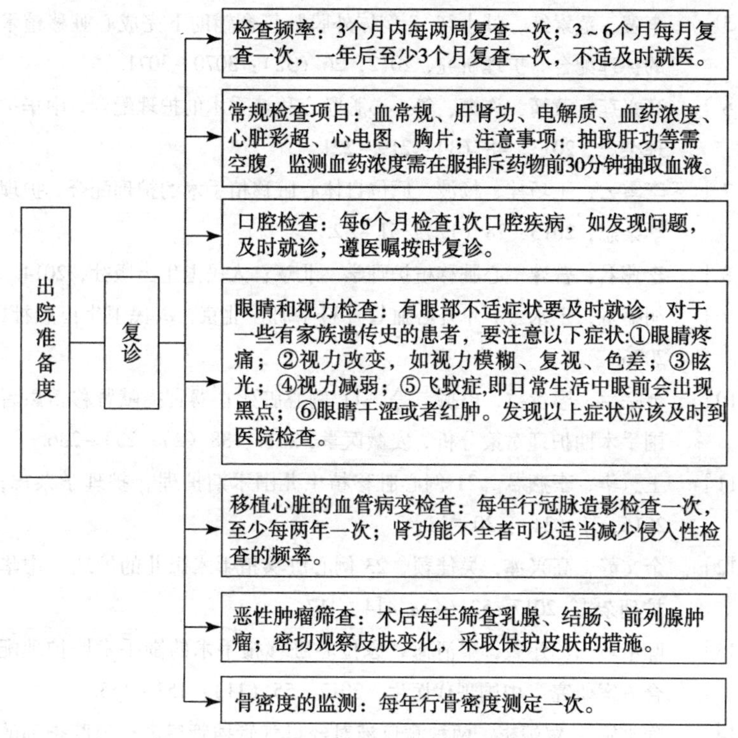

图 8－4－1　心脏移植患者出院准备度

参考文献

[1] 国家基本药物临床应用指南和处方集编委会主编．国家基本药物临床应用指南．2012 年版．北京：人民卫生出版社，2013.

[2] 涂霞，林枫楠，张艳辉，等．同种原位心脏移植术供体切取的配合及保护．中国现代医药杂志，2011，13（4）：35－37.

[3] 严宇，严中亚，朱正艳．同种异体原位心脏移植 10 例应用体会．安徽医科大学学报，2013，48（5）：570－572.

[4] 阮思美，黄郁，梁爱群，等．心脏移植术规范化护理流程的探索．护理实践与研究，2013，10（12）：138－140.

[5] 李贺，范素红，韩小红. 2 例体外膜肺氧合辅助下完成心脏移植术的护理配合. 护理研究，2012，26（32）：3070－3071.

[6] 高兴莲，黄靖，许娜，等. 心脏联合移植手术的护理配合. 中华护理杂志，2013，48（3）：219－221.

[7] 李雪云，王巧桂，杨波. 原位自体心脏移植手术的护理配合. 护理学杂志，2013，28（12）：51－52.

[8] 李燕君，曾珠. 心脏移植护理学. 北京；人民卫生出版社，2014.

[9] 胡盛寿，王水云. 阜外心血管外科手册. 北京；人民卫生出版社，2006.

[10] 金宗兰，廖贵益，申振，等. 11 例心脏死亡器官捐献肾移植患者围手术期护理对策分析. 安徽医学，2017，38（2）：233－236.

[11] 王慧华，李燕君. 21 例心脏移植患儿围术期护理. 护理学杂志，2016，31（24）：30－33.

[12] 余文静，高兴莲，吴佳颖. 23 例心脏移植手术患儿的护理. 中华护理杂志. 2017，52（4）：414－417.

[13] 叶翠玲，苏建薇，梁清梅. 原位心脏移植手术的围手术期护理配合方案研究. 中国现代医生，2017，55（11）：153－155.

[14] 陈永娟，覃靖彬. 两种漱口液对经口气管插管患者行口腔护理的效果研究. 河北医药，2016，38（6）：950－952.

[15] Lawrence H. Cohn. 成人心脏外科学. 刘中民，吴清玉，译. 第二版. 北京：人民卫生出版社，2007.

[16] 徐红耀，吴信. 心脏外科监护. 北京：人民军医出版社，2003.

[17] 郭加强，吴清玉. 心脏外科护理学. 北京：人民卫生出版社，2003.

[18] 李燕君，曾珠. 心脏移植护理学. 北京：人民卫生出版社，2014.

[19] 王利江. 成人心脏移植的护理. 中外健康文摘，2010，7（26）：285.

[20] 林雁娟，姜小鹰. 原位心脏移植术后早期血流动力学监测及护理. 中华现代护理杂志，2010，16（13）：1519－1520.

[21] 刘金碧，曹海，马世颖. 体外循环手术术中术后体温的监测及护

理．航空航天医学杂志，2011，7（22）：875．
[22]　潘禹辰，左艳，唐开维，等．心脏移植术后的监护与治疗．心血管病杂志，2009，28（2）：106.
[23]　宋晶晶．体外循环心脏手术后患者呼吸系统的护理．中南医药指南，2010，8（35）：21．
[24]　王瑞．心脏移植术后并发急性肾功能衰竭的护理措施．中外医学研究，2011，9（18）：105．
[25]　强静，杨慧，芳谢晖．CRRT 在体外循环术后急性肾功能衰竭中的应用及护理．护士进修杂志，2010，25（22）：2050.

≪第九章

心脏大血管外科常用监测技术指引

第一节　常用监测技能操作指引

一、心电监测

（一）概述

心电监测是通过心电图屏幕持续观察监测心脏电活动情况的一种无创监测方法，可适时观察病情，提供可靠的有价值的心电活动指标，并指导实时处理，因此，对于有心电活动异常的患者，如急性心肌梗死、各种心律失常等有重要使用价值。包括体温监测、呼吸监测、血压监测、血氧饱和度监测、中心静脉压监测。

（二）目的

1. 对危重患者进行持续动态心电监测，了解患者术后心率（律）变化，及时发现和诊断患者的心律失常，指导临床抗心律失常的治疗。

2. 通过心电图报警装置，观察危重患者心电监护情况，并及时、准确地报告给医务人员，提高危重患者的抢救成功率。

3. 观察是否有心肌梗死、心肌缺血，以及心肌缺血的范围、程度，为临床诊断作初步估计。

4. 观察电解质变化情况。

（三）适应证

1. 各种心血管疾病（急性心梗、心律失常、心肌病等）及危重患者需要持续不间断地监测心搏的频率、节律与体温、呼吸、血压、脉搏及经皮血氧饱和度的患者。

2. 其他脏器疾病导致急性循环衰竭者（严重创伤、感染、大量失血、电解质紊乱者）。

3. 手术前后的保护性应用。

（四）操作流程

见图 9－1－1。

（五）注意事项

1. 清洁患者皮肤及测量血氧饱和度的手指指甲，保证电极和指套与皮肤表面接触良好。

2. 电极片贴于患者胸部正确位置，避开伤口，必要时避开除颤部位。

3. 选择波形清晰、无干扰的导联，正确设置报警参数。

4. 指导患者及家属不能自行移动或摘除电极片和传感器，避免在监护仪旁边使用手机，以免干扰心电监测。

5. 观察记录监测情况，定期观察局部皮肤，定期更换电极片及电极片位置以及血氧饱和度指套位置，有问题及时处理。

6. 对于躁动患者，应进行适当约束，固定好电极和导线（避免导线打折或缠绕）。

7. 血压计袖带位置准确、松紧适度，测量位置应在右心房同一水平。

8. 当患者有休克、体温过低、使用血管活性药物及贫血等情况，或周围环境光照太强、电磁波干扰、涂指甲油等均可影响监测结果。

9. 在操作过程中，注意为患者保暖。

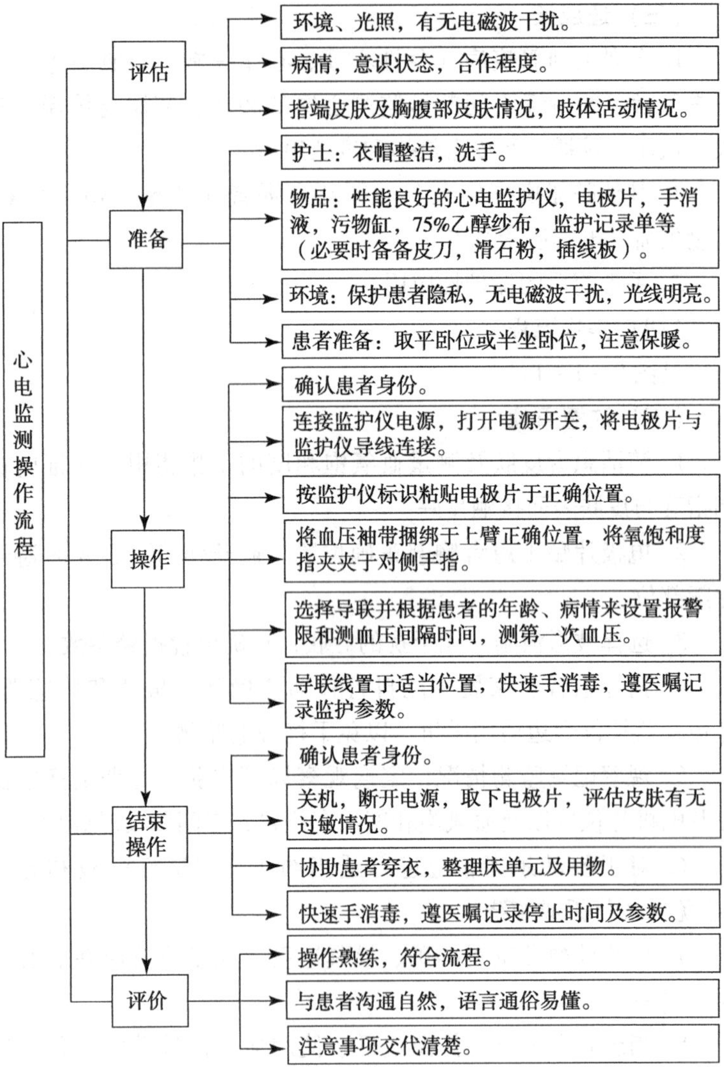

心电监测操作流程

- 评估
  - 环境、光照，有无电磁波干扰。
  - 病情，意识状态，合作程度。
  - 指端皮肤及胸腹部皮肤情况，肢体活动情况。
- 准备
  - 护士：衣帽整洁，洗手。
  - 物品：性能良好的心电监护仪，电极片，手消液，污物缸，75%乙醇纱布，监护记录单等（必要时备备皮刀，滑石粉，插线板）。
  - 环境：保护患者隐私，无电磁波干扰，光线明亮。
  - 患者准备：取平卧位或半坐卧位，注意保暖。
- 操作
  - 确认患者身份。
  - 连接监护仪电源，打开电源开关，将电极片与监护仪导线连接。
  - 按监护仪标识粘贴电极片于正确位置。
  - 将血压袖带捆绑于上臂正确位置，将氧饱和度指夹夹于对侧手指。
  - 选择导联并根据患者的年龄、病情来设置报警限和测血压间隔时间，测第一次血压。
  - 导联线置于适当位置，快速手消毒，遵医嘱记录监护参数。
- 结束操作
  - 确认患者身份。
  - 关机，断开电源，取下电极片，评估皮肤有无过敏情况。
  - 协助患者穿衣，整理床单元及用物。
  - 快速手消毒，遵医嘱记录停止时间及参数。
- 评价
  - 操作熟练，符合流程。
  - 与患者沟通自然，语言通俗易懂。
  - 注意事项交代清楚。

图 9－1－1　心电监测操作流程

（六）并发症

1. 皮肤发红、破损。
2. 指端皮损、缺血缺氧性坏死。
3. 肢体肿胀、回心血流不畅。

二、有创动脉血压监测

（一）概述

有创血压是指将动脉导管置于动脉内直接测量动脉内血压的方法。有创血压监测为持续的动态变化过程，不受人工加压、减压、袖带宽窄及松紧度的影响，准确、直观。

（二）目的

使患者维持一种适合自己病情的血压水平，即心脏做功最小而又能满足所需的心排血量，以保证生命器官得到充足的血流灌注。

（三）适应证

1. 各类危重患者和复杂大手术及有大出血的手术。
2. 体外循环心内直视手术。
3. 需行低温和控制性降压的手术。
4. 严重低血压、休克等需反复测量血压的手术。
5. 需反复采取动脉血样作血气分析等测量的患者。
6. 需要持续应用血管活性药物者。
7. 呼吸心跳停止后复苏的患者。
8. 不能行无创测压者。

（四）操作流程

见表 9 –1 –1。

表9-1-1　有创动脉电压监测流程

项目	内容	操作要点及注意事项
评估	患者	1. 病情、意识状况及肢体活动能力。 2. 有创血压监测的穿刺部位及动脉搏动情况，掌弓侧支循环（Allen 试验）。 3. 体温、出凝血功能。 4. 有无血液性传染疾病及合作程度。
	环境	清洁，安全，光线适宜。
准备	物品准备	心电监护仪一台，压力传感器一套，A 线，肝素冲洗液，动脉穿刺针，碘伏棉球，贴膜，无菌弯盘一套，无菌方巾，洞巾，软枕，标识，胶布，手消液。
	患者准备	平卧位，穿刺前臂伸直固定，腕部垫一小枕，手背屈60°。
	操作者准备	护士洗手、戴口罩。
	环境准备	安全、舒适，光线适宜，适合操作。
操作	连接压力传感器及肝素液	使肝素盐水与压力传感器、动脉线连接，排气，压力袋充气至300mmHg。整个过程严格无菌操作，避免污染，防止空气进入测压管道系统，管道内有空气会减弱动脉波形，增加动脉空气栓塞的危险。
	手消、戴手套，消毒皮肤，动脉穿刺置管	按压快速冲洗阀，肝素盐水冲洗动脉导管，维持加压袋在 300mmHg，确保 3ml/h 的肝素盐水冲洗保持管道通畅。
	固定压力传感器的位置	置于患者右心房水平（即患者的腋中线水平）并随患者体位的变化而改变传感器校“0”，确保传感的摆放位置准确。
	准确校对“零点”的方法	转动三通开关使压力传感器与大气相通，关闭动脉端即患者端，监护仪上点击归零 ABP，ABP 监测波形为直线，显示数值为“0”，转动三通开关，使压力传感器与动脉相通，监护仪上显示血压数值与波形。读取数值及观察波形，测量血压。要确保系统调零至大气压。

（五）注意事项

1. 保持测压管道通畅：妥善固定穿刺针、延长管、测压装置，防治受压、扭曲，压力袋充气至150～300mmHg。

2. 测压管的各个接头要衔接紧密，防止测压管的脱落和漏液。

3. 防治动脉内血栓形成：经动脉导管抽血后，应立即用肝素盐水进行快速冲洗管道，以防凝血，每一次冲洗量不超过3ml，如有血栓不可强行推入，尽早拔除动脉穿刺针。

4. 防止动脉内气栓形成：取血、校“0”过程中避免气体进入。

5. 防止局部出血、血肿：管道拔除后压迫止血15～30分钟，按压位置要准确。

6. 预防感染：定时消毒，更换敷料，管道保持密闭，置管时间 <7 天，注意体温变化，肝素盐水应24小时更换，按需要做穿刺管道物的培养。

7. 防治穿刺针及测压管脱落：妥善固定穿刺部位及肢体，密切观察穿刺部位、肢端颜色、温度等情况。

（六）评价

1. 操作规范、准确。

2. 穿刺一次成功，术中出血量少。

3. 严格执行无菌技术操作。

4. 与患者沟通有效，患者感到安全，能配合治疗。

（七）并发症

1. 血栓形成与动脉栓塞。

2. 出血与血肿。

3. 局部与全身感染。

三、中心静脉压监测

（一）概述

中心静脉压（central venous pressure，CVP）是指腔静脉与右房交界处的压力，是反映右心前负荷的指标。中心静脉压测定从静脉将中心静脉导管插入，至上下腔静脉近右心房处。该管可做为补液和测压用。测中心静脉压时应以腋中线第四肋间为“0”点。正常值 5～12cmH_2O。

（二）目的

1. 了解有效血容量、心功能及周围循环阻力的综合情况。

2. 对不明原因的急性循环衰竭进行鉴别。

3. 对需大量输血、补液者，借以观察血容量的动态变化。

4. 对危重患者、大手术以及紧急情况下作为大量输血、补液途径。

（三）中心静脉置管适应证

1. 体外循环下各种心血管手术。

2. 估计术中将出现血流动力学变化较大的非体外循环手术。

3. 严重外伤、休克以及急性循环衰竭等危重患者的抢救。

4. 大量应用血管活性药物、高浓度补钾及需长期静脉高营养治疗的患者。

5. 经静脉放置临时或永久心脏起搏器。

6. 持续性血液滤过。

（四）中心静脉测压导管植入的配合与操作流程

见图 9－1－2。

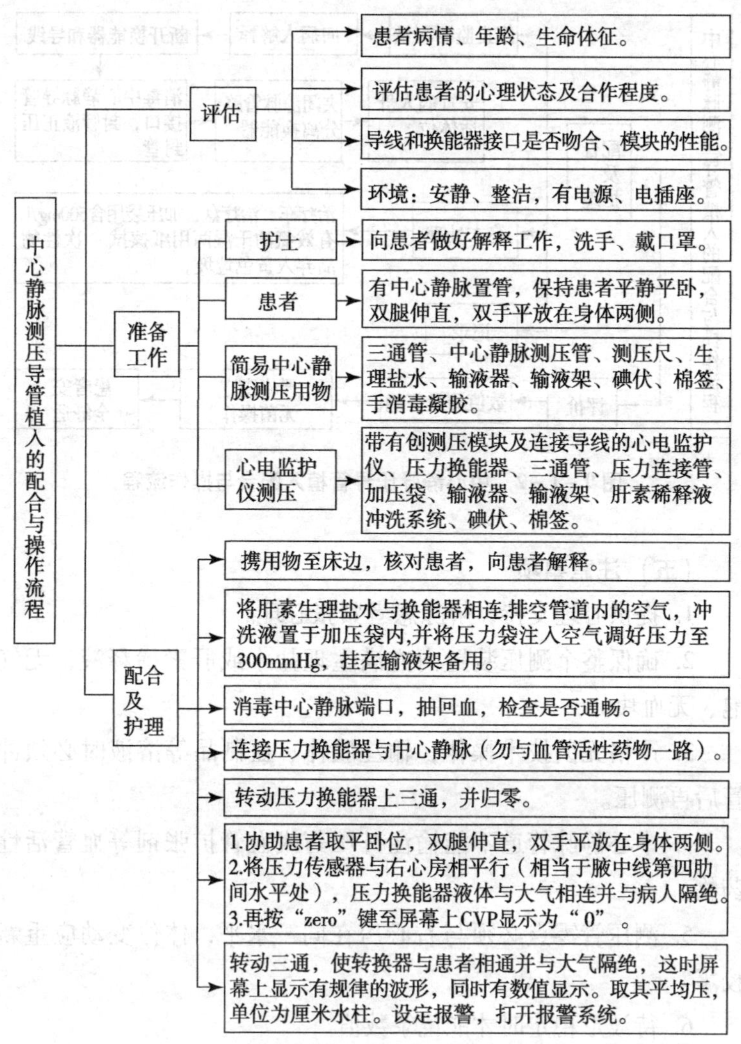
中心静脉测压导管植入的配合与操作流程
评估
患者病情、年龄、生命体征。
评估患者的心理状态及合作程度。
导线和换能器接口是否吻合、模块的性能。
环境：安静、整洁，有电源、电插座。
准备工作
护士
向患者做好解释工作，洗手、戴口罩。
患者
有中心静脉置管，保持患者平静平卧，双腿伸直，双手平放在身体两侧。
简易中心静脉测压用物
三通管、中心静脉测压管、测压尺、生理盐水、输液器、输液架、碘伏、棉签、手消毒凝胶。
心电监护仪测压
带有创测压模块及连接导线的心电监护仪、压力换能器、三通管、压力连接管、加压袋、输液器、输液架、肝素稀释液冲洗系统、碘伏、棉签。
配合及护理
携用物至床边，核对患者，向患者解释。
将肝素生理盐水与换能器相连,排空管道内的空气，冲洗液置于加压袋内,并将压力袋注入空气调好压力至300mmHg，挂在输液架备用。
消毒中心静脉端口，抽回血，检查是否通畅。
连接压力换能器与中心静脉（勿与血管活性药物一路）。
转动压力换能器上三通，并归零。
1.协助患者取平卧位，双腿伸直，双手平放在身体两侧。
2.将压力传感器与右心房相平行（相当于腋中线第四肋间水平处），压力换能器液体与大气相连并与病人隔绝。
3.再按“zero”键至屏幕上CVP显示为“0”。
转动三通，使转换器与患者相通并与大气隔绝，这时屏幕上显示有规律的波形，同时有数值显示。取其平均压，单位为厘米水柱。设定报警，打开报警系统。

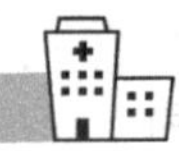

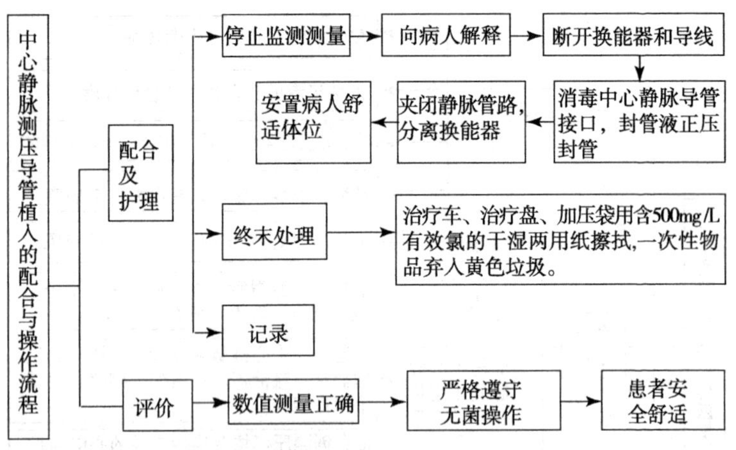

图9-1-2　中心静脉压导管植入配合与操作流程

（五）注意事项

1. 提供心理支持，解除患者紧张心理。

2. 确保整个测压装置内充满生理盐水或肝素稀释液，无气泡、无血块。

3. 严格无菌技术操作，输注胶体、血制品等溶液时必须冲管后再测压。

4. 中心静脉管道不能输注升压药或血管扩张剂等血管活性药物。

5. 测压管零点必须与右心房在同一水平，体位变动应重新校零。

6. 待波形稳定时才能记录数值。

（六）并发症

1. 感染。

2. 心律失常。

3. 血管损伤。

4. 空气栓塞。

5. 血栓形成。

四、动脉血气分析

（一）概述

进行动脉血气分析，对血液中所含气体成分或气体分压、氢离子浓度直接地定量测定并由此推算出有关参数，借以估计血液运输气体与肺部气体交换的能力，间接评估心脏功能。

（二）目的

遵医嘱留取动脉血标本进行动脉血气分析，为诊断、治疗提供依据。

（三）适应证

1. 根据患者病情初步判断存在缺氧或酸碱平衡失调者，需进行血气分析。

2. 急危重症患者，心肺复苏患者，创伤或外科手术后，查血气分析跟踪病情变化。

3. 各种诊断不明的疑难杂症患者，根据血气结果有助于明确诊断。

4. 急、慢性呼吸衰竭及进行机械通气者。

（四）操作流程

见图 9－1－3。

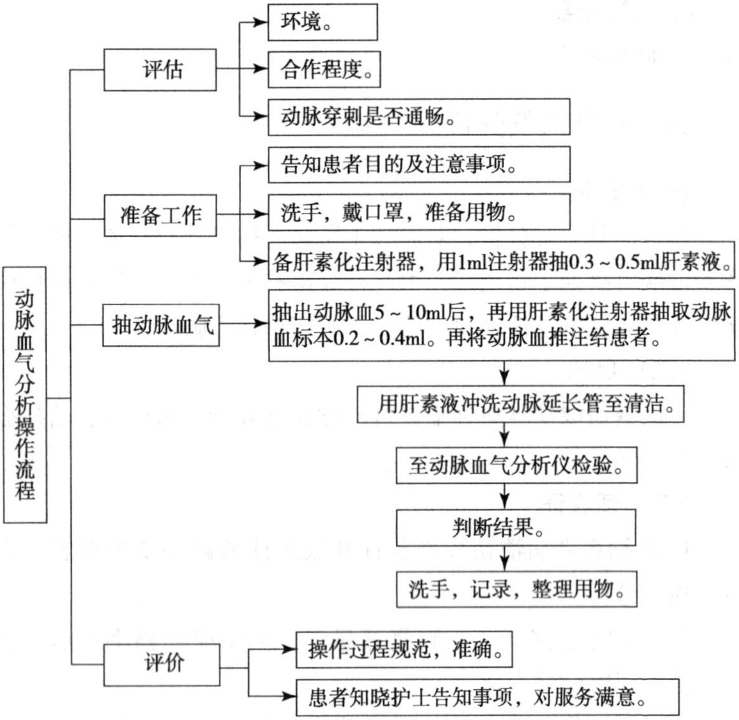

动脉血气分析操作流程

- 评估
  - 环境。
  - 合作程度。
  - 动脉穿刺是否通畅。
- 准备工作
  - 告知患者目的及注意事项。
  - 洗手，戴口罩，准备用物。
  - 备肝素化注射器，用1ml注射器抽0.3～0.5ml肝素液。
- 抽动脉血气
  - 抽出动脉血5～10ml后，再用肝素化注射器抽取动脉血标本0.2～0.4ml。再将动脉血推注给患者。
  - → 用肝素液冲洗动脉延长管至清洁。
  - → 至动脉血气分析仪检验。
  - → 判断结果。
  - → 洗手，记录，整理用物。
- 评价
  - 操作过程规范，准确。
  - 患者知晓护士告知事项，对服务满意。

图9－1－3　动脉血气分析操作流程

（五）注意事项

1. 严格执行无菌技术操作，预防感染。

2. 留取血标本前向患者做好细致解释工作，避免精神紧张、呼吸过快等因素造成误差。

3. 吸痰后20分钟方可采集血气标本，使患者处于安静状态。若患者饮热水、运动、洗澡需休息30分钟后再取血，避免影响检查结果。

4. 做血气分析时注射器内勿有空气，血气标本应及时送检，时间最长不能超过30分钟。

5. 血标本留取的准确性直接影响指标判定。

6. 正确的分析需要紧密结合临床表现才能得出准确判断结果。

（六）血气分析常用指标正常值及临床意义

见表9-1-2和表9-1-3。

表9-1-2　血气分析常用指标正常值及临床意义

指标	正常值	临床意义
酸碱度（pH）值	正常值7.35～7.45（动脉血），静脉血pH比动脉血低0.05。	pH<7.35提示酸中毒，pH>7.45提示碱中毒，反映体内碱平衡的综合情况。
氧分压（PaO_2）	动脉血PaO_2正常值80～100mmHg，混合静脉血PVO_2正常值35～40mmHg。	反映机体氧合的重要指标，对于缺氧的诊断和程度判断有重要意义，PVO_2可反映全身组织的供氧情况。
二氧化碳分压（$PaCO_2$）	动脉血$PaCO_2$正常值为35～45mmHg，混合静脉血二氧化碳分压为46mmHg。	$PaCO_2$是衡量肺泡通气的效果和判断呼吸性酸碱平衡的重要指标。$PaCO_2$>45mmHg表示通气不足，有CO_2潴留，为呼吸性酸中毒或代谢性碱中毒时肺代偿；$PaCO_2$<35mmHg表示通气过度，为呼吸性碱中毒或代谢性酸中毒时肺代偿。
动脉血氧饱和度（SaO_2）混合静脉血氧饱和度（SvO_2）	SaO_2正常值为93%～99%，SvO_2正常值64%～88%。	SaO_2和SvO_2反映血的氧合情况，可用于肺内分流量的计算。
标准碳酸氢盐（SB）	SB正常值为22～27mmol/L。	SB代表的是代谢性指标。
剩余碱（BE）	BE正常值+3～-3mmol/L	BE为代谢性指标BE>+3mmol/L为代谢性碱中毒或呼吸性酸中毒的肾代偿，BE<-3mmol/L为代谢性酸中毒或呼吸性碱中毒的肾代偿。

表 9－1－3　血气分析常用指标正常值及临床意义

项目	病因	临床表现	治疗指导
低钾血症	1. 摄入不足。 2. 丢失过多。 3. 分布异常。	1. 循环系统：可出现心律紊乱如室上性心动过速、房性或室性期前收缩，严重时可出现频发室性期前收缩、室性心动过速、心室颤动。 2. 神经肌肉系统：表现为软弱无力，甚至软瘫。 3. 胃肠系统：表现为口苦、恶心、腹胀、呕吐。 4. 其他：烦躁不安、表情淡漠、反应迟钝、嗜睡。 5. 实验室检查：血清钾＜3.5mmol/L。	补钾量＝（理想值－测得值）×0.3 体重（kg） 理想值：风湿性心脏病患者为 4.0～5.0mmol/L，先天性心脏病患者为 3.5～4.0mmol/L。 补钾注意事项： 1. 经深静脉注射或微量泵输入，绝对禁止静脉推注氯化钾。 2. 成人每小时补钾量＜20mmol/L，小儿以 0.2～0.5mmol/L（kg·h）的速度补充。 3. 高浓度补钾应以深静脉输入，走专一静脉通道。 4. 尿少补钾应慎重。 5. 一般先补含钾量的一半，复查血气后再调整补钾量。 6. 低血钾伴有碱中毒时，先纠正碱中毒有利于纠正低钾血症。 7. 酸中毒伴有低血钾时，应先补充钾再纠正酸中毒，以免纠酸后血钾更低。 8. 口服补钾最安全，可进食的患者应选择口服补钾。 9. 测量 CVP 时不能使用高浓度含钾通道。

续表

项目	病因	临床表现	治疗指导
高钾血症	1. 肾脏排钾减少。 2. 补钾量过大，速度过快。 3. 低血容量和循环功能不全。	1. 神经肌肉：四肢乏力、麻木甚至软瘫。 2. 循环系统：心脏应激性下降，心率缓慢，心律失常，传导阻滞，严重导致心脏停搏。 3. 心电图 T 波高尖，Q－T 间期延长。QRS 间期延长 4. 血清钾 > 5.5mmol/L。	1. 停止一切钾盐摄入。 2. 及时拮抗高钾血症对心肌毒性作用，可用 10% 葡萄糖酸钙，缓慢静脉注射。 3. 促使细胞外钾渗入细胞内：常用 5% 碳酸氢钠使细胞外液碱化，其次应用 10% 葡萄糖加入相当比例胰岛来缓慢静脉滴入或泵入。 4. 根据体重使用呋塞米，使钾随尿液排出。
低钠血症	1. 失钠大于失水。 2. 长期应用利尿药。 3. 术后大量利尿。 4. 体外循环后血液稀释未及时补钠	1. 轻者疲乏、无力、头晕。 2. 重者眼花、恶心、呕吐，脉搏过速，血压下降，昏迷、休克。 3. 实验室检查：血清钠 < 135mmol/L。	补钠公式：补钠量（mmol/L）＝（140－测得值）×体重（kg）×0.6，一般先补一半，复查后根据结果逐渐补充。
低钙血症	1. 体外循环血液稀释。 2. 大量输血及碱中毒。	1. 神经肌肉兴奋性增强，全身肌肉紧张、痉挛。 2. 小儿低钙最明显的症状是手足抽搐。 3. 实验室检查正常血清钙浓度为 2.25～2.75mmol/L，游离钙 1.15～1.35mmol/L。	10% 葡萄酸钙或 5% 氯化钙缓慢静脉注射或微量泵入。

续表

项目	病因	临床表现	治疗指导
低镁血症	1. 摄入不足。 2. 吸入不良。 3. 丢失过多。	1. 神经肌肉兴奋性增强。 2. 焦虑、谵妄，震颤，手足抽搐，严重时可出现心律失常。 3. 实验室检查：正常血清镁成人 0.7 ~ 1.15mmol/L，儿童为 0.6 ~ 0.8mmol/L。	10% 硫酸镁或 25% 硫酸镁 5 ~ 10ml，加入 5% 葡萄糖液中缓慢静脉注射。

（七）并发症

1. 感染。
2. 皮下血肿。
3. 筋膜间隔综合征及桡神经损伤。
4. 假性动脉瘤形成。
5. 动脉痉挛。
6. 血栓形成。
7. 穿刺处大出血。

五、肺动脉漂浮导管的应用

（一）概述

漂浮导管（Swan - Ganz 导管）主要是通过应用气囊漂浮导管行血流动力学的监测。将前端带有气囊的四腔漂浮导管送入肺动脉，可以测得右房压、肺动脉压、肺动脉楔压，并可采用热稀释法测定心排血量，还可以通过此导管抽取混合静脉血标本，监测血氧饱和度，得到多项血流动力学监测指标。成人标准型 7Fr 的 Swan - Ganz 导管为四腔漂浮导管，长度为 110cm，为不透 X 线的导管。由导管顶端开始，每隔 10cm 标有明确的标记。导管顶端有一个可充入 1.5ml 气体的气囊。充气后的气囊基本与导管的顶端平齐，但不阻挡导管顶端的开口。气囊的后方有一快速反应热敏电极，可快速测量局部温度的变化。导管共有 4 个腔，包括顶端开口腔、近端开口腔、气囊腔和热敏电极导线腔。

(二) 目的

漂浮导管可以测得右房压、右室压、肺动脉压、肺动脉楔压，也可以评估心功能指标，如体循环阻力（SVR）、肺循环阻力（PVR）、心排指数（CI）、心室每搏功指数（VSWI）、混合血氧饱和度（SVO_2）等。这些信息可以使医生了解患者的心肺功能状况，也可以帮助医生鉴别诊断和选择心血管药物及干预措施。

(三) 适应证

一般来说，对任何原因引起的血流动力学不稳定及氧合功能改变，或存在可能引起这些改变的危险因素的情况，都是应用 Swan－Ganz 导管的指征。用血流导向气囊导管监测血流动力学是一种有创性监测方法，对患者有一定的创伤性及危险性，因此仅限于高危患者使用，如复杂严重的心脏手术后血流动力学不稳定，或者是须获得更多资料才能正确调整治疗者，如心肌梗死、肺水肿、休克、呼吸衰竭等危重患者。

(四) 禁忌证

1. 穿刺部位疑有感染或已经感染。
2. 心脏束支传导阻滞，尤其是完全右束支传导阻滞。
3. 细菌性心内膜炎或动脉内膜炎。
4. 近期频发室性心律失常的患者。
5. 严重的肺动脉高压。
6. 肝素过敏。
7. 有严重出血倾向的患者。
8. 心脏及大血管内有附壁血栓。
9. 疑有室壁瘤且不具备手术的条件。

（五）操作流程

见表9-1-4。

表9-1-4　肺动脉漂浮导管植入的配合及操作流程

项目	步骤	操作要点
评估	患者的评估	1. 患者的病情、意识状态、心理状态及合作程度，以确定相关的危险因素。 2. 评估患者对漂浮导管的认知及反应，告知患者操作目的和方法，指导其配合。 3. Swan-Ganz导管置入的部位皮肤情况，有无破损。常用的插管部位有颈内静脉、锁骨下静脉、颈外静脉、贵要静脉和股静脉。右侧颈内静脉是最佳部位，其导管可直达右房，并发症少，容易成功。
	漂浮导管及监测设备的评估	漂浮导管是否在有效期内，包装是否完好，监测仪器是否完好备用状态。
准备	环境准备	病室清洁、安静，光线充足，适合操作。
	操作者准备	再次核对患者医嘱，洗手，戴口罩、帽子。
	物品准备	压力模块、压力袋、压力传导组、2‰肝素盐水、无菌手套、治疗巾、碘伏、无菌纱布、适当型号Swan-Ganz导管一套、静脉穿刺包、10ml注射器、利多卡因、心排血量测定仪、其他抢救药品及物品。
	患者准备	穿刺部位皮肤清洁、干燥，必要时备皮。经颈内静脉和锁骨下静脉穿刺的患者取头低脚高位，头偏向对侧，保持30°头低位或头后低位；经股静脉时，患者应取平卧位，平伸双下肢，使被穿刺肢体稍外展；经过贵要静脉穿刺时，患者可取平卧或半卧位，使被穿肢体外展45°~90°。

续表

项目	步骤	操作要点
操作步骤	漂浮导管置管与配合	1. 核对患者身份，洗手，戴口罩。 2. 建立外周静脉通路。 3. 置患者于去枕平卧位，头偏向一侧。 4. 协助术者消毒、铺巾、局麻、穿刺颈内静脉，放置鞘管并妥善固定。 5. 评估颈内深静脉置管的深度，固定、局部情况及通畅性，穿刺处用透明敷料黏贴妥善固定。 6. 将肝素盐水装入压力袋中，悬挂于输液架上，压力袋充气至300mmHg。 7. 将心电监护仪、压力传感器、压力套组紧密连接备用，排尽管道内气体。
	漂浮导管与监测仪器的连接	1. 戴无菌手套取出漂浮导管，将一支2ml注射器连接到红色导管末端，给予气囊充气1.5ml，观察气囊是否对称，再将气囊放于肝素水中检查是否漏气。 2. 在漂浮导管上套上保护套，保护套拉伸至导管90cm处。 3. 将导管的尖端绕成一个朝向患者中线的小弯引入鞘管口。 4. 将换能器固定在患者心脏水平，打开三通，使换能器与大气相同，按监护仪上传感器归零，待压力数值显示为“0”时，表示0点调整完毕。 5. 调整压力标明为“PAP”，压力标尺为30～60mmHg。
	测量PAWP的数值	1. RAP：漂浮导管进入20cm左右看到右房压力波形，待数值稳定后记录。 2. RVP：漂浮导管进入30cm左右看到右室压力波形，读数并记录。 3. PAP：漂浮导管进入40～50cm看到肺动脉压力波形，待数值稳定后记录。 4. PAWP：将气囊放气，在肺动脉压的基础上，给导管气囊打气1.5ml，观察波形，确定PAWP波形，待数值稳定后记录并立即气囊放气。

续表

项目	步骤	操作要点
操作步骤	记录导管置入长度	
	心排仪的使用	1. 使用持续心排仪测量心输出量（CO）或使用热稀释法测量心输出量。 2. 选择心输出量计算，将 CO 结果及心率、血压、PAP、PAWP 平均值、RAP、身高、体重、体表面积输入监护仪，注意每次输入后按确定键保存，进行计算后得出心排指数（CI）、每分输出量（SV）、PVR、SVR 等数值，并记录。
	漂浮导管置管后	1. 询问患者有无不适，向患者介绍注意事项。 2. 妥善固定漂浮导管并用无菌治疗巾包裹保持无菌，患者取舒适体位。 3. 整理并处置用物，洗手、签字、记录。
评价		1. 操作规范，严格执行无菌技术操作。 2. 操作过程顺利，无并发症发生。 3. 患者心功能得到改善，病情好转，漂浮导管顺利拔出，无感染发生。

（六）注意事项

1. 由于导管尖端接触心肌壁或心瓣膜可导致室性早搏、室上性或室性心动过速等心电图改变，将导管气囊充气可有效减少心律失常的发生。操作中必须有心电图持续监护。

2. 置入的导管如遇到阻力时不可强行进入。

3. 按病情需要及时测定各项参数。测压时换能器应置于心脏水平，与之连接的三通应置于同一水平线上，每次测压应调整零点。

4. 测压时注意传感器的摆放位置准确，确保连接管道内无气泡，否则记录不准确。

5. 置管后通过 X 线检查导管位置。

6. 固定导管，防止移位或脱出。当波形改变时，应调整位置，使其准确。必要时摄 X 线片了解导管的位置。

7. 严格执行无菌操作。测压和测心排血量时应注意预防污染。

8. 监护过程中，若气囊充气后肺动脉嵌入压指标丧失且不能将气体抽回，多为气囊破裂，再次气囊充气可能会引起空气栓塞，应立即停止测量，肺动脉楔压在导管充气注射器上做好标识并交班，避免其他人再充气，必要时拔出导管。

9. 避免长时间的楔压操作，尽量缩短“嵌住”的时间（两次呼吸或 10 ~ 15 秒），尤其是患者有肺动脉高压时。

10. 气囊嵌在肺动脉时不要冲导管。

11. 加强巡视，注意检查确保测压系统的连接紧密。间断肝素液冲管，避免管口血栓形成，保证导管通畅。严格执行无菌操作，测压和测心排血量时应特别注意预防污染。

12. 避免使用漂浮导管开口端给药或者抽取标本，如需要时在操作后应及时用肝素液冲洗，以确保动脉导管的通畅。

13. 心导管留置时间最长不超过 72 小时。

14. 颈内静脉穿刺处按需换药保证清洁干燥。

七、并发症

见表 9－1－5。

表 9－1－5　漂浮导管植入并发症

项目	并发症
静脉穿刺并发症	1. 空气栓塞 2. 动脉损伤 3. 颈交感神经麻痹综合征 4. 局部血肿 5. 膈神经麻痹 6. 气胸
置入导管时并发症	1. 心律失常 2. 导管打结 3. 扩张套管脱节 4. 肺动脉痉挛
保留导管时并发症	1. 气囊破裂 2. 心脏瓣膜损伤 3. 导管打折 4. 深静脉血栓形成 5. 心内膜炎 6. 肺部影像学检查出现假阳性 7. 超声心动图出现假阳性 8. 血尿 9. 手术操作损伤导管或使导管移位 10. 肺动脉穿孔 11. 肺栓塞 12. 全身感染 13. 导管与心脏嵌顿 14. 收缩期杂音 15. 血小板减少 16. 动静脉瘘形成

第二节 常用监护设备操作指引

一、呼吸机的使用

（一）概述

呼吸机是通过预设的容量和压力，对患者进行通气支持的一种多功能仪器。当前临床上使用的呼吸机有数种，如西门子、马奎、PB840、Drager 等，其设计、构造、功能及其操作方法各不相同，随着科技的发展，呼吸机的操作及功能也日趋简单智能化。

（二）目的

经口、鼻腔或气管切开插入导管连接呼吸机，对患者进行通气支持，以达到预防和纠正患者因各种原因导致的急慢性呼吸衰竭的一种治疗措施。特别是心脏术后患者，由于早期呼吸、循环不稳定，恰当地应用呼吸机支持患者呼吸，可减少呼吸做功，减轻心脏负担，保证全身供氧，防止二氧化碳蓄积，有利于患者渡过手术后这一危险期。

（三）适应证

1. 呼吸浅、慢，不规则，频率大于 35 次/分，极度呼吸困难或呼吸骤停，意识障碍的患者。

2. 不同病因导致的呼吸衰竭的患者，血气结果提示 $PaO_2 < 50mmHg$，$PaCO_2 > 45\ mmHg$。

3. 大型手术患者麻醉后的呼吸支持。

（四）操作流程

见图 9 – 2 – 1。

（五）使用呼吸机的观察要点

见图 9 – 2 – 2。

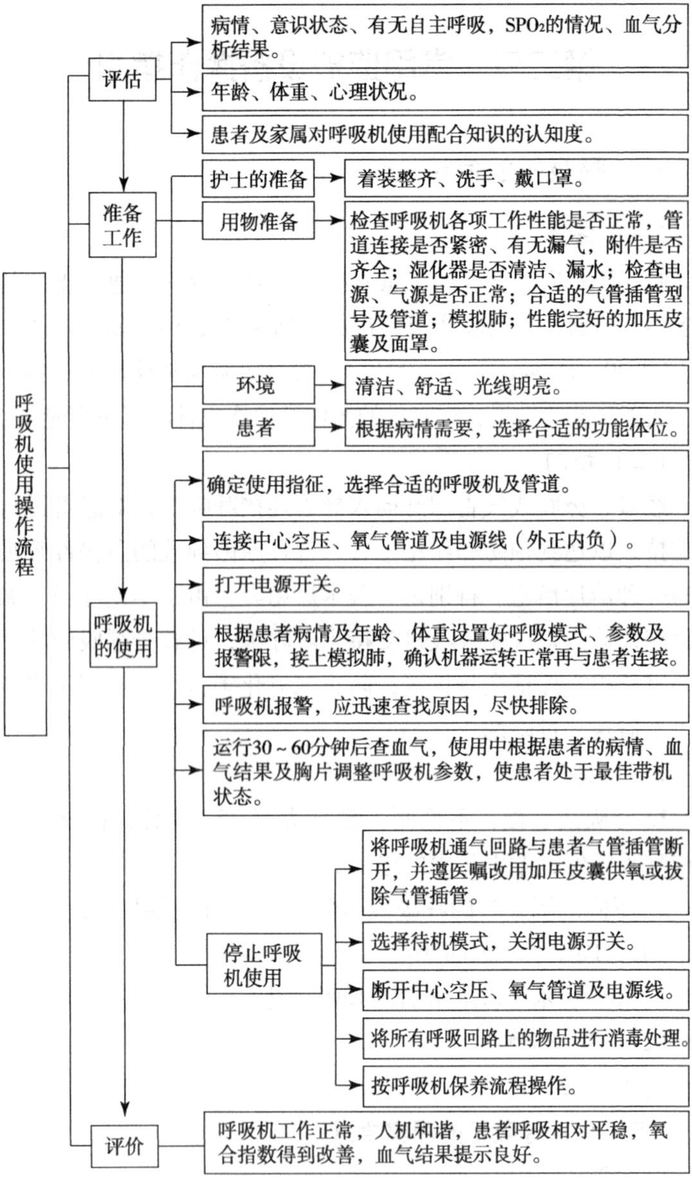

呼吸机使用操作流程

- 评估
  - 病情、意识状态、有无自主呼吸，SPO_2的情况、血气分析结果。
  - 年龄、体重、心理状况。
  - 患者及家属对呼吸机使用配合知识的认知度。
- 准备工作
  - 护士的准备 → 着装整齐、洗手、戴口罩。
  - 用物准备 → 检查呼吸机各项工作性能是否正常，管道连接是否紧密、有无漏气，附件是否齐全；湿化器是否清洁、漏水；检查电源、气源是否正常；合适的气管插管型号及管道；模拟肺；性能完好的加压皮囊及面罩。
  - 环境 → 清洁、舒适、光线明亮。
  - 患者 → 根据病情需要，选择合适的功能体位。
- 呼吸机的使用
  - 确定使用指征，选择合适的呼吸机及管道。
  - 连接中心空压、氧气管道及电源线（外正内负）。
  - 打开电源开关。
  - 根据患者病情及年龄、体重设置好呼吸模式、参数及报警限，接上模拟肺，确认机器运转正常再与患者连接。
  - 呼吸机报警，应迅速查找原因，尽快排除。
  - 运行30～60分钟后查血气，使用中根据患者的病情、血气结果及胸片调整呼吸机参数，使患者处于最佳带机状态。
  - 停止呼吸机使用
    - 将呼吸机通气回路与患者气管插管断开，并遵医嘱改用加压皮囊供氧或拔除气管插管。
    - 选择待机模式，关闭电源开关。
    - 断开中心空压、氧气管道及电源线。
    - 将所有呼吸回路上的物品进行消毒处理。
    - 按呼吸机保养流程操作。
- 评价
  - 呼吸机工作正常，人机和谐，患者呼吸相对平稳，氧合指数得到改善，血气结果提示良好。

图9－2－1　呼吸机使用操作流程

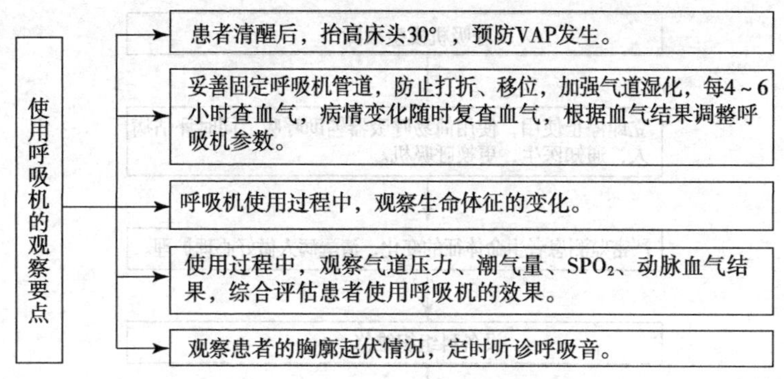

图9－2－2　呼吸机使用观察要点

（六）常见并发症

1. 气道损伤。
2. 痰液堵塞气管插管。
3. 通气不足或通气过度。
4. 湿化不充分及肺部感染。
5. 气道溃疡形成。
6. 气胸。
7. 肺不张。

（七）脱机指征

1. 患者生命体征、呼吸、循环平稳，无感染，一般情况可。
2. 呼吸功能得到改善，自主呼吸可，咳嗽、排痰有力，动脉血气结果提示氧合可，无二氧化碳潴留，水、电解质、内环境稳定。
3. 试减呼吸过程中，无呼吸困难、缺氧等表现，心率、血压平稳。
4. 肾功能正常。

（八）呼吸机故障处理流程

见图9－2－3。

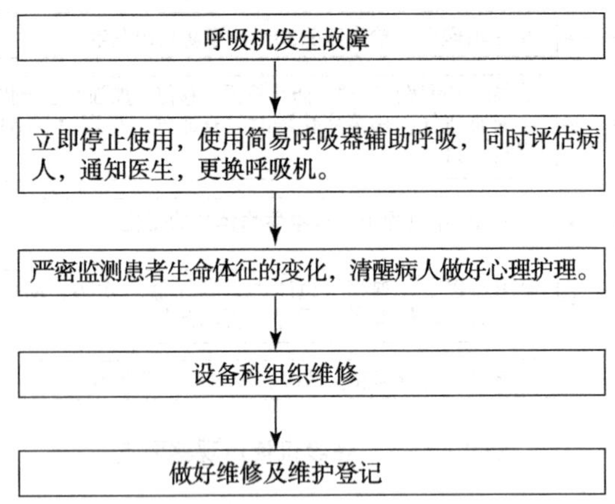

图9－2－3　呼吸机故障处理流程

二、除颤仪的使用

（一）概述

除颤仪是急救和监护病房必备的重要抢救设备之一。性能好的除颤仪还可以附带体表心脏起搏功能。不同的除颤仪可能有不同的除颤方式，主要是除颤电极放置形式的不同，如：胸前电极板或胸背粘贴式电极。除颤仪对电极板的位置有明确的要求，操作时，要按要求放置电极板并保持与患者皮肤的紧密接触。要使用导电胶或湿纱布垫在皮肤上，以保护患者皮肤。

（二）目的

同步电除颤是采用复律除颤器释放一定量的脉冲电流经胸壁作用于心脏，使某些快速性心律失常转复为窦性心律的一种方法，临床上称同步电除颤为电转复。

非同步电除颤是采用复律除颤器释放一定量的脉冲电流经胸壁作用于心脏，用于转复心室颤动的一种方法，临床上称非同步电除颤。

（三）适应证

同步电除颤主要用于药物治疗无效的各种异位性快速心律失常：心房颤动、心房扑动、室性心动过速、阵发性室上性心动过速。其次，还可用于伴有血流动力学改变。性质不明或并发预激综合征的各种异位性快速心律失常。

非同步电除颤用于心室颤动、伴有血液动力学改变的多型室性心动过速。

（四）操作流程

见表9－2－1。

表9－2－1 除颤仪使用操作流程

项目	步骤	要点及注意事项
评估	患者	患者的病情、意识、心率（律）、血压、呼吸。
	仪器	除颤仪的性能是否处于安全备用状态。
	环境	环境是否适宜除颤。
准备	物品准备	1. 除颤仪、电极胶或生理盐水纱布。 2. 急救车。 4. 加压面罩、复苏气囊、吸痰、吸氧装置。
	操作者准备	洗手、戴口罩。
	环境准备	环境安全，适合操作。
	患者准备	1. 观察基础血压、脉搏、ECG（为心脏电复律后做对照）。 2. 将除颤仪调至监护功能，选择第二导联，连接心电监护设备，监测心率（律）、血压，电极片注意避开除颤部位。 3. 注意患者的血清钾离子水平及有无洋地黄化，及时通知医生。对于原先洋地黄化的患者心电复律效果通常不会持续24～36小时，还可能导致心律失常。 4. 建立静脉通道。 5. 将患者平卧位。 6. 在场应有熟知气管插管等技术的医师。

续表

项目	步骤	要点及注意事项
操作	电极板正确放置位置	一个电极板置于胸骨右缘第2肋间，另一电极板置于左锁骨中线4~5肋间。
	除颤	1. 医生根据患者心律的情况选择除颤方式和电功率（通常50~150J，逐渐加300~360J）。 2. 在除颤电极板上均匀涂抹导电胶或除颤电极贴，用10~12 kg的力量按压放置在胸壁。
	除颤注意事项	1. 确保所有人离开床边或不接触与患者相连的任何设备。 2. 按钮放电，放电后维持一定力度（如示波器显示未转复可再次转复）按压电极板1秒。 3. 带暂时性起搏器，除颤前先将起搏器关掉。带有永久性心脏起搏器，电极板至少要离开起搏器10cm。 4. 两个电极板应分隔开，以免形成一个经胸壁的电流，而不经心脏。
	除颤后护理	1. 观察患者心律是否恢复，测量血压。打开除颤器监护仪持续监护ECG，记录及打印心电图单。确保有一份患者当时心律的真实记录和提供患者对心电除颤的反应的永久资料。 2. 通过除颤可能成功恢复窦性心律，亦可能无反应，由医生决定是否终止除颤。 3. 心电转复后1小时记录12导联心电图。
	呼吸道护理	患者呼吸道通畅，患者未清醒前给予左侧卧位，如果没有气管插管的患者给予面罩吸氧。
	护理记录	1. 心室颤动的时间、除颤时间、心率（律）恢复的时间。 2. 使用放电的次数和电功率。 3. 心电转复后局部皮肤情况。 4. 血压、意识恢复的情况。
	用物处置	1. 清洁消毒除颤。 2. 定点放置，充电备用。

（五）评价

1. 患者是否苏醒。

2. 是否恢复窦性心律。

3. 皮肤有无灼伤。

4. 家属对此是否表示理解。

（六）并发症

1. 皮肤灼伤。

2. 心肌损伤。

3. 急性肺水肿。

4. 低血压。

5. 心律失常。

三、临时起搏器的使用

（一）概述

应用双极心内膜或心外膜电极连接体外起搏器，以达到诊断及治疗的目的称为临时起搏器（temporary pacemaker）。心脏手术需在心脏停搏的情况下进行，全麻 CPB 下手术后易发生心肌水肿及损伤，尤其是心脏传导系统的损伤，术后患者容易出现心律失常，故心脏术后常需要临时起搏器的辅助。

（二）目的

1. 维持心肌节律的收缩。

2. 预防和及时发现早期并发症并及时处理。

（三）适应证

1. 术毕心脏复跳时出现心动过缓，房室传导阻滞（完全性房室传导阻滞、Ⅱ度房室传导阻滞）。

2. 窦房结功能障碍，病窦综合征。

3. 快速性心律失常。

4. 预防性或保护性起搏患者有潜在性心律失常。

5. 心脏复苏后出现严重的心律失常。

6. 自主心率较慢，心功能差，需要较快的心率维持心排血量的患者。

(四)操作流程

见图9－2－4。

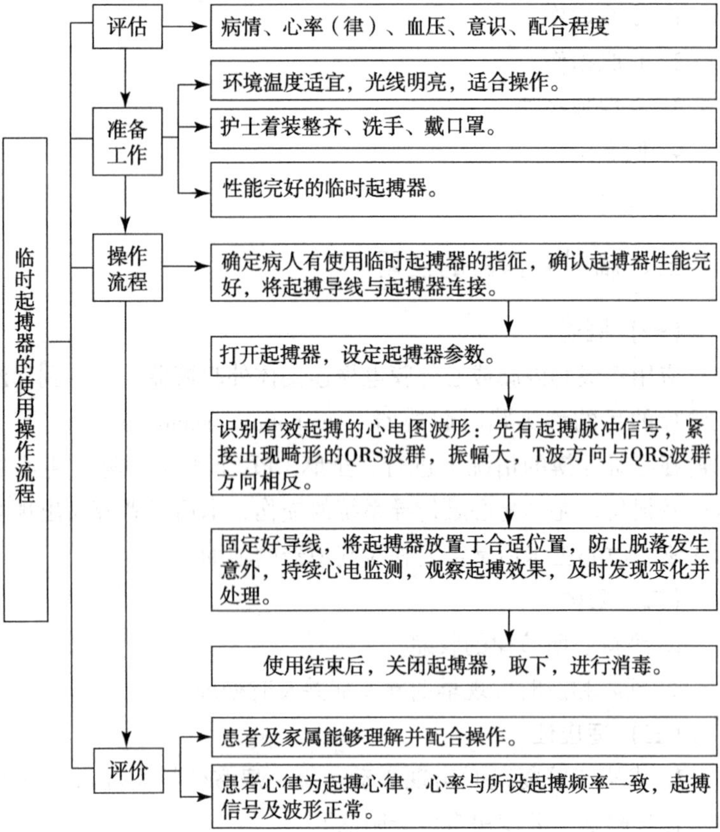

临时起搏器的使用操作流程

- 评估 → 病情、心率(律)、血压、意识、配合程度
- 准备工作 →
  - 环境温度适宜，光线明亮，适合操作。
  - 护士着装整齐、洗手、戴口罩。
  - 性能完好的临时起搏器。
- 操作流程 →
  1. 确定病人有使用临时起搏器的指征，确认起搏器性能完好，将起搏导线与起搏器连接。
  2. 打开起搏器，设定起搏器参数。
  3. 识别有效起搏的心电图波形：先有起搏脉冲信号，紧接出现畸形的QRS波群，振幅大，T波方向与QRS波群方向相反。
  4. 固定好导线，将起搏器放置于合适位置，防止脱落发生意外，持续心电监测，观察起搏效果，及时发现变化并处理。
  5. 使用结束后，关闭起搏器，取下，进行消毒。
- 评价 →
  - 患者及家属能够理解并配合操作。
  - 患者心律为起搏心律，心率与所设起搏频率一致，起搏信号及波形正常。

图9－2－4　临时起搏器使用操作流程

知识链接：

起搏频率：成人 90 ~ 100 次/min，儿童 100 ~ 120 次/min，婴幼儿 120 ~ 140 次/min；起搏阈值：正常起搏阈值3 ~ 5mA/1.5 ~ 3V；起搏器电压：为起搏器阈值的 2 倍，即 4 ~ 6mA。在实际使用过程中可以根据患者具体情况进行调整。

（五）使用临时起搏器的观察要点

1. 起搏器置于合适位置，妥善固定，紧密连接，以防脱开发生意外。
2. 严密监测心率（律），波形是否为有效起搏状态。
3. 持续有创血压及心律、脉搏的监测，观察血压波形随心律的变化，警惕电—机械分离。
4. 每班定时检查起搏器参数，根据患者的病情遵医嘱随时调整参数，确保患者安全。
5. 严密观察起搏器的工作是否正常，发生故障时及时进行更换。
6. 定期更换起搏器电池，并标明更换电池的时间。

（六）临时起搏器故障的处理程序

见图 9 - 2 - 5。

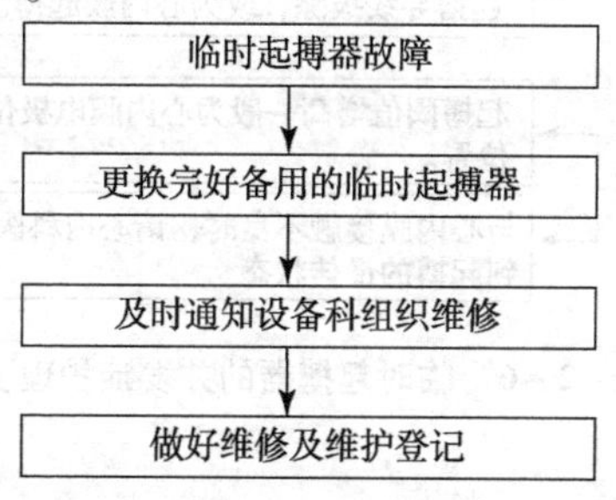

图 9 - 2 - 5 临时起搏器故障的处理流程

（七）使用临时起搏器的并发症护理要点

见图 9－2－6。

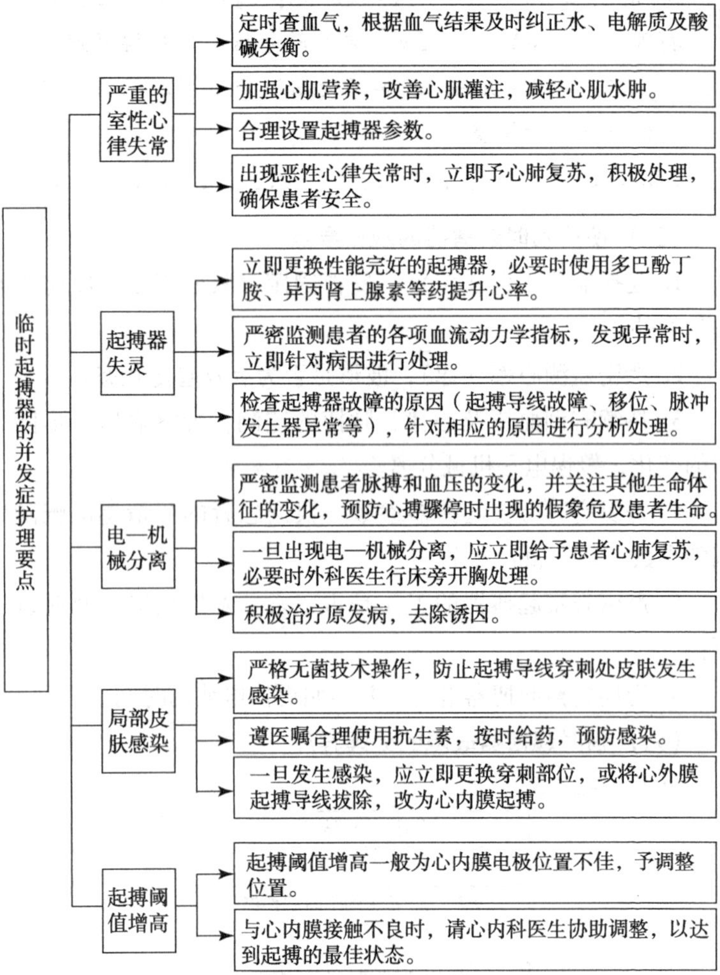

- 临时起搏器的并发症护理要点
  - 严重的室性心律失常
    - 定时查血气，根据血气结果及时纠正水、电解质及酸碱失衡。
    - 加强心肌营养，改善心肌灌注，减轻心肌水肿。
    - 合理设置起搏器参数。
    - 出现恶性心律失常时，立即予心肺复苏，积极处理，确保患者安全。
  - 起搏器失灵
    - 立即更换性能完好的起搏器，必要时使用多巴酚丁胺、异丙肾上腺素等药提升心率。
    - 严密监测患者的各项血流动力学指标，发现异常时，立即针对病因进行处理。
    - 检查起搏器故障的原因（起搏导线故障、移位、脉冲发生器异常等），针对相应的原因进行分析处理。
  - 电—机械分离
    - 严密监测患者脉搏和血压的变化，并关注其他生命体征的变化，预防心搏骤停时出现的假象危及患者生命。
    - 一旦出现电—机械分离，应立即给予患者心肺复苏，必要时外科医生行床旁开胸处理。
    - 积极治疗原发病，去除诱因。
  - 局部皮肤感染
    - 严格无菌技术操作，防止起搏导线穿刺处皮肤发生感染。
    - 遵医嘱合理使用抗生素，按时给药，预防感染。
    - 一旦发生感染，应立即更换穿刺部位，或将心外膜起搏导线拔除，改为心内膜起搏。
  - 起搏阈值增高
    - 起搏阈值增高一般为心内膜电极位置不佳，予调整位置。
    - 与心内膜接触不良时，请心内科医生协助调整，以达到起搏的最佳状态。

图 9－2－6　临时起搏器的并发症护理要点

四、微量注射泵的使用

（一）概述

微量注射泵是一种由泵、注射器和泵管三部分组成的微电脑控制的注射器自动推注装置，在ICU中意义重要。

（二）目的

能将多种高浓度的药物精准、恒定地注入静脉，能控制给药时进入患者体内的液体量，可根据病情随时调整输入速度，维持准确的给药浓度，避免输液速度的变化导致病情的波动，最终安全进入患者体内发生作用。

（三）适应证

1. ICU危重患者低速、准确、微量、加压和特殊输液时使用。
2. 小剂量高浓度药物经静脉或动脉输入人体时使用。
3. 应用各类血管活性药物。
4. 持续输入特殊药物，如抗癌药等。
5. 持续麻醉给药等。

（四）操作流程

见图9－2－7。

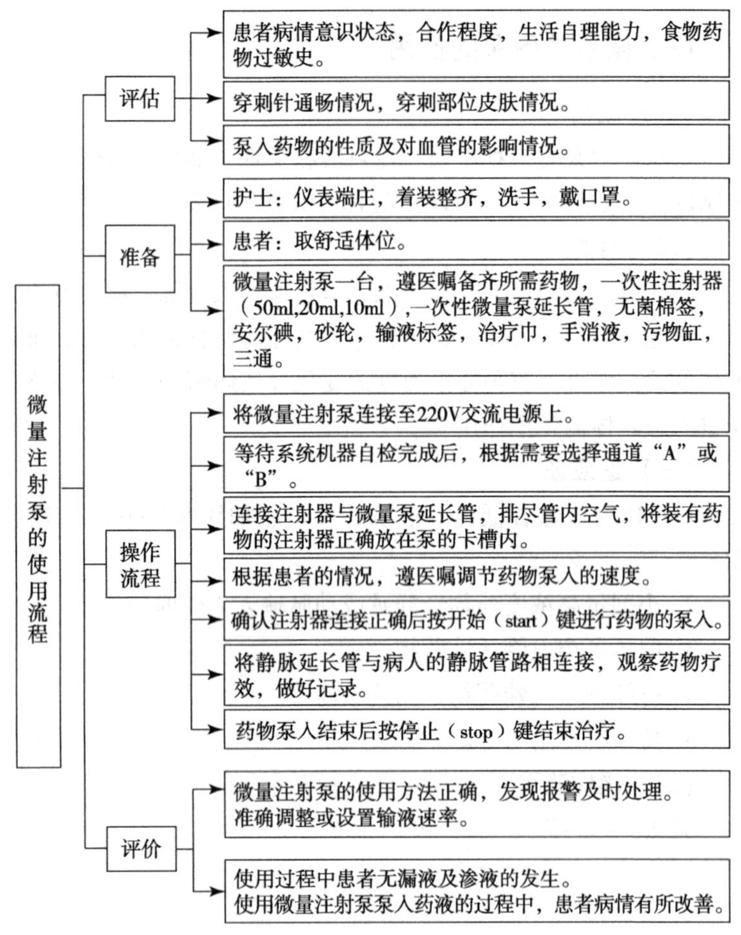

图 9－2－7　微量注射泵使用流程

（五）并发症

1. 药液外渗、漏液。

2. 导管堵塞。

3. 静脉炎。

4. 微量泵速率调节错误。

5. 静脉回血。

6. 微量泵故障。

五、颅脑降温治疗仪的使用

（一）概述

颅脑降温治疗仪目前已在临床广泛应用，具有制冷量大、降温速度快、控温精确、平稳、连续工作时间长等特点，以物理方法将患者的体温降低到正常水平而达到治疗疾病目的。

（二）目的

1. 为高热患者降温。

2. 为患者实施局部消肿，减轻充血和水肿，减轻疼痛。

3. 减少氧耗，提高机体对缺氧的耐受性。

（三）适应证

1. 高热患者。

2. 需要低温治疗的患者。

（四）操作流程

见图9－2－8。

（五）注意事项

1. 使用过程中加强体温监测，预防冻伤。

2. 加强观察与毯面接触的皮肤情况。

3. 加注循环水必须注意观察机箱侧面水面标志，不可超过标准。

4. 温度值设定后，首先按下确认键，然后按启动键，否则机器将不能工作。

5. 放置降温毯时，请勿与锐器、坚硬物品接触，以防扎破毯面而影响使用。

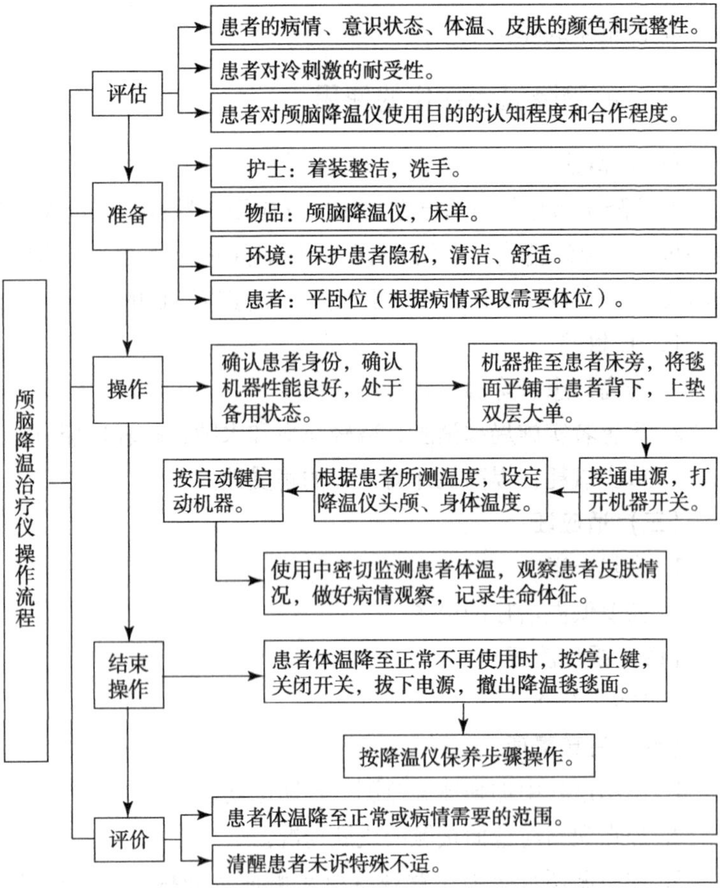

图9-2-8　颅脑降温治疗仪操作流程

6. 面板按键均为薄膜轻触型，使用过程中切勿用力按压，以免长时间造成机械疲劳而失灵。

7. 定期的维护保养和精心操作可以充分发挥机器的各种功能，提高治疗质量，减少故障率，使其更好地服务于临床。

（六）并发症

冻伤。

六、升温系统的使用

（一）概述

是一种可精确控温，以充气式加温的物理方法将患者的体温升高到正常水平而达到治疗疾病目的的仪器。

（二）目的

1. 加热。
2. 保暖。
3. 使患者体温升高至正常范围。

（三）适应证

体温不升的患者，常见于麻醉后复苏的患者，四肢末梢凉，需要加强保暖的患者。

（四）操作流程

见图9－2－9。

（五）注意事项

1. 使用过程中加强体温监测，严密监测四肢末梢情况。
2. 根据患者病情，选择适合的温度及风速。
3. 加强患者皮肤情况的观察。
4. 面板按键均为薄膜轻触型，使用过程中，切勿用力按压，以免长时间造成机械疲劳而失灵。
5. 定期的维护保养和精心操作可以充分发挥机器的各种功能，提高治疗质量，减少故障率，使其更好地服务于临床。

（六）并发症

体温升高，皮肤发红。

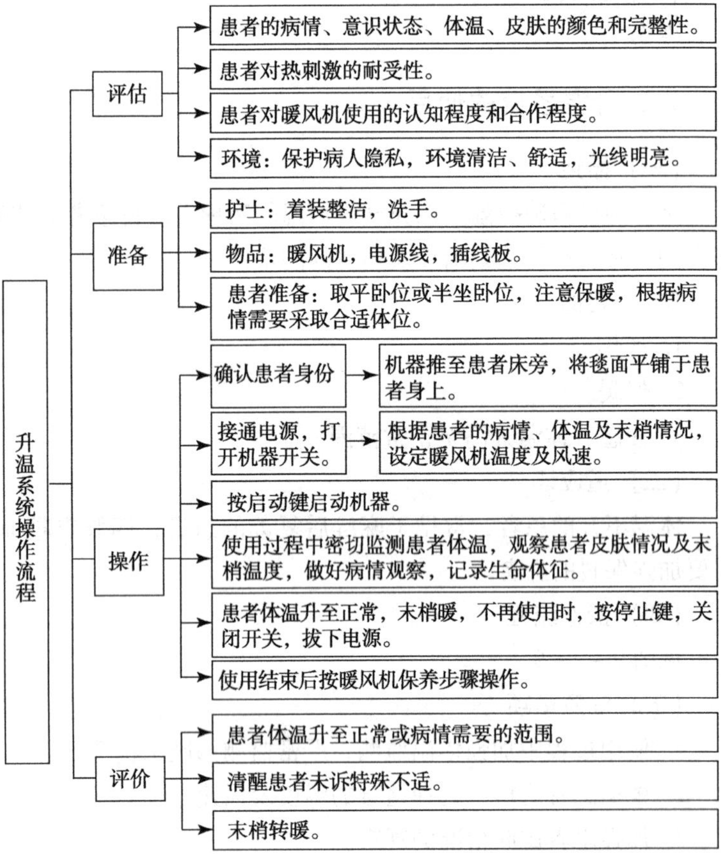

升温系统操作流程

- 评估
  - 患者的病情、意识状态、体温、皮肤的颜色和完整性。
  - 患者对热刺激的耐受性。
  - 患者对暖风机使用的认知程度和合作程度。
  - 环境：保护病人隐私，环境清洁、舒适，光线明亮。
- 准备
  - 护士：着装整洁，洗手。
  - 物品：暖风机，电源线，插线板。
  - 患者准备：取平卧位或半坐卧位，注意保暖，根据病情需要采取合适体位。
- 操作
  - 确认患者身份 → 机器推至患者床旁，将毯面平铺于患者身上。
  - 接通电源，打开机器开关。→ 根据患者的病情、体温及末梢情况，设定暖风机温度及风速。
  - 按启动键启动机器。
  - 使用过程中密切监测患者体温，观察患者皮肤情况及末梢温度，做好病情观察，记录生命体征。
  - 患者体温升至正常，末梢暖，不再使用时，按停止键，关闭开关，拔下电源。
  - 使用结束后按暖风机保养步骤操作。
- 评价
  - 患者体温升至正常或病情需要的范围。
  - 清醒患者未诉特殊不适。
  - 末梢转暖。

图 9－2－9　升温系统操作流程

第三节　常用护理技术指引

一、气管插管的操作与配合及护理

（一）概述

在全麻体外循环或非体外循环下实施的心脏手术，对心肺功能有较大影响。术后早期呼吸与循环功能尚不稳定，需用机械通气辅助以减轻呼吸做功，减轻心脏负担，保证全身的氧供，防止二氧化碳蓄积，顺利渡过术后早期危险期，因此气管插管的配合及护理尤为重要。

（二）目的

1. 全麻体外循环手术后机械通气。
2. 保持呼吸道通畅，可及时清除呼吸道内分泌物。
3. 改善呼吸功能。
4. 治疗肺部疾病。

（三）适应证

1. 各种原因导致患者自主呼吸消失。
2. 严重呼吸衰竭需要机械通气和呼吸治疗者。
3. 心跳骤停或严重循环衰竭者。
4. 气道梗阻。

（四）操作流程

见图 9－3－1。

（五）注意事项

1. 插管时患者的标准体位：头部尽量后仰充分暴露声门，使口轴线、喉轴线、咽轴线三线重叠成一条线。

2. 气管插管正确位置：插管前端在第二胸椎下缘或第三胸椎上缘水平。

- 气管插管操作及配合流程
  - 评估
    - 患者意识状态、合作程度。
    - 环境。
    - 患者年龄、体重，有无活动义齿等。
  - 准备工作
    - 人员准备：患者及家属、麻醉医生、护士。
    - 物品准备：气管插管、导管内芯、牙垫、固定用胶布、寸带、呼吸机、简易呼吸器及加压面罩一个、吸引装置，吸痰管、5ml注射器、听诊器、湿化水等。
    - 药物准备：遵医嘱准备芬太尼、舒芬太尼、咪达唑仑、维库溴铵、依托咪酯等。
  - 配合及护理
    - 再次核对患者身份，医嘱，同意书是否签字。
    - 体位：去枕平卧，充分暴露颈部，头后仰，肩背部可垫一个软枕。
    - 协助医生选择合适的气管导管型号。
    - 吸尽患者口、鼻、咽部分泌物，有活动义齿的取下。
    - 简易呼吸器加压面罩持续供氧，监测SPO_2、心率、血压。
    - 遵医嘱给药，如：舒芬太尼、维库溴铵、依托咪酯等。
    - 配合麻醉医生行气管插管术，气管导管插入后立即听诊双肺呼吸音，成功后向气管插管气囊内充气。
    - 予简易呼吸器或呼吸机辅助呼吸，若痰多者予吸痰治疗。
    - 放入牙垫，妥善固定气管导管，观察记录气管导管插入深度。
    - 观察患者生命体征，SPO_2变化。
    - 通知放射科行床旁摄片，了解气管导管的位置。
    - 整理用物及床单元。
    - 洗手，准确及时记录操作全过程。
  - 评价
    - 插管过程顺利。
    - 患者气道通畅，缺氧症状有所改善。
    - 无并发症的发生。
    - 记录及时准确。

图 9-3-1　气管插管操作与配合流程

3. 插管后定时监测动脉血气分析，动态调整呼吸机参数。

4. 吸痰前、中、后充分供氧，严格无菌操作，动作轻柔，正确选择吸痰管的型号，严密观察生命体征。

（六）并发症

1. 气管插管脱出。

2. 气管插管阻塞。

3. 气管插管移位。

4. 气管插管漏气。

5. 气管、支气管及喉头水肿。

6. 肺部感染。

二、气管切开的配合及护理

（一）概述

气管切开术是指通过外科手术方法把颈段气管前壁（一般在甲状软骨下第二和第三或第三和第四环状软骨之间）做一横切口，形成一个长期或暂时的呼吸孔道将气管套管插入形成人工气道的手术方法。气管切开术是抢救重危患者的急救手术，是临床抢救呼吸衰竭、心力衰竭、中枢神经系统疾病等患者的重要手段。

（二）目的

1. 预防和解除呼吸道梗阻，保证呼吸道的通畅。

2. 便于呼吸道分泌物的吸引，预防肺部感染。

3. 提高有效气体交换量，减少无效通气腔，减少误吸，减少低氧血症的发生率。

4. 对于意识不清尤其昏迷患者，可预防呕吐和口鼻分泌物的误吸入肺。

5. 为机械通气提供一封闭的通道。

6. 咽喉部手术时为保持呼吸道通畅也常行预防性气管切开。

（三）适应证

1. 危重患者直视心内手术后，需要较长时间的呼吸机支持者。

2. 手术后气管插管大于72小时，仍不能停用呼吸机者（5~7天不能停机者）。

3. 拔除气管插管后痰多，不能有效排痰且出现缺氧症状，短期内无法纠正者。

4. 喉或喉以上呼吸道阻塞者。

5. 患者极度消瘦、恶病质状态、呼吸肌无力者。

6. 心肺复苏后仍然昏迷，喉反射消失、吞咽能力丧失者。

7. 急性呼吸衰竭及长期使用机械通气的患者。

（四）操作流程

见图9－3－2。

（五）注意事项

1. 呼吸机完好备用，调节好参数，负压吸引装置完好备用并调试好负压。

2. 术中密切观察患者的心率（律）、血压及经皮血氧饱和度的变化，发现异常及时报告医生。

3. 术中及时清理气道内，口、鼻腔的血液及分泌物，保持呼吸道通畅。

4. 妥善固定气切套管，严密观察有无气切术后并发症的发生。

5. 清点气管切开包的器械，洗净血污送供应室消毒。

（六）气管切开的护理

见图9－3－3。

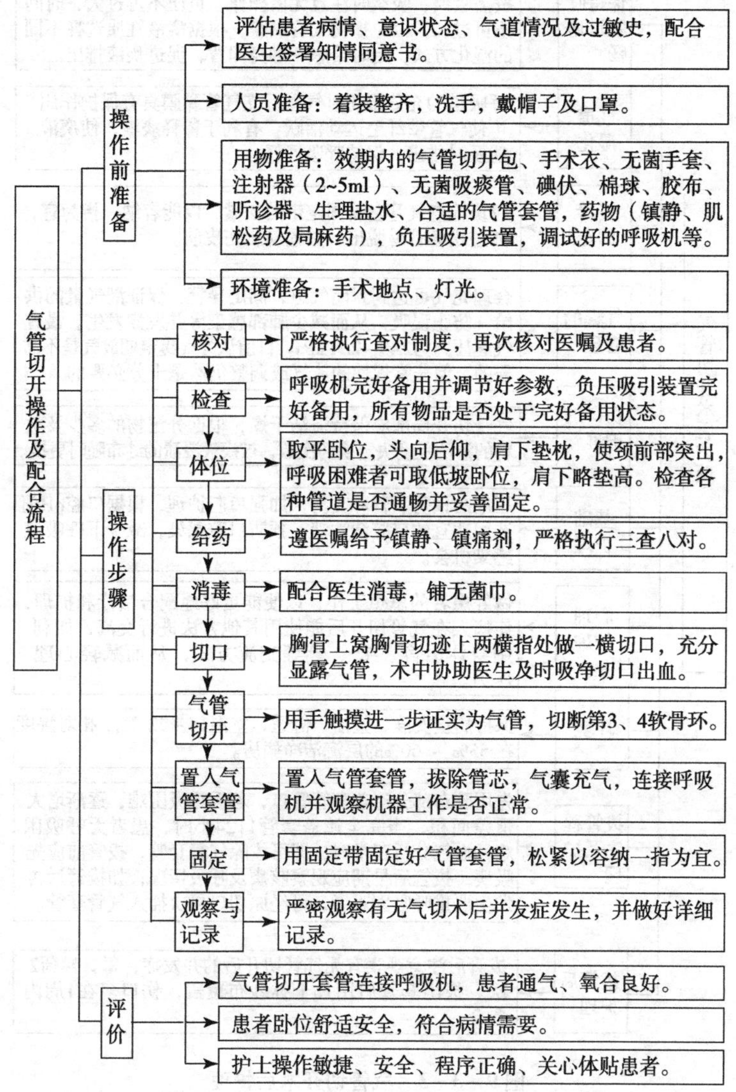

图 9-3-2 气管切开操作及配合流程

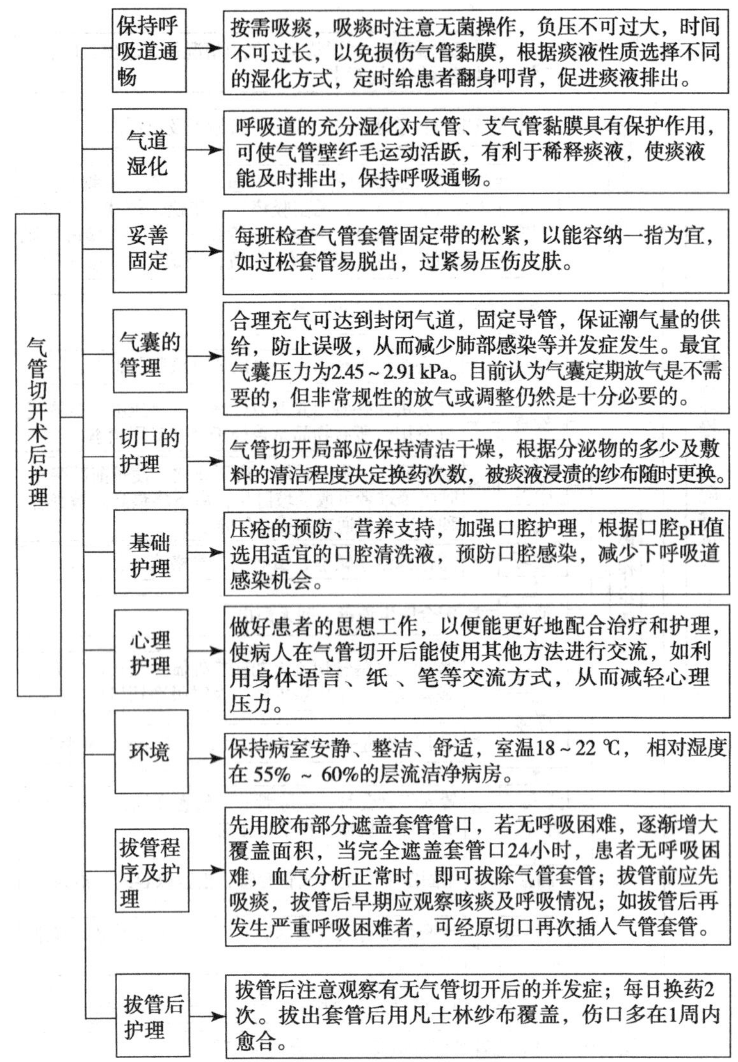

图 9－3－3　气管切开术后护理

（七）气管切开术后并发症

1. 出血。

2. 机械性并发症。

3. 感染。

4. 溃疡形成。

5. 气胸和纵隔气肿。

三、深静脉穿刺的配合及护理

(一) 概述

经体表穿刺至相应的静脉，插入各种导管至大血管腔内或心腔。利用其测定各种生理学参数，同时也可为各种治疗提供直接便利途径——仍是重症病房、大手术和救治危重病员不可缺少的手段。

(二) 目的

1. 保护患者的外周静脉，防止输注刺激性药物和高渗性或黏稠性药物对静脉造成的不可修复的损伤。

2. 减少反复外周静脉直接穿刺输液的痛苦。

3. 安全方便，维护简单，减少护理工作量。

4. 利于提高患者生活质量。

(三) 适应证

1. 需长期输液而外周静脉穿刺困难或禁忌使用者。

2. 强刺激性化疗药需静脉给药者。

3. 需胃肠外营养支持者。

4. 病情不稳定、急救等需要随时用药及测量中心静脉压者。

5. 需心导管造影、放置心内起搏器及急诊血透者。

6. 需接受大量、快速的输血、补液的患者。

7. 心血管代偿功能不全的患者，进行危险性较大的手术或手术本身会引起血流动力学显著变化的患者。

(四) 操作流程

见表 9－3－1。

表 9-3-1　深静脉穿刺操作流程

项目	步骤	要点及注意事项
评估	患者	1. 患者的病情、意识状态、皮肤的颜色和完整性。 2. 患者对疼痛的耐受性。 3. 患者对深静脉穿刺及使用的认知程度和配合程度。
	环境	清洁、舒适、无污染、光线适宜。
准备	物品准备	一次性使用中心静脉导管及附件一套、利多卡因、碘伏、棉签、无菌手套、肝素液、20ml 注射器、无菌生理盐水。
	患者准备	去枕平卧位。
	操作者准备	麻醉医生：着装整洁，洗手，戴口罩、帽子，穿无菌手术衣。
	环境准备	适合操作。
操作	签字	向患者及家属解释说明，签署知情同意书。
	严格遵守无菌操作	摆体位，医生戴口罩、帽子，穿无菌手术衣，消毒、铺巾。
	局部麻醉	一般使用利多卡因。
	穿刺	针头与胸部纵轴角度为 30°～45°进针，进针 3～5cm 感觉有穿透感，回抽有血，进针边回抽。
	送入导丝 20～30cm	导入导丝时应使 J 形导丝弯曲，导丝不宜置入太深，否则会刺激心脏引起室性早搏，严重时可发生短阵室速。
	拔出穿刺针	及时用无菌纱布按压针孔并固定好导丝，导丝的“J”形顶端若已通过穿刺针，如遇阻力，不可强行抽退导丝，以免穿刺针斜面将导丝割断。必要时将穿刺针和导丝一并退出。
	置入导管	置入导管时可使导管和导丝同时进入少许，随即退出导丝少许，如此反复。
	冲洗导管，封管	成人 12～13cm、小儿 6～8cm、注射器回抽见血，抽空导管内空气，迅速推注肝素液以冲洗导管。
	导管固定	缝线固定，导管体外部分自然弯曲，针孔再次消毒，以透明敷贴固定。
	用物处置	垃圾分类处理，感谢患者的配合。
评价	1. 深静脉置管通畅，穿刺点皮肤完好，无不良并发症的发生。 2. 操作规范、准确，严格执行无菌技术操作。 3. 与患者沟通有效，患者感到安全，能配合治疗，清醒患者未诉特殊不适。	

（五）注意事项

1. 严格无菌操作，以防感染。

2. 如抽出鲜红色血液表示误入动脉，应立即拔出，压迫穿刺点5分钟。

3. 尽量避免反复穿刺，不能大于3次。

4. 穿刺后妥善压迫止血，防止局部血栓形成。

（六）并发症

1. 肺与胸膜损伤。

2. 穿刺部位血肿。

3. 空气栓塞。

4. 导管相关感染。

5. 导管堵塞。

6. 局部过敏。

四、床旁纤维支气管镜检查的配合及护理

（一）概述

纤维支气管镜经鼻腔或口腔将纤维支气管镜插入气管、支气管直接观察病变部位，对呼吸疾病的诊断、鉴别诊断及治疗起了很重要的作用，它属于一项内窥镜技术，创伤小、安全性高，临床应用越来越广泛，能发现一些藏在气管、支气管及肺内深部而不易查出的问题，能让患者避免开刀之苦。护理人员术前的充分准备包括做好病史询问、呼吸指导，做好心理护理，调动患者的主观能动性；检查中的密切配合以及术后的细心观察是纤维支气管镜检查成功的关键因素。但是此项检查为有创性检查，对操作和配合者要求很高，其熟练的护理配合对预防并发症，提高检查成功率起着重要的作用。

（二）目的

更加有效清理气道分泌物，在纤支镜引导下气管插管更加准确及经纤支镜进行支气管肺泡灌洗治疗。

1. 清除气道分泌物更加有效。

2. 纤维支气管镜引导下气管插管更加准确。

3. 痰标本的采集和留取更加精确。

4. 经纤支镜行支气管肺泡灌洗（BAL）治疗呼吸机相关性肺炎（VAP）：VAP占院内获得性肺炎的首位，经纤支镜支气管肺泡冲洗可改善通气和换气，解除气道的梗阻。

5. 局部给药：纤支镜具有能够到达段及段以下支气管的优点，能够吸引气管内分泌物，使病灶视野清晰，可直视下用药，减轻患者痛苦，提高舒适度，缩短病程。

（三）适应证

1. 直接检查气管和支气管的异常或肿物。

2. 去除异物或吸取分泌物做培养。

3. 活检或支气管肺泡灌洗。

4. 支气管纤维镜引导下气管插管。

5. 支气管造影。

（四）操作流程

1. 心脏术后床旁纤维支气管镜检查的配合及操作流程　见表9－3－2。

表 9 -3 -2　心脏术后床旁纤维支气管镜检查的配合及操作流程

项目	步骤	要点及注意事项
评估	患者的评估	有无纤维支气管镜检查的禁忌证： 1. 患者有无麻醉药物过敏史。 2. 有无高血压。 3. 有无出血倾向。
	支气管镜的评估	支气管镜灭菌后处于完好备用状态。
准备	患者的准备	1. 清醒患者，做好解释，取得同意及配合。 2. 气管插管患者，充分镇静。 3. 操作前禁食 4 ~6 小时。 4. 患者仰卧位，保持气道通畅。 5. 监测生命体征，持续监测经皮血氧饱和度。
	环境准备	整洁，安静，光线充足。
	物品准备	1. 移动床旁支气管纤维镜一台，活检阀或吸引阀、口垫、纱布等物品。 2. 无菌治疗巾，生理盐水，遵医嘱准备适宜的注射器、润滑剂、利多卡因、纤维支气管镜内用药，如盐酸氨溴索针。负压吸引装置。 3. 个人防护用具：护目镜、帽子、口罩、隔离衣、手套。
	操作者操作前对支气管镜的准备	1. 操作前洗手，核对患者。 2. 检查内镜外观无破损，确认按钮正常连接。 3. 将内镜导光插头接到电源，确认先端两条导光束光亮正常。 4. 通过目镜杯观察，确认图像清晰（可适当调节焦距位置）。打开显示器和图像处理装置（主机），确保适配器焦距进行对焦。 5. 确认内镜目镜杯玻璃和适配器玻璃清洁，对上标试点后旋转。 6. 观察显示器上内镜图像，调节适配器焦距进行对焦。 7. 观察工作站处状态，开始使用。

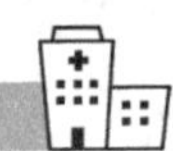
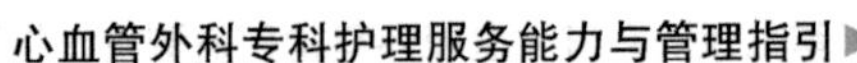

续表

项目	步骤	要点及注意事项
操作	对于机械通气的患者	1. 操作前给予纯氧吸入，使用一次性气切导管连接管，避免或减少操作过程中低氧血症的发生。 2. 监测患者生命体征，持续监测经皮血氧饱和度，出现异常及时汇报。 3. 操作过程中提醒医生用纱布包裹支气管镜并衬垫于纤维镜入口处，这样可以避免分泌物溢出。 4. 检查过程中注意将吸引泵的吸引气压设定为－34kPa～0kPa，气压过高会导致难以停止吸引。 5. 医生进行操作的过程中配合送水，遵医嘱给予药物。 6. 妥善固定气管插管，避免进入或拔出支气管镜过程中气管插管移位或脱出。 7. 患者取舒适体位；遵医嘱鼻饲，观察患者有无呕吐等并发症。
	对于非机械通气的患者	1. 操作前给予鼻导管吸氧，避免或减少操作过程中低氧血症的发生。 2. 监测患者生命体征，持续监测经皮血氧饱和度，出现异常及时汇报。 3. 在检查前将口垫放入患者口中，以防止患者误咬内镜插入部。 4. 操作过程中提醒医生用纱布包裹支气管镜并衬垫放于纤维镜入口处，这样可以避免分泌物溢出。 5. 检查过程中注意将吸引泵的吸引气压设定为－34kPa～0kPa，气压过高会导致难以停止吸引。 6. 医生进行操作的过程中配合送水，遵医嘱给予药物。 7. 患者取舒适体位，指导清醒患者不要吞咽唾液，以免发生误吸。 8. 自主呼吸患者咽反射恢复后可经口进食。

续表

项目	步骤	要点及注意事项
操作	整理用物	1. 操作后立即用生理盐水冲洗支气管镜，表面用纱布擦拭。 2. 一次性用品及一次性隔离衣丢弃，非一次性用品消毒。 3. 支气管纤维镜严格按照内镜清洁、消毒操作制度进行，包括清洗支纤镜，消毒前行泄露试验。 4. 支气管肺泡灌洗标本送检。 5. 必要时胸部 X 线片检查。
	洗手、记录	记录操作过程及异常情况。
	并发症观察	1. 有无喘鸣、呼吸困难、咯血和气促。 2. 有无皮下气肿。 3. 咽反射及吞咽功能。
评价	患者	1. 清醒患者了解纤维支气管镜的检查目的及注意事项，积极配合。 2. 患者卧位舒服，病情平稳。 3. 无并发症的发生。
	护理人员	1. 熟悉纤维支气管镜的检查步骤，护理配合熟练。 2. 动作敏捷，程序正确、安全，主动关心患者。

2. 清洗、消毒、灭菌程序　见图 9-3-4。

（五）并发症

较常见的并发症为低氧血症、气管痉挛、心律失常。

（1）观察患者术后有无喘鸣、呼吸困难、气促，出现低氧血症时及时通知医生停止操作，给予高浓度吸氧，可以很快恢复。

（2）气管痉挛严重时，可遵医嘱经纤支镜侧孔直接注入利多卡因进行表面麻醉。

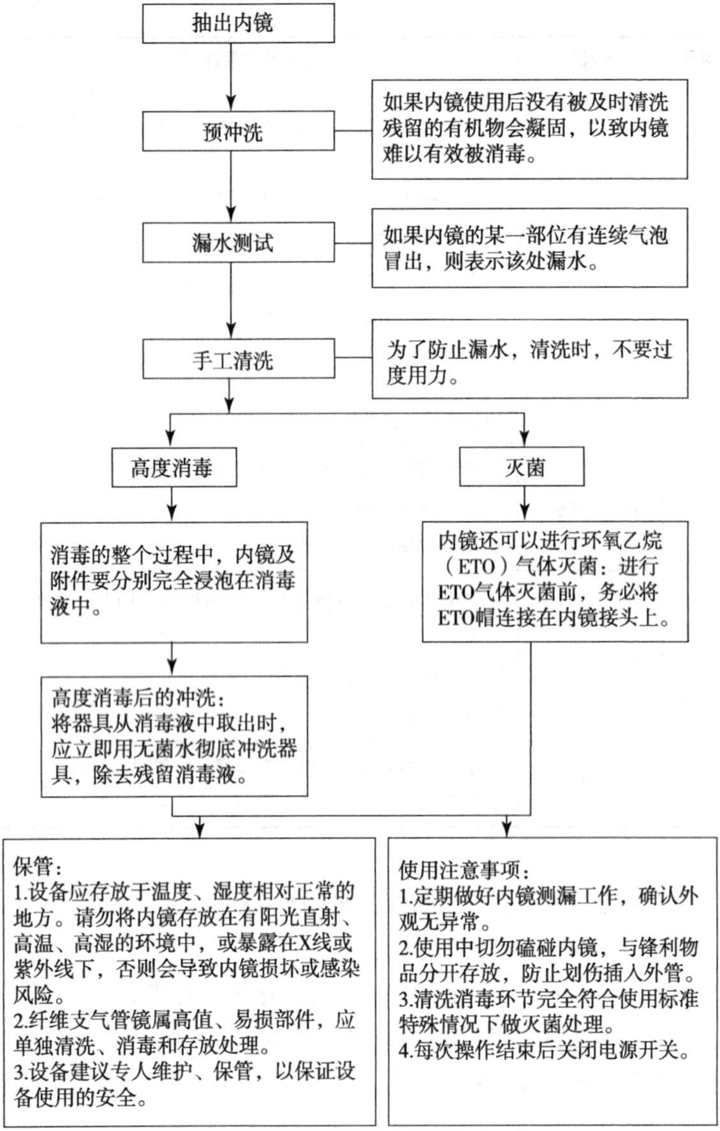

抽出内镜
↓
预冲洗 —— 如果内镜使用后没有被及时清洗残留的有机物会凝固，以致内镜难以有效被消毒。
↓
漏水测试 —— 如果内镜的某一部位有连续气泡冒出，则表示该处漏水。
↓
手工清洗 —— 为了防止漏水，清洗时，不要过度用力。
↓

高度消毒
↓
消毒的整个过程中，内镜及附件要分别完全浸泡在消毒液中。
↓
高度消毒后的冲洗：
将器具从消毒液中取出时，应立即用无菌水彻底冲洗器具，除去残留消毒液。

灭菌
↓
内镜还可以进行环氧乙烷（ETO）气体灭菌：进行ETO气体灭菌前，务必将ETO帽连接在内镜接头上。

↓

保管：
1.设备应存放于温度、湿度相对正常的地方。请勿将内镜存放在有阳光直射、高温、高湿的环境中，或暴露在X线或紫外线下，否则会导致内镜损坏或感染风险。
2.纤维支气管镜属高值、易损部件，应单独清洗、消毒和存放处理。
3.设备建议专人维护、保管，以保证设备使用的安全。

使用注意事项：
1.定期做好内镜测漏工作，确认外观无异常。
2.使用中切勿磕碰内镜，与锋利物品分开存放，防止划伤插入外管。
3.清洗消毒环节完全符合使用标准特殊情况下做灭菌处理。
4.每次操作结束后关闭电源开关。

图 9－3－4　清洗、消毒、灭菌程序

(3) 心律失常患者大部分停止操作后可自行纠正，必要时遵医嘱给予药物处理。术后可出现咯血量稍增多或少量血痰。

(4) 不熟练的操作可能导致声带或声门水肿，气管壁损伤，甚或发生颈部及胸部皮下气肿。

五、经气管插管/气管切开内吸痰

(一) 概述

经气管插管/气管切开处吸痰是利用负压吸引原理，用导管经人工气道将呼吸道内分泌物清除，以保持呼吸道通畅，预防吸入性肺炎、肺不张、窒息等并发症的一种方法。

(二) 目的

1. 清除呼吸道分泌物，保持呼吸道通畅。

2. 预防肺不张、坠积性肺炎等肺部感染的发生。

3. 促进呼吸功能，改善肺通气。

(三) 适应证

1. 适用于危重、年老、昏迷、麻醉术后咳嗽无力者。

2. 咳嗽反射迟钝或者会厌功能不全，以致不能将痰液咳出者。

3. 气管插管或气管切开术后患者需通过吸痰协助清理呼吸道。

4. 窒息时的急救。

(四) 操作流程

见图 9－3－5。

(五) 注意事项

1. 操作动作准确、迅速，每次吸痰时间成人 <15 秒，小儿 <10 秒，连续吸痰不得超过 3 次，吸痰间隙以纯氧吸入，吸痰前整理呼吸机管路，倾倒冷凝水。

经气管插管/气管切开吸痰操作流程

- 评估
  - 患者病情、意识状态、生命体征 。
  - 气管插管/切开的天数、呼吸道感染程度、双肺呼吸音、缺氧程度、血氧饱和度、呼吸道分泌物情况、痰液的颜色、量及性质。
  - 呼吸机参数设置情况，负压吸引装置，环境情况。
  - 患者的心理状态及配合程度。
- 准备
  - 护士：着装整洁、仪表端庄，洗手，戴口罩。
  - 物品：中心负压吸引装置或负压吸引器及电插板，治疗盘内盛：各种型号的一次性吸痰管、听诊器、手套、0.9%氯化钠注射液、无菌纱布、无菌治疗巾，快速手消毒液，医用垃圾桶，生活垃圾桶。
  - 环境：安静、舒适、整洁，光线适宜。
  - 体位：平卧位。
- 操作
  - 用物常规备于床旁。
  - 核对患者的床号、姓名、手腕带。向患者及家属说明目的及方法，取得患者的配合。
  - 观察患者的病情，听诊，给患者纯氧2分钟吸入。
  - 检查负压装置、性能，调节负压。
  - 消毒双手，铺无菌巾。
  - 戴手套，取出吸痰管。
  - 连接吸痰管，在吸痰罐中试吸少量生理盐水。
  - 断开呼吸机与气管套管/导管连接处，放于无菌巾上。
  - 吸痰，左手反折吸痰管末端，阻断负压，右手将吸痰管轻轻插入气道内，遇阻力后上提1cm打开负压，吸尽痰液。
  - 连接呼吸机，给患者纯氧2分钟吸入。
  - 冲洗，在冲洗罐里用生理盐水冲洗吸痰管，分离吸痰管。
  - 观察气道是否通畅，患者的反应，如：面色、呼吸、心率、血压等，吸出痰液的颜色、量及性质。
  - 操作后处置用物。
  - 安置患者，使患者体位舒适，整理床单元。
  - 消毒双手，记录签名，洗手，脱口罩。

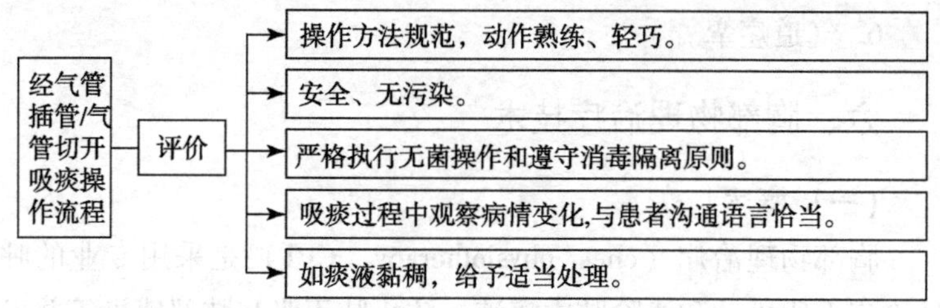

图 9－3－5　经气管插管/气管切开吸痰操作流程

2. 插管时不可有负压，以免引起气道黏膜损伤。进入气道若遇阻力应查找原因，不可粗暴盲插，注意无菌操作，采用左右旋转并向上提管的手法，有利于呼吸道分泌物的充分吸尽。吸痰管最大外径不能超过气管导管内径的 1/2。一般成人吸痰负压为 40.0 ~ 53.3kPa（300 ~ 400mmHg）；儿童吸痰负压 < 40.0 kPa（<300 mmHg）。

3. 注意保持呼吸机接头不被污染，戴无菌手套持吸痰管的手不被污染。

4. 吸痰过程中注意观察患者病情变化，如有心率、血压、氧饱和度明显改变时，立即停止吸痰，接呼吸机通气，给予纯氧吸入。

5. 严格无菌操作，一根吸痰管只能使用一次，不能重复使用，吸过口鼻腔的吸痰管不能再进入气道。

6. 如痰液黏稠者，予稀释痰液，可配合雾化吸入、背部叩击。

（六）并发症

1. 低氧血症。

2. 呼吸道黏膜损伤。

3. 心律失常。

4. 感染。

5. 阻塞性肺不张。

6. 气道痉挛。

六、胸部物理治疗技术

（一）概述

胸部物理治疗（chest physiotherapy，CPT）是采用专业的呼吸治疗手段松动和清除肺内痰液，防止肺不张和肺部感染等并发症，改善呼吸功能的一类治疗方法。主要方法包括：体位引流、叩击和（或）震颤、呼吸锻炼、指导有效的咳嗽、机械吸痰。

（二）目的

1. 清除气道分泌物　降低大气道阻力，有利于肺的扩张，降低小气道阻力，增加肺的顺应性，减少局部损伤和细菌的侵袭力。

2. 促进肺的再扩张　增加局部灌注，有效地吸入氧气，呼出二氧化碳，改善通气。

（三）适应证

1. 分泌物阻塞引起的肺不张。
2. 无力咳嗽或因咳嗽而体力衰竭的患者。
3. 气管插管。
4. 慢性阻塞性肺部疾病。

（四）禁忌证

1. 血流动力学不稳定或严重心律失常。
2. 延迟关胸。
3. 气胸无胸腔引流。
4. 严重的支气管痉挛或哮喘发作。
5. 气道异物。
6. 出血倾向。
7. 颅内出血。

（五）操作流程

见图 9－3－6 和表 9－3－3。

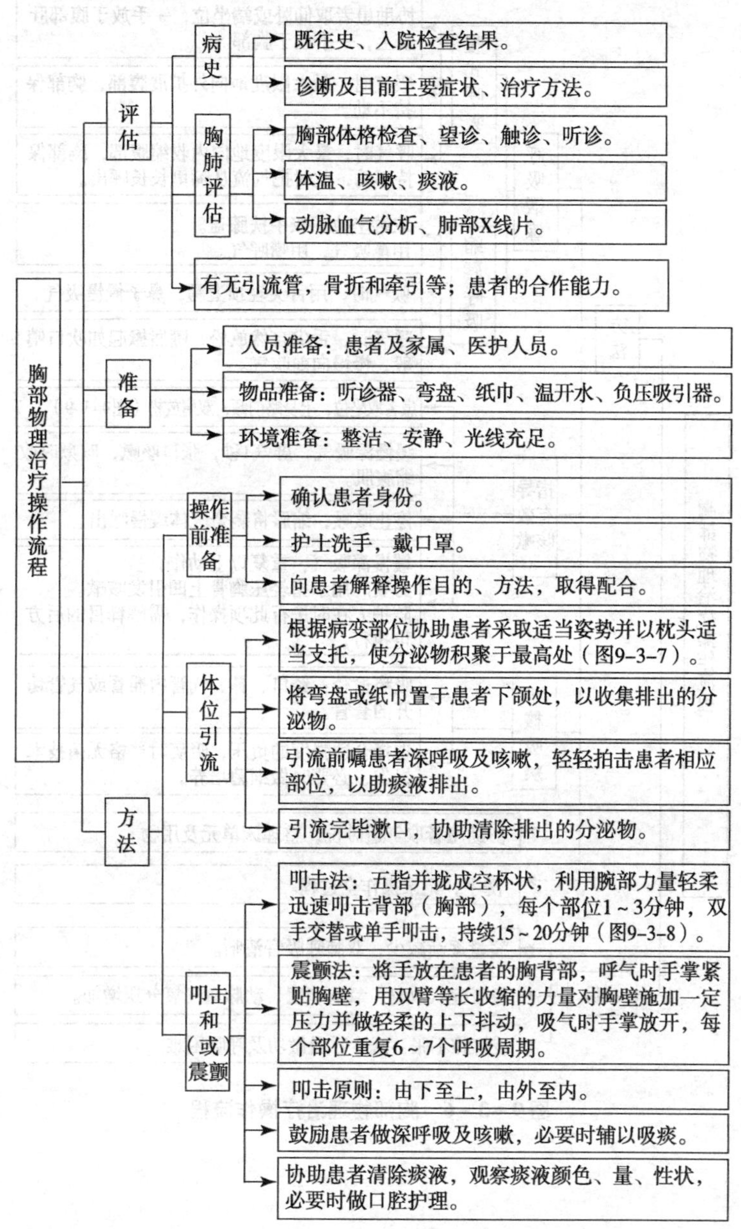
胸部物理治疗操作流程
评估
病史
既往史、入院检查结果。
诊断及目前主要症状、治疗方法。
胸肺评估
胸部体格检查、望诊、触诊、听诊。
体温、咳嗽、痰液。
动脉血气分析、肺部X线片。
有无引流管，骨折和牵引等；患者的合作能力。
准备
人员准备：患者及家属、医护人员。
物品准备：听诊器、弯盘、纸巾、温开水、负压吸引器。
环境准备：整洁、安静、光线充足。
方法
操作前准备
确认患者身份。
护士洗手，戴口罩。
向患者解释操作目的、方法，取得配合。
体位引流
根据病变部位协助患者采取适当姿势并以枕头适当支托，使分泌物积聚于最高处（图9-3-7）。
将弯盘或纸巾置于患者下颌处，以收集排出的分泌物。
引流前嘱患者深呼吸及咳嗽，轻轻拍击患者相应部位，以助痰液排出。
引流完毕漱口，协助清除排出的分泌物。
叩击和（或）震颤
叩击法：五指并拢成空杯状，利用腕部力量轻柔迅速叩击背部（胸部），每个部位1~3分钟，双手交替或单手叩击，持续15~20分钟（图9-3-8）。
震颤法：将手放在患者的胸背部，呼气时手掌紧贴胸壁，用双臂等长收缩的力量对胸壁施加一定压力并做轻柔的上下抖动，吸气时手掌放开，每个部位重复6~7个呼吸周期。
叩击原则：由下至上，由外至内。
鼓励患者做深呼吸及咳嗽，必要时辅以吸痰。
协助患者清除痰液，观察痰液颜色、量、性状，必要时做口腔护理。

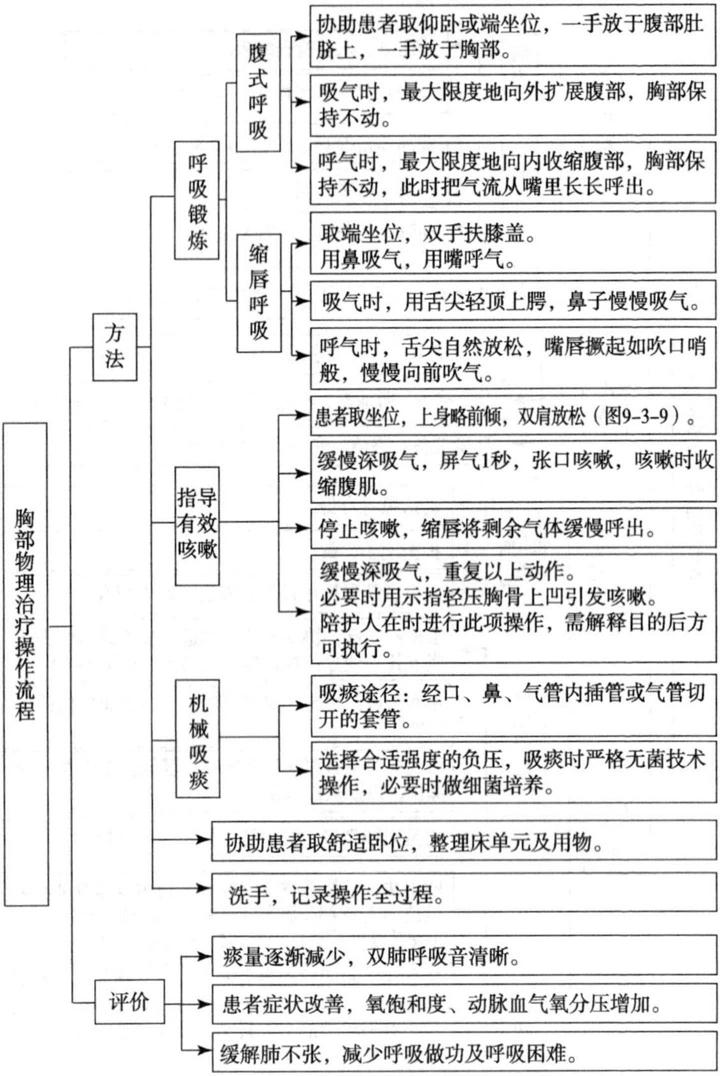

- 胸部物理治疗操作流程
  - 方法
    - 呼吸锻炼
      - 腹式呼吸
        - 协助患者取仰卧或端坐位，一手放于腹部肚脐上，一手放于胸部。
        - 吸气时，最大限度地向外扩展腹部，胸部保持不动。
        - 呼气时，最大限度地向内收缩腹部，胸部保持不动，此时把气流从嘴里长长呼出。
      - 缩唇呼吸
        - 取端坐位，双手扶膝盖。用鼻吸气，用嘴呼气。
        - 吸气时，用舌尖轻顶上腭，鼻子慢慢吸气。
        - 呼气时，舌尖自然放松，嘴唇撅起如吹口哨般，慢慢向前吹气。
    - 指导有效咳嗽
      - 患者取坐位，上身略前倾，双肩放松（图9-3-9）。
      - 缓慢深吸气，屏气1秒，张口咳嗽，咳嗽时收缩腹肌。
      - 停止咳嗽，缩唇将剩余气体缓慢呼出。
      - 缓慢深吸气，重复以上动作。必要时用示指轻压胸骨上凹引发咳嗽。陪护人在时进行此项操作，需解释目的后方可执行。
    - 机械吸痰
      - 吸痰途径：经口、鼻、气管内插管或气管切开的套管。
      - 选择合适强度的负压，吸痰时严格无菌技术操作，必要时做细菌培养。
    - 协助患者取舒适卧位，整理床单元及用物。
    - 洗手，记录操作全过程。
  - 评价
    - 痰量逐渐减少，双肺呼吸音清晰。
    - 患者症状改善，氧饱和度、动脉血气氧分压增加。
    - 缓解肺不张，减少呼吸做功及呼吸困难。

图9-3-6　胸部物理治疗操作流程

表9-3-3 胸部物理治疗要点和注意事项

<table>
<tr><th>项目</th><th colspan="2">要点及注意事项</th></tr>
<tr><td>体位引流</td><td colspan="2">1. 根据病变部位，采取正确体位，以达到满意的引流效果。
2. 体位引流时间：饭后或暂停鼻饲2小时以上，操作后患者需卧床休息30分钟。
3. 每次引流不应少于15分钟，每日引流2~4次，患者不能耐受的停止引流。
4. 加强保暖。</td></tr>
<tr><td>叩击、震颤</td><td colspan="2">1. 时间：宜在餐后2小时或餐前30分钟进行，叩击频率：每分钟60次，每天2~3次，每侧肺部叩击1~3分钟。
2. 同时鼓励患者深呼吸，咳嗽，咳痰。
3. 胸部叩击时应避开乳房、心脏、肩胛骨、脊柱等。
4. 震颤应在患者呼气时进行。</td></tr>
<tr><td>呼吸锻炼</td><td>腹式呼吸：
1. 呼吸要深长而缓慢；
2. 用鼻吸气，用口呼气；
3. 一呼一吸掌握在15秒左右；
4. 每次10~20分钟。</td><td>缩唇呼吸：
1. 每次吸气后不能急于呼出，宜稍屏气片刻再行缩唇呼气；
2. 吸气与呼气时间比为1:2~1:3；
3. 每天练习2~3次，每次10~20分钟。</td></tr>
<tr><td>咳嗽</td><td colspan="2">1. 有效咳嗽时患者最好保持坐位，有利于咳痰时腹肌和膈肌收缩，促进痰液排出。
2. 胸部有伤口的患者，可用双手轻压伤口两侧，避免咳嗽时胸廓扩展牵拉伤口引起疼痛。</td></tr>
<tr><td>机械排痰</td><td colspan="2">1. 吸引间隔时间和频率应根据患者的个体需要而定。
2. 操作中动作轻柔，先吸鼻腔，再吸口腔，注意无菌操作。
3. 吸痰管外径应小于气道内径的1/2。</td></tr>
</table>

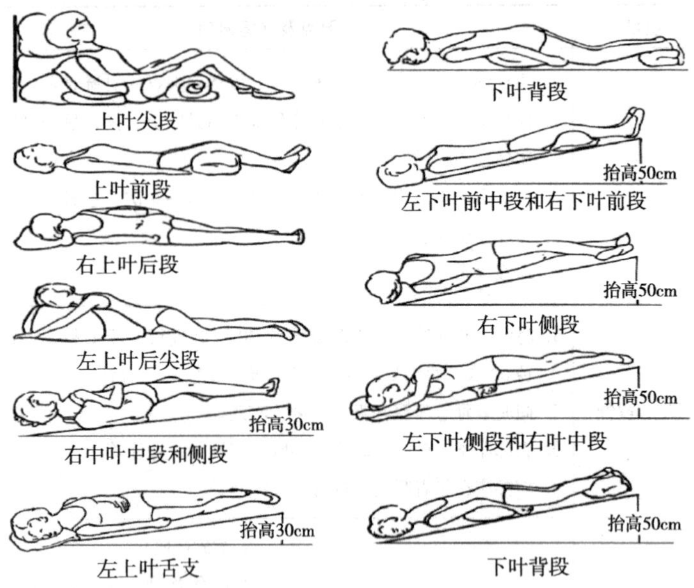

图9-3-7 体位引流示意图

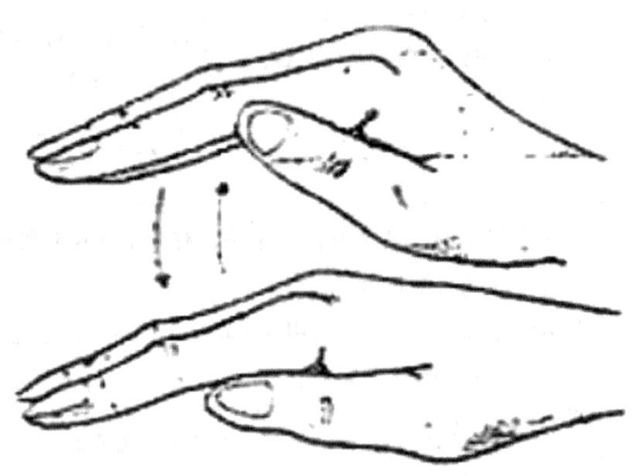

图9-3-8 叩击示意图

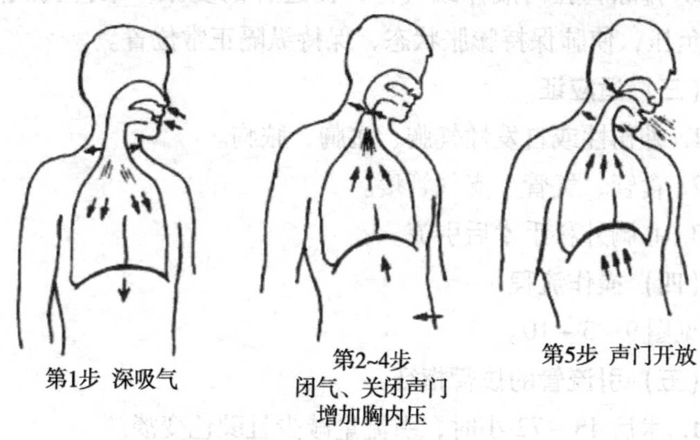

图 9-3-9 有效咳嗽示意图

（六）并发症

1. 大出血。

2. 因体位改变引起血管内导管或气管套管移位、骨折移位等。

3. 低氧血症。

4. 急性心肌梗死。

七、密闭式胸腔引流瓶的护理

（一）概述

胸腔闭式引流术是心胸外科应用较广的技术，是利用半卧位达到顺位引流及虹吸原理，将胸腔内的气体或液体引流到体外，且引流系统与大气压不相通，属外引流。

（二）目的

1. 持续引流心包、胸腔内积血，预防心包填塞。

2. 观察每小时及累积胸液量的变化，了解胸腔内渗血、出血情况。

3. 排除胸腔内液体或气体，促进肺的复张，维持胸膜腔的正常负压，使肺保持膨胀状态，保持纵隔正常位置。

（三）适应证

1. 外伤性或自发性气胸、血胸、脓胸。

2. 食管、气管、支气管瘘。

3. 心胸外科手术后引流。

（四）操作流程

见图 9－3－10。

（五）引流管的拔管指征

1. 术后 48～72 小时，引流量减少且颜色变淡。

2. 24 小时引流量 <50ml 或脓液 <10ml。

3. X 线胸片示肺膨胀良好、不漏气。

4. 患者无呼吸困难即可拔管。

（六）注意事项

1. 保持胸腔引流管道密闭，引流管无脱落。

2. 定时更换引流瓶，更换时严格无菌技术操作，防止逆行感染。

3. 保持引流通畅，定时挤压胸腔引流管，防止其阻塞、扭曲和受压。

4. 鼓励患者咳嗽和深呼吸，以便胸腔内气体和液体排出，促进肺扩张。

5. 引流量 >100ml/h，呈鲜红色，有凝血块，同时伴有脉搏增快，提示有活动性出血的可能，应及时通知医生。

6. 引流管接头滑脱时，要立即夹闭或返折近胸端引流管；引流管自胸壁伤口滑脱，立即用手顺皮肤纹理方向捏紧引流管口周围皮肤（注意不要直接接触伤口），并立即通知医生。

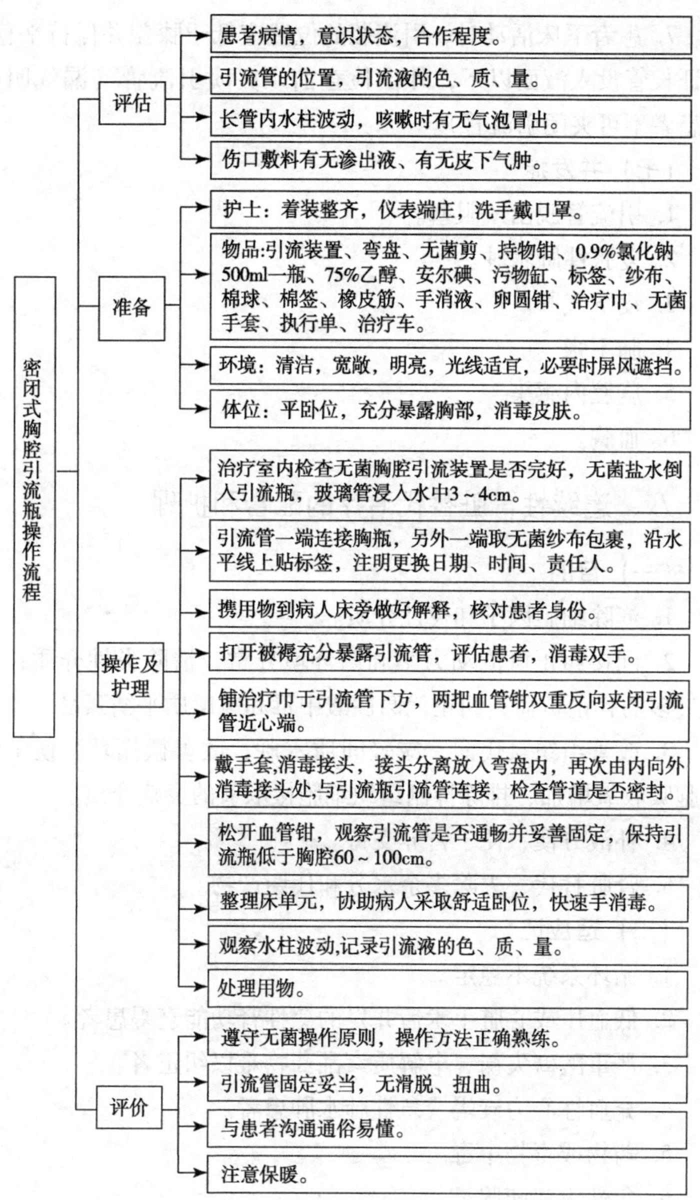

图 9－3－10　密闭式胸腔引流瓶操作流程

7. 患者下床活动时，引流瓶的位置应低于膝盖并保持平稳，保证长管没入液面以下，外出检查前须夹闭引流管（漏气明显的患者不可夹闭引流管）。

（七）并发症

1. 引流管脱出或阻塞。
2. 复张性肺水肿。
3. 皮下气肿。
4. 肺不张。
5. 胸腔内感染。
6. 血胸。

八、连续性肾脏替代治疗的配合和护理

（一）目的

1. 清除细胞因子和炎性介质。

2. 间接纠正血流动力学和内环境异常，清除炎性介质；清除过多的容量负荷；纠正代谢性酸中毒和电解质平衡紊乱。

3. 改善组织氧代谢，减轻间质水肿，改善微循环，使组织细胞吸收氧增加，排除抑制组织细胞摄取氧的炎症介质。

4. 补液方便，便于营养支持。

5. 肾脏替代，去除多余水分和代谢产物。

（二）适应证

1. 循环系统不稳定。
2. 低血压或心脏手术后并发的急性肾功能衰竭患者。
3. 严重酸碱失衡、电解质紊乱药物难以纠正者。
4. 充血性心力衰竭或急性肺水肿患者。
5. 药物或毒物中毒。
6. 急性重症胰腺炎。
7. 肝性脑病、肝肾综合征。

8. 感染性休克。

9. 急性呼吸窘迫综合征（ARDS）。

10. 多脏器功能障碍综合征（MODS）。

（三）连续性肾脏替代治疗操作流程

见表 9-3-4。

表 9-3-4 连续性肾脏替代治疗操作流程

项目	步骤	要点及注意事项
评估	患者的评估	1. 患者常需综合评估，个体化护理。 2. 心：泵功能、容量。 3. 肺：呼吸、氧合。 4. 神经：神志、意识，原有疾病。 5. 胃肠道：饮食、排便。 6. 肾脏：原有功能、有无尿量。 7. 皮肤：局部、全身。 8. 精神心理状况。
	血透仪的评估	血透仪处于完好备用状态。
准备	患者准备	安慰患者，告知治疗时间，以取得患者的配合；神志不清、躁动的患者约束上下肢；摆好体位，监测生命体征。
	物品准备	AV600 滤器一个、CRRT 管路一套、CRRT 机器；置换液、预充液、配置置换液所需液体；治疗盘、一次性无菌治疗巾、安尔碘、棉签；抗凝剂（根据医嘱选择）0.9% NS 50ml + 肝素 50mg。
	操作者准备	操作洗手、戴口罩和帽子。
操作	确认患者身份	配合医生行静脉穿刺术。
	开机储存器自检	此时确保机器上没有安装任何东西，如已安装，要全部拿掉。
	显示屏自检	按 EQ 确认，应听到蜂鸣器响。
	空秤自检	请勿连接任何耗材或在秤上挂任何物品），按 EQ 确认。（显示重量不应超过 ±60g ）
	选择相应治疗模式	1. 持续性治疗：CVVH，SCUF，CVVHD，CVVHFD。 2. 间断性治疗：HD，HF，HFD。 3. 血浆治疗包含：PEX，PAP。 4. 选中需要的治疗模式后按键。 5. 再次选择需要的治疗方式按键确认，并按 EQ 确认。

续表

<table>
<tr><th>项目</th><th>步骤</th><th>要点及注意事项</th></tr>
<tr><td rowspan="3">操作</td><td>硬件自检</td><td>注意：此时不要连接任何耗材；电源继电器测试→SAD参考测试→SAD 气流计数器测试→红色检测器测试→漏血检测器测试→零压力测试，跳过硬件自检：同时按住V、BE、▲，按［EQ］键确认。</td></tr>
<tr><td>安装管路，并预充</td><td>1. 安装到秤上：(1) 置换液；(2) 超滤液收集袋。
2. 安装血滤器，静脉端朝上。
3. 安装动脉管路（红）。
4. 连接至盐水袋、PA、血泵、肝素、PBE、血滤器。
5. 安装静脉管路（蓝）：连接至血滤器、PV、静脉空气监测器、静脉夹。
5. 安装补液管路（绿）：连接至置换液袋、补液空气监测器、PD1、加热器、动脉管路（前置换）或静脉管路（后置换）。
6. 安装超滤管路（黄）：连接至血滤器（靠静脉端）、漏血监测器、PD2、超滤泵、超滤液收集袋。
8. 打开所有管路夹子，预冲/自检。</td></tr>
<tr><td>选择进入治疗</td><td>1. 备妥静脉导管患者管路抗凝处理后，设置治疗参数。
2. 主要是设置 SUBSTITUTION FLOW（置换液流量）、UF RATE（净超滤率）和 CYCLE TIME（治疗时间）等。
3. 备妥治疗液，确认进入治疗界面。</td></tr>
<tr><td rowspan="3">操作</td><td>连接患者</td><td>1. 停血泵；
2. 连接动脉管路至患者；
3. 开血泵，以 50～60ml/min 的血流量引血；
4. 检查动脉压是否在允许范围内；
5. 当静脉管路可以与患者连接时，停血泵，连接静脉管路至患者；
6. 开血泵，根据患者的情况调整血流量到适当值；
7. 检查屏幕上显示的动脉压和静脉压。</td></tr>
<tr><td>换袋</td><td>选中“袋子更换”键，使其涂黑，即可自由更换废液袋或透析液/置换液袋。</td></tr>
<tr><td>结束治疗</td><td>选“治疗结束”键，确认后，停泵，断开动脉管路或连接至盐水袋，开泵回输血液，回输结束，断开静脉端连接，治疗结束。</td></tr>
</table>

续表

项目	步骤	要点及注意事项
评价		1. 置管过程顺利。 2. 透析过程中患者心率、血压平稳，内环境稳定，肾功能（尿素氮、肌酐）较前下降及尿量增加。 3. 无透析并发症的发生。 4. 及时准确记录透析相关参数。

（四）并发症

1. 与穿刺针相关的：穿刺部位出血、血肿；气胸、血气胸；感染；引血不畅。

2. 与滤器管道相关的：漏血；血栓；气栓。

3. 与抗凝相关的：出血；滤器凝血；血小板降低。

4. 全身并发症：血容量不足、低血压；酸碱失衡、电解质紊乱；内分泌系统紊乱；感染和败血症；生物相容性和过敏反应；营养物质丢失；低温；血液净化不充分。

九、腹膜透析治疗的配合及护理

（一）概念

腹膜透析是利用人体腹膜作为半透膜，以腹腔作为交换空间，通过弥散和对流作用，清除体内过多水分、代谢产物和毒素，达到血液净化、替代肾脏功能的治疗技术。

（二）目的

1. 清除体内潴留的代谢废物和过多水分。

2. 纠正水电解质、酸碱失衡。

3. 维持内环境稳定。

（三）适应证

1. 术后早期心功能不全，经常规治疗连续 6 小时以上少尿或无尿［尿量 <0.5 ~ 1.0ml/（kg · h）］。

2. 体液潴留，组织水肿，经强心利尿、提高胶体渗透压等药物治疗无缓解，CVP进行性升高。

3. 肾功能不全，体液正平衡导致静脉营养液的需要量无法满足。

4. 血钾 >5.0mmol/L，并进行性升高者。

5. 血清乳酸（Lac） >2.0mmol/L，并进行性升高。

6. 顽固性有心功能不全，经强心、利尿治疗效果差，体循环血液增多，体重增加。

7. 肝脏肿大者，也可考虑加用腹膜透析治疗。

8. 满足其中一项或多项即是治疗的指征评估。

（四）操作流程

见图9－3－11和图9－3－12。

（五）并发症

1. 出血。
2. 位置不当。
3. 腹腔脏器损伤及穿孔。
4. 切口感染。
5. 血性引流液。
6. 腹痛。
7. 腹透液渗漏。
8. 伤口血肿。

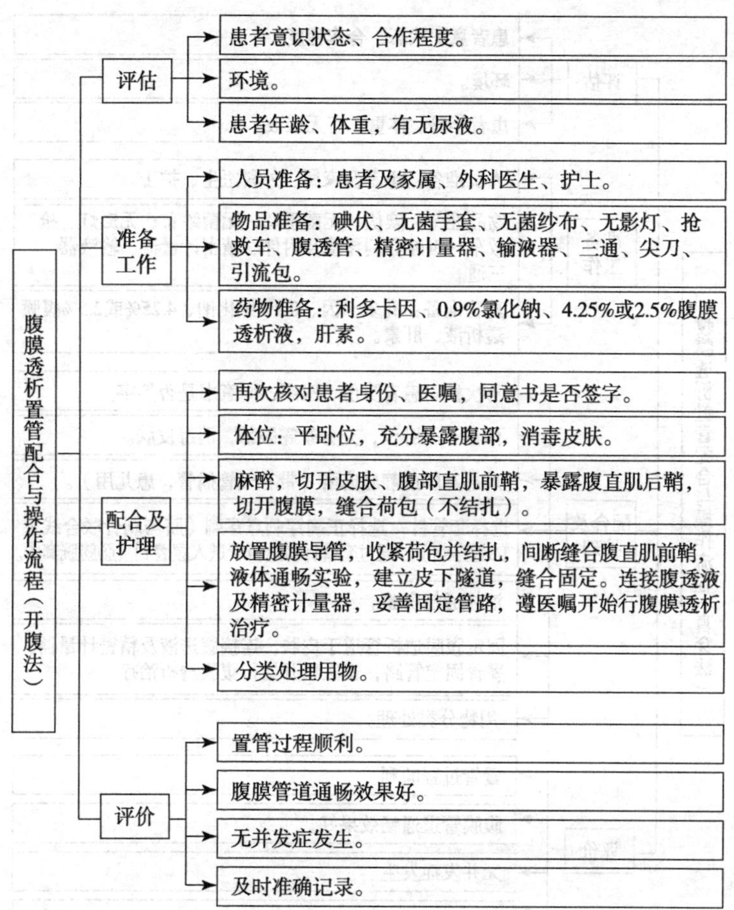

图 9－3－11　腹膜透析置管配合与操作流程（开腹法）

- 腹膜透析置管配合与操作流程（盲穿法）
  - 评估
    - 患者意识状态、合作程度。
    - 环境。
    - 患者年龄、体重，有无尿液。
  - 准备工作
    - 人员准备：患者及家属、外科医生、护士。
    - 物品准备：碘伏、无菌手套、无菌纱布、无影灯、抢救车、腹腔穿刺导管及附件、精密计量器、输液器、三通。
    - 药物准备：利多卡因、0.9%氯化钠、4.25%或2.5%腹膜透析液、肝素。
  - 配合及护理
    - 再次核对患者身份、医嘱，同意书是否签字。
    - 体位：平卧位，充分暴露腹部，消毒皮肤。
    - 局部麻醉或静脉麻醉（带有气管插管，患儿用）。
    - 选择套管针，选择正确穿刺点穿刺（脐与耻骨联合线上1/3处穿刺），通过套管针将透析管送入腹腔到直肠膀胱窝中。
    - 液体通畅实验。
    - 固定腹膜透析管道于皮肤，连接腹透液及精密计量器，妥善固定管路，遵医嘱开始行腹膜透析治疗。
    - 用物分类处理。
  - 评价
    - 置管过程顺利。
    - 腹膜管道通畅效果好。
    - 无并发症发生。
    - 及时准确记录。

图 9－3－12　腹膜透析置管配合与操作流程（盲穿法）

十、主动脉球囊反搏（IABP）床旁手术的配合及护理

（一）概述

IABP 全称“Intra Aortic Balloon Pump”，中文全称主动脉球囊反搏。是利用人工植入主动脉球囊的有序搏动以增加心排血量及改善冠脉循环的技术。1958 年，Harken 首次提出主动脉球囊反搏的概念，1967 年 Kantrowitz 首次在临床应用获得成功，至今 IABP 在国内外应用已经较为普遍。随着该技术的不断完善更新，抢救成功率明显提高，并发症发生率显著下降，IABP 已经成为救治重症心脏患者的必备手段。

（二）目的

IABP 是通过动脉系统植入一根带气囊的导管到左锁骨下动脉开口远端和动脉开口上方的降主动脉内，在心脏舒张期，气囊充气，增加主动脉内舒张压，冠脉动脉压升高从而提高冠状动脉灌注量，增加心肌供氧；在心脏收缩期前，气囊放气，主动脉压力下降，左室的射血阻力减少，降低耗氧量及心脏后负荷，增加心排量，达到心脏辅助的作用。心脏外科常用于冠脉搭桥术、心脏瓣膜置换术。

（三）适应证

1. 各种原因引起的心泵衰竭　①急性原因引起的心泵衰竭；②围手术期发生的心肌梗死；③体外循环后低心排血量综合征；④心脏挫伤；⑤中毒性休克；⑥病毒性心肌炎。

2. 急性心肌梗死后发生的机械性并发症　①室间隔穿孔；②乳头肌断裂致二尖瓣关闭不全；③大室壁瘤。

3. 内科治疗无效的不稳定型心绞痛。

4. 心肌缺血而致的室性心律紊乱。

5. 进展性心肌梗死。

6. 围手术期对重症患者的支持和保护措施　①严重心肌缺

血患者做冠脉造影、经皮冠状动脉腔内血管成形术、溶栓术、麻醉诱导；②危重症患者做心导管检查、心脏手术、普外科手术。

7. 心脏移植前后的辅助治疗。

8. 人工心脏的过渡治疗。

9. 手术中产生搏动性血流。

10. 预防应用　高危非体外循环下冠状动脉旁路移植术，急性心梗行急诊搭桥者，EF < 30% 搭桥者，晚期风湿病患者及血流动力学不稳定手术危险性大者。

（四）绝对禁忌证

1. 中、重度主动脉瓣关闭不全。

2. 主动脉夹层动脉瘤、主动脉瘤、窦瘤破裂及主动脉、大动脉病理改变或大动脉有损伤者。

3. 周围血管疾病放置气囊有困难者。

4. 全身出血倾向，脑出血患者。

（五）相对禁忌证

1. 心脏停搏、室颤及终末期心脏病者。

2. 严重的主动脉硬化。

3. 心内畸形纠正不满意者。

4. 恶性肿瘤有远处转移者。

5. 腹主动脉瘤。

6. 过度肥胖及腹股沟有瘢痕的患者必须使用鞘管插入，有经皮插入易导致感染者。

（六）操作流程

见表9－3－5。

表 9-3-5 主动脉球囊反搏（IABP）床旁手术的配合及操作流程

步骤	要点及注意事项
1. IABP 机（备用状态）及机器用氦气、IABP 导管、穿刺包、肝素生理盐水（0.9%生理盐水 500ml + 肝素 5000U）、加压袋（保持压力 300mmHg）。 2. 消毒物品：碘伏、酒精、无菌手套。 3. 麻醉物品：麻醉药、无菌治疗巾。	1. 确定电源和 IABP 开关均处于开的位置。 2. 氦气瓶阀门打开，氦气压力正常。 3. 打开主机电源开关，直到屏幕出现系统测试通过信息。 4. IABP 导管的选择： 身高 147～162cm——30cc 身高 162～190cm——40cc 身高 190cm 以上——50cc
1. 皮肤准备：做左右股动脉切开常规备皮。 2. 连接好床旁心电图，接入血压、SPO_2 监测。 3. 遵医嘱给予术前用药，完善凝血时间等相关抽血检查。 4. 做好患者的工作，解释 IABP 的目的、必要性，介绍手术过程中可能发生的并发症。	1. 告知患者置管期间体位及活动的注意事项。 2. 帮助患者放松，焦虑者可给予镇静剂。 3. 准确记录心率（律）、血压及呼吸变化。
腹股沟韧带中点偏内侧可触及股动脉搏动最强点。	1. 不可触及股动脉搏动者，依靠解剖定位——髂前上棘与耻骨结节连线中内，垂直向下 2～3cm。 2. 皮肤进针点——腹股沟韧带下 2～3cm 处，多数在皮肤皱褶下 1cm。 3. 首次插管及消瘦患者宜偏下，多次插管及皮下脂肪厚实者应偏上。
协助医生进行皮肤消毒。	消毒范围以穿刺点为中心，半径 15～20cm，上至与脐水平，下至膝关节，内至耻骨联合中点与脐连线，外至腋后线。
合理分配用物，协助铺巾。	1. 手术无菌巾铺盖范围要包括胸部、腹部、下肢。 2. 严格无菌操作。
球囊的准备。	用 60ml 注射器经单向活瓣给球囊充气，检查球囊是否漏气，然后抽吸球囊，使之完全瘪下去，用肝素盐水冲洗球囊导管的中心腔。

续表

步骤	要点及注意事项
协助医生进行麻药的抽吸和股动脉的穿刺。	1. 穿刺针斜面向上与皮肤呈30°~45°，肥胖者可偏大甚至60°，缓慢送针，穿刺见有鲜红血液喷出，经针尾送入导丝后并退出穿刺针，将扩张器与球囊导管同时植入后退出扩张器。 2. 将球囊通过导丝插入降主动脉，将球囊置好位置。
协助医生。	将球囊腔连接反搏泵控制器的管道。
连接反搏机的压力传感器。	归零（传感器与右心房在同一水平）。
固定缝合，压迫穿刺局部。	1. 穿刺切开处局部加压弹力绷带包扎，并放置0.5~1kg盐袋或沙袋压迫24小时。 2. 观察穿刺部位有无血肿、出血。
启用主动脉球囊反搏机，调整反搏参数。	选择最佳的触发方式、反搏比、反搏时相以及气囊充气量。
调整并熟悉报警系统。	失去心电图、血压信号，气囊排气失败，氦气瓶压力过低，系统故障等。
拔管前的准备，各种参数的调整。	1. 逐步有序地减少反搏比，从1:1减至1:3，停用30分钟以上但不超过2小时，血流动力稳定：心脏指数>2.5L/（m^2·min）。 2. 动脉收缩压>100mmHg。 3. 多巴胺用量<5μg/（kg·min）。 4. 神志清楚，末梢循环良好。 5. 尿量>1ml/（kg·h）。
逐步减少抗凝剂应用。	拔出导管前4小时停用肝素，确认ACT<180秒或APTT<40秒。
拔出导管穿刺出处皮肤的处理。	穿刺处以无菌纱布覆盖，穿刺部位压迫30~60分钟，然后用弹力绷带加压包扎再用沙袋局部压迫24小时，注意观察穿刺部位有无出血、肢体动脉搏动及活动，避免压迫过度引起下肢缺血等情况。
监测生命体征。	观察有无心律异常，面色、呼吸情况。

续表

步骤	要点及注意事项
监测IABP机的参数及波形	准确记录反搏时间、反搏比、触发方式，观察反搏压波形变化，及时报告处理。
血管活性药物的观察	记录血管活性药的种类及用量。
监测组织灌注、外周循环	尿量，乳酸，皮肤颜色、温度及动脉搏动情况。
记录辅助检查情况	床旁超声心动图、胸部X线、实验室检查。
穿刺部位	注意有无出血、红肿、瘀青。
患者：平卧位	患肢制动24小时，必要时保护性约束，做好解释工作。
用物分类处置	球囊反搏机清理干净，定点放置备用。

（七）IABP的护理要点

见表9－3－6。

表9－3－6 IABP护理要点

项目	要点及注意事项
监测生命体征及循环辅助的效果	1. 持续监测心率（律）、反搏压、血压的变化。 2. 反搏期间心率控制在80～120次/分，反搏压高于患者血压10～20mmHg，以获得满意的血流动力学效果。 3. IABP主要是依靠EKG的QRS综合波中的R波触发反搏，选择好清楚的导联，固定好心电图电极片，防止电极片脱落发生反搏终止。若出现心动过缓、心动过速、恶性心律失常及时报告处理。 4. IABP植入后每日需拍胸部X线确定导管位置。记录辅助检查情况（床旁超声心动图、胸部X线、实验室检查）。
压力监测	1. 严密监测动脉收缩压、舒张压、平均压、中心静脉压、反搏压及各项压力的动态变化。 2. 使用血管活性药物的种类和剂量，结合心率、尿量等。 3. 观察反搏疗效、病情的好转及变化，及时发现有无气囊漏气等现象。

续表

项目	要点及注意事项
动脉压力冲洗装置的监护	肝素钠50μg加入0.9%生理盐水500ml中持续加压冲洗，保持加压袋压力（300mmHg），每小时手动冲洗一次，每班校零点一次，观察动脉插管内有无回血。
抗凝监测	1. 监测激活全血凝固时间（ACT），每2～3小时一次，稳定后4～6小时一次，使ACT值保持在150～180秒，或活化部分凝血酶原时间（APTT）49～55秒，根据ACT调整肝素钠的剂量。 2. 监测血小板计数、血红蛋白，注意有无出血和血栓形成的征象，禁用肝素的患者遵医嘱使用其他抗凝方式。 3. 抗凝过程中，密切观察有无局部渗血，皮肤黏膜、穿刺伤口、胃肠道以及颅内有无出血倾向，同时做好皮肤、口腔、尿道口护理。
尿量监测	如果尿量偏少，尿比重低，尿素氮、肌酐、肌酸清除率异常，应考虑是否发生肾功能衰竭或肾动脉栓塞。如有必要可行CRRT治疗。
穿刺部位护理	穿刺部位每日换药一次，严格无菌操作，有渗液及时更换，观察局部有无出血、血肿、皮下瘀斑等。
体位护理	1. 穿刺侧肢体制动，避免屈髋卧位，必要时约束带固定平卧或半卧位，床头抬高<30°，防止球囊导管打折，更换体位应专人固定导管。 2. 观察足背动脉搏动，穿刺肢体皮肤温度、颜色、痛觉。使用充气气垫床，促进患者局部血液循环，有效防止压疮。 3. 鼓励患者咳嗽、咳痰，协助翻身拍背，预防肺不张、肺炎等并发症。
预防感染	1. 严格无菌操作，监测体温、白细胞计数、抗生素使用的效果及不良反应。 2. 发生寒战、高热等感染征象时，进行血培养及痰培养检测。
心理护理	1. 尊重关心患者，语言友善，态度和蔼。理解卧床制动带来的不适，给予安慰、鼓励，增加战胜疾病的信心。 2. 操作动作轻柔，按时完成各项操作、数据采集，同时保持病室清洁、适宜的温湿度，确保患者休息和睡眠。
饮食及用药指导	1. 选择低脂、低盐、易消化饮食，每餐不宜过饱，多补充蛋白质和维生素含量高的食物，如鱼肉、鸡肉，多食蔬菜、水果，防止便秘。 2. 严格遵医嘱服药，告知药物的作用与不良反应。

(八) 并发症

见表9－3－7。

表9－3－7　IABP并发症

项目	并发症
机械相关并发症	反搏效果不良 导管位移和滑出 导管堵塞 气囊破裂、气栓 动脉撕裂、穿孔 氮气压力过低
患者相关并发症	下肢缺血 穿刺处出血 血小板减少 感染、败血症 肠系膜动脉栓塞 肾缺血 病情反复

十一、体外膜肺氧合（ECMO）

(一) 概述

体外膜肺氧合（extracorporeal membrane oxygenation，ECMO）是将体内的静脉血引出体外，经过特殊材质的人工心肺旁路氧合后注入患者动脉或静脉系统，起到部分心肺替代作用，维持人体脏器组织氧合血供。

(二) 目的

对已衰竭的心脏，ECMO可减轻其工作量，让心脏有一个休息恢复的机会，降低前负荷，以减少静脉瘀血症状；在呼吸功能衰竭时，ECMO可取代肺脏气体交换功能，排除体内的二氧化碳并且维持血液的氧合状态，使患者减少对呼吸机的依赖，让肺脏得到休息，使之获得回复的机会。

（三）适应证

1. 新生儿肺部疾患引起的呼吸衰竭。

2. 成人严重呼吸衰竭和严重急性呼吸窘迫综合征患者。

3. 心功能支持治疗：急性严重心功能衰竭。

4. 各种原因（外伤性、感染性、手术后、肺移植前后）导致的内科治疗无效的严重急性呼吸窘迫综合征。

5. 各种原因（急性心肌梗死、暴发性心肌炎、心脏介入治疗突发事件、等待心脏移植、长期慢性充血性心力衰竭患者急性失代偿、难治性恶性频发的室性心律失常、药物中毒、溺水及冻伤等）引起的心搏骤停或心源性休克。

（四）禁忌证

1. 主动脉瓣关闭不全。

2. 主动脉夹层动脉瘤。

3. 糖尿病。

4. 周围血管畸形。

5. 畸形不能纠正。

6. 不可逆的脑损伤。

7. 最近发生的脑血管事件。

8. 终末期疾病。

9. 未被目击的心跳骤停。

10. 严重多器官衰竭。

11. 末期恶性肿瘤。

12. 严重出血，ECMO 难以维持维持有效循环。

13. 心脏骤停时间大于 30 分钟。

（五）操作流程

见图 9－3－13。

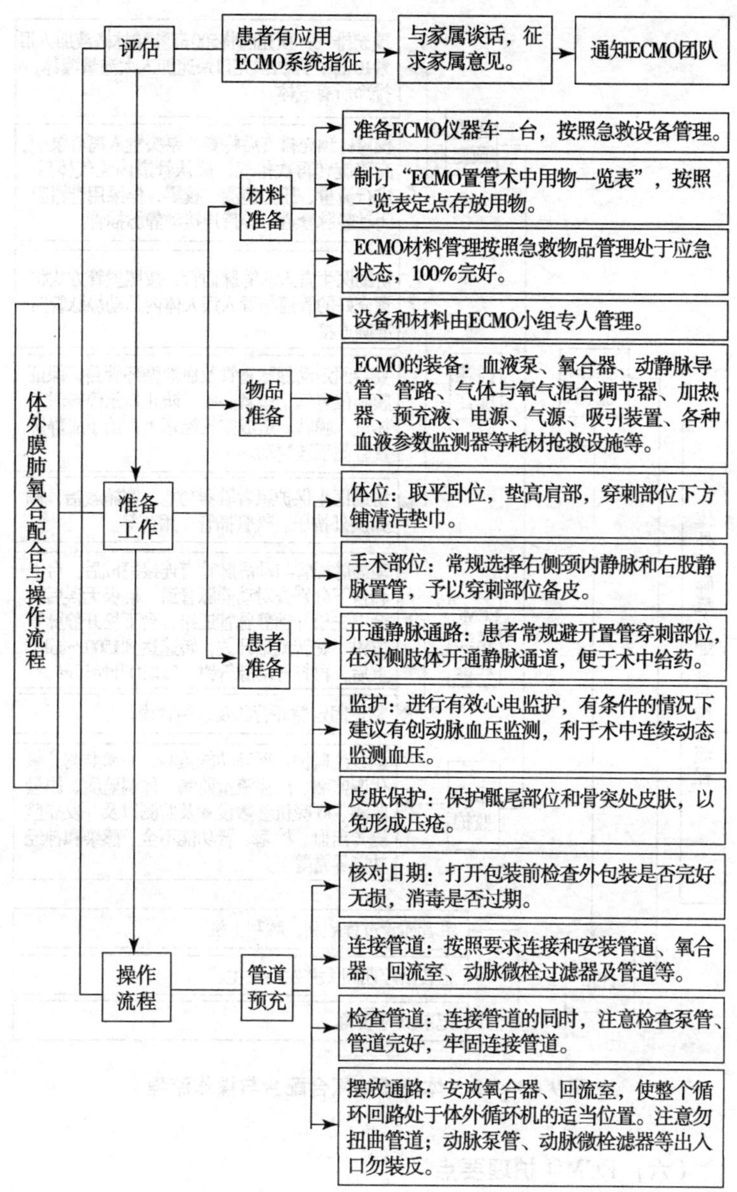
体外膜肺氧合配合与操作流程
评估
患者有应用ECMO系统指征
与家属谈话，征求家属意见。
通知ECMO团队
准备工作
材料准备
准备ECMO仪器车一台，按照急救设备管理。
制订“ECMO置管术中用物一览表”，按照一览表定点存放用物。
ECMO材料管理按照急救物品管理处于应急状态，100%完好。
设备和材料由ECMO小组专人管理。
物品准备
ECMO的装备：血液泵、氧合器、动静脉导管、管路、气体与氧气混合调节器、加热器、预充液、电源、气源、吸引装置、各种血液参数监测器等耗材抢救设施等。
患者准备
体位：取平卧位，垫高肩部，穿刺部位下方铺清洁垫巾。
手术部位：常规选择右侧颈内静脉和右股静脉置管，予以穿刺部位备皮。
开通静脉通路：患者常规避开置管穿刺部位，在对侧肢体开通静脉通道，便于术中给药。
监护：进行有效心电监护，有条件的情况下建议有创动脉血压监测，利于术中连续动态监测血压。
皮肤保护：保护骶尾部位和骨突处皮肤，以免形成压疮。
操作流程
管道预充
核对日期：打开包装前检查外包装是否完好无损，消毒是否过期。
连接管道：按照要求连接和安装管道、氧合器、回流室、动脉微栓过滤器及管道等。
检查管道：连接管道的同时，注意检查泵管、管道完好，牢固连接管道。
摆放通路：安放氧合器、回流室，使整个循环回路处于体外循环机的适当位置。注意勿扭曲管道；动脉泵管、动脉微栓滤器等出入口勿装反。

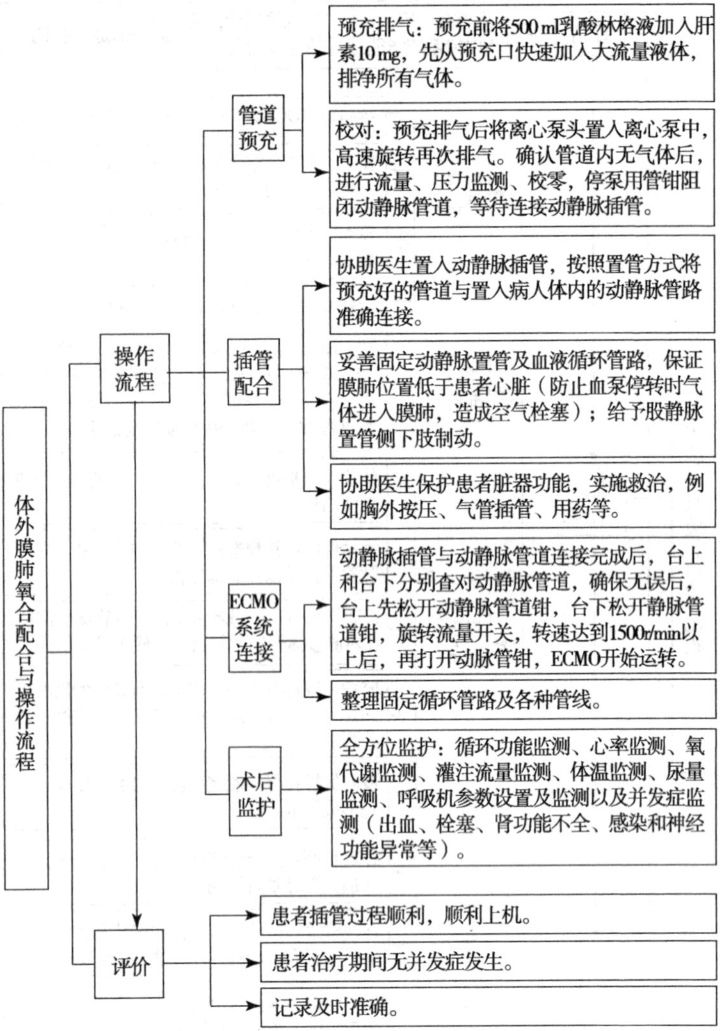

- 体外膜肺氧合配合与操作流程
  - 操作流程
    - 管道预充
      - 预充排气：预充前将500 ml乳酸林格液加入肝素10 mg，先从预充口快速加入大流量液体，排净所有气体。
      - 校对：预充排气后将离心泵头置入离心泵中，高速旋转再次排气。确认管道内无气体后，进行流量、压力监测、校零，停泵用管钳阻闭动静脉管道，等待连接动静脉插管。
    - 插管配合
      - 协助医生置入动静脉插管，按照置管方式将预充好的管道与置入病人体内的动静脉管路准确连接。
      - 妥善固定动静脉置管及血液循环管路，保证膜肺位置低于患者心脏（防止血泵停转时气体进入膜肺，造成空气栓塞）；给予股静脉置管侧下肢制动。
      - 协助医生保护患者脏器功能，实施救治，例如胸外按压、气管插管、用药等。
    - ECMO系统连接
      - 动静脉插管与动静脉管道连接完成后，台上和台下分别查对动静脉管道，确保无误后，台上先松开动静脉管道钳，台下松开静脉管道钳，旋转流量开关，转速达到1500r/min以上后，再打开动脉管钳，ECMO开始运转。
      - 整理固定循环管路及各种管线。
    - 术后监护
      - 全方位监护：循环功能监测、心率监测、氧代谢监测、灌注流量监测、体温监测、尿量监测、呼吸机参数设置及监测以及并发症监测（出血、栓塞、肾功能不全、感染和神经功能异常等）。
  - 评价
    - 患者插管过程顺利，顺利上机。
    - 患者治疗期间无并发症发生。
    - 记录及时准确。

图 9-3-13　体外膜肺氧合配合与操作流程

（六）ECMO 护理要点

见表9-3-8。

表 9-3-8 ECMO 护理要点

项目	要点及注意事项
管道护理	1. ECMO 管道管理可由护士、体外循环师负责，可专职管理，也可交叉管理。 2. 固定 ECMO 管道位置，密切观察及保护动静脉插管及管道，避免牵拉、打折、移位，确保 ECMO 正常运转。 3. 注意插管（穿刺）位置出血情况。 4. 不在 ECMO 系统中注药或抽血。
基础护理	1. 患者取舒适的体位，保持环境安静，减轻患者疼痛和焦虑，防止躁动。 2. 给患者与家属情感支持，一定时间内维持患者清醒和正常反应状态。 3. 防止发生并发症，尤其是出血、感染、压疮等。 4. 呼吸道护理：按需吸痰，定时口腔护理，维护呼吸道安全。 5. 在患者需要较大动作变动体位时，需多名医护人员合作，注意保护插管及管道，防止管道打折或患者躁动拉脱管道。
皮肤护理	1. 病情允许的情况下，1~2 小时更换体位一次，尤其保护枕后、足跟部及骶尾部皮肤，减轻受压部位，促进末梢循环。 2. 动静脉插管部位定时检查、消毒，保持敷料清洁干燥，避免感染，减少出血。 3. 避免损伤口腔、呼吸道、食道黏膜。
监测护理	1. 定时记录与 ECMO 有关的重要指标及参数：如尿色尿量、体温、经皮血氧饱和度、股动脉插管侧的下肢血流情况及肢体末梢皮肤颜色、温度。 2. 定期监测动脉血气分析、电解质、ACT 和凝血指标、HCT、血小板计数等，必要时随时检查。 3. 简单的 ECMO 设备观察，如膜肺的血浆渗漏、管道的异常抖动、机器的报警、无氧报警等。 4. 发现异常情况及时向值班医生及体外循环师报告。

（七）并发症

见表 9-3-9。

表 9-3-9　ECMO 并发症

项目	并发症
机械相关并发症	1. 氧合器故障 2. 离心泵故障 3. 变温器故障 4. 空气栓塞 5. 血栓形成 6. 管道故障 7. 插管意外
患者相关并发症	1. 出血 2. 溶血 3. 神经系统并发症 4. 血液系统并发症 5. 急性肾功能衰竭 6. 末端肢体缺血、坏死 7. 心肺并发症 8. 感染 9. 停机困难

参考文献

[1] 周晋. 重症医学科医生手册. 北京：人民卫生出版社，2016.

[2] 郝云霞，石丽，主编. 心血管科护士规范操作手册. 北京：中国医药科技出版社，2017.

[3] 狄开荣. 心电监护相关知识. 北京：人民军医出版社，2017.

[4] 王欣然. 重症医学科护士规范操作指南. 北京：中国医药科技出版社，2016.

[5] 孙红. 急危重症护理技术规范. 北京：人民卫生出版社，2017.

[6] 成守珍. ICU 临床护理指引. 北京：人民军医出版社，2013.

[7] 黄振文，崔天祥. 实用临床心脏病学. 北京：中国医药科技出版社，1997.

[8] 汪小华，惠杰. 心血管护理学. 北京：科学出版社，2004.

[9] 徐宏耀，吴信. 心脏外科监护. 北京：人民军医出版社，2007.

[10] 应明英．实用危重病监测学．北京：人民出版社，1998：157.
[11] 陈茂君，陈克芳，卢子英．中心静脉压的动态监测及护理．护士进修杂志，2000，10：788－789.
[12] 黄丽丽．影响中心静脉压测量的因素及护理对策．天津护理，2012，(6)：27－28.
[13] 偂丽华，钱培芬．重症护理学．北京：人民卫生出版社，2008.
[14] 刘淑媛．心血管疾病特色护理技术．北京：科学技术文献出版社，2008.
[15] 李乐之．外科护理学．北京：人民卫生出版社，2012.
[16] 孔宪明，高海春．心血管疾病诊疗技术．北京：人民卫生出版社，2001.
[17] 梁涛，郭爱敏．临床护理学：氧合．北京：中国协和医科大学出版社，2002.
[18] 李东野．心血管病临床实践．上海：第二军医大学出版社，2003.
[19] 王旭．阜外心脏围术期重症监护手册．北京：人民军医出版社，2011.
[20] 冯金妹，廖小卒，罗小平．系统化管理在 ECMO 急救中的应用．哈尔滨医药，2017，7（1）：3.
[21] 孟旭，陈宝田．心脏外科围术期处理手册．北京：人民军医出版社，2007.
[22] 李小平，王华生．胸心外科护理学．上海：人民军医出版社，2011.
[23] 丁文祥，苏肇伉．小儿心脏外科重症监护手册．北京：世界图书出版社，2009.
[24] 杨晓薇．颅脑降温仪与冰袋低温疗法效果观察．实用护理杂志，1997，13：38－40.
[25] 郭加强，吴清玉．心脏外科护理学．北京：人民卫生出版社，2003.
[26] 马佳英．ICU 临床护理．北京：化学工业出版社，2017.
[27] 王正巧．深静脉穿刺的临床运用及护理．中国实用医药，2007，33

(2)：146.

[28] 任丽华，唐飞．深静脉置管术并发症的原因分析及对策．华北国防医药，2007，19（4）：49－52.

[29] 韦瑞兰．深静脉穿刺置管方法的改进．护理学杂志，1996，11（6）：360.

[30] 李宪红．纤维支气管镜检查的护理配合．中国中医药现代远程教育，2010，11（1）：137.

[31] 董皎．浅析老年髋部骨折患者围手术期护理干预效果．中国卫生标准管理，2014，5（5）：84－86.

[32] 刘月琴．老年患者围手术期风险评估与护理干预．中国临床研究，2014，27（10）：1297－1299.

[33] 吉美红．老年髋部骨折患者围手术期综合护理的临床效果观察．临床合理用药杂志，2016，9（14）：87－89.

[34] 梁月新，覃秀娥，韦美进，等．术前禁食时间对纤维支气管镜检查影响的研究进展．护理研究，2012，26（4A）：870－871.

[35] 郭玉双．纤维支气管镜检查的配合与护理．求医问药，2013，11（4）：208－209.

[36] 景建军．纤维支气管镜在危急重症治疗中的作用．中国医学创新，2012，9（6）：9－10.

[37] 冯雁，杨顺秋，金丽芬．新编临床常用50项护理技术操作规程及评分标准．北京：军事医学科学出版社，2012

[38] 李小寒，尚少梅．基础护理学．第5版．北京：人民卫生出版社，2012.

[39] 李小萍．基础护理学．第2版．北京：人民卫生出版社，2006.

[40] 夏亚林．胸部物理治疗在重症患者呼吸功能护理中的应用．现代中西医结合杂志，2004，13（17）：2357.

[41] 朱晓东，张宝仁．心脏外科学．北京：人民卫生出版社，2009.

[42] 李宓．血液透析并发症．西安：第四军医大学出版社，2007：17－153.

[43] 李爱娟，张传飞，张金花．血液透析液的细菌学监测．中华医院感

染学杂志，2009，19（1）：42－43.
[44] 徐金美，车平杰．血液透析液浓缩B液细菌污染原因分析及对策．中国实用护理杂志，2007，23（10A）：12－14.
[45] 马志芳，向晶．密闭式回血法降低血液透析中感染危险性的研究．护理研究，2009，23（5）：1350－1352.
[46] 汪志芳．血液透析回血操作流程相关并发症及预防护理．护理学杂志，2010，9（25）：94－95.
[47] 汪涛．腹膜透析手册．北京：人民军医出版社，2004.
[48] 刘伏友，彭佑铭．腹膜透析．北京：人民卫生出版社，2000.
[49] 陈香美．腹膜透析标准操作规程．北京：人民军医出版社，2010.
[50] 石丽，李庆印．国家心血管病中心，中国医学科学院护理理论与实践研究中心，中华护理学会重症专业委员会，冠状动脉旁路移植术后置入主动脉球囊反搏护理专家共识．中华护理杂志，2017，(12)：1432－1439.
[51] 陈宏美，闵重函，袁宝生．主动脉内球囊反搏术后护理及体会．中国社区医师：医学专业，2010：86.
[52] 《卫生部心血管疾病介入诊疗技术培训教材－冠心病分册》2009年10月23日．
[53] 孙桂芝．心外科疾病围术期护理指南．北京：人民卫生出版社，2013.
[54] 黄伟明．ECMO实用手册．北京：人民卫生出版社，2014.
[55] 龙村，侯晓彤，赵举．ECMO体外膜肺氧合．北京：人民卫生出版社，2016.
[56] 桑宝珍，黄永贵，徐雪影．呼吸机辅助患者的护理体会．护士进修杂志，2016，(22)：31.

≪第十章

心脏大血管外科术后紧急情况处理流程

第一节 突发呼吸心跳骤停的处理流程及护理

见图10－1－1。

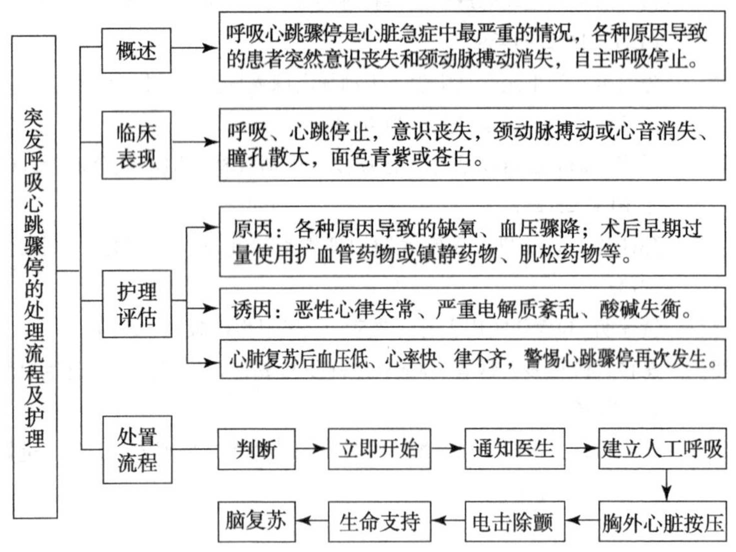

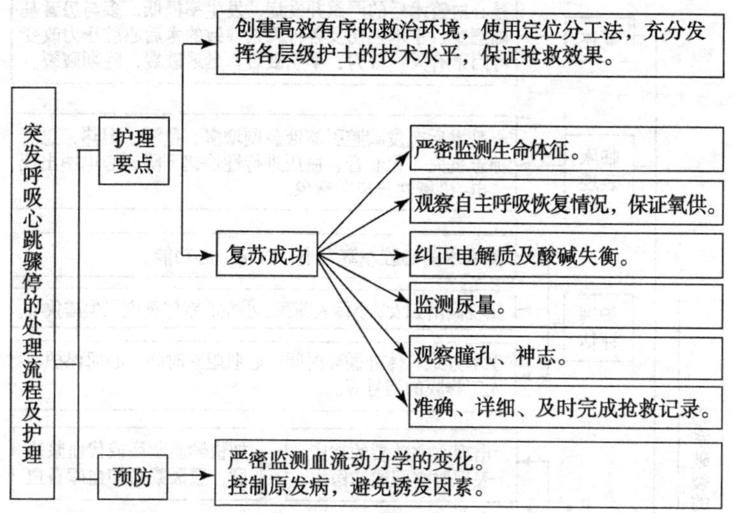

图 10-1-1　突发呼吸心跳骤停的处理流程及护理

第二节　心室破裂的处理流程及护理

见图 10-2-1。

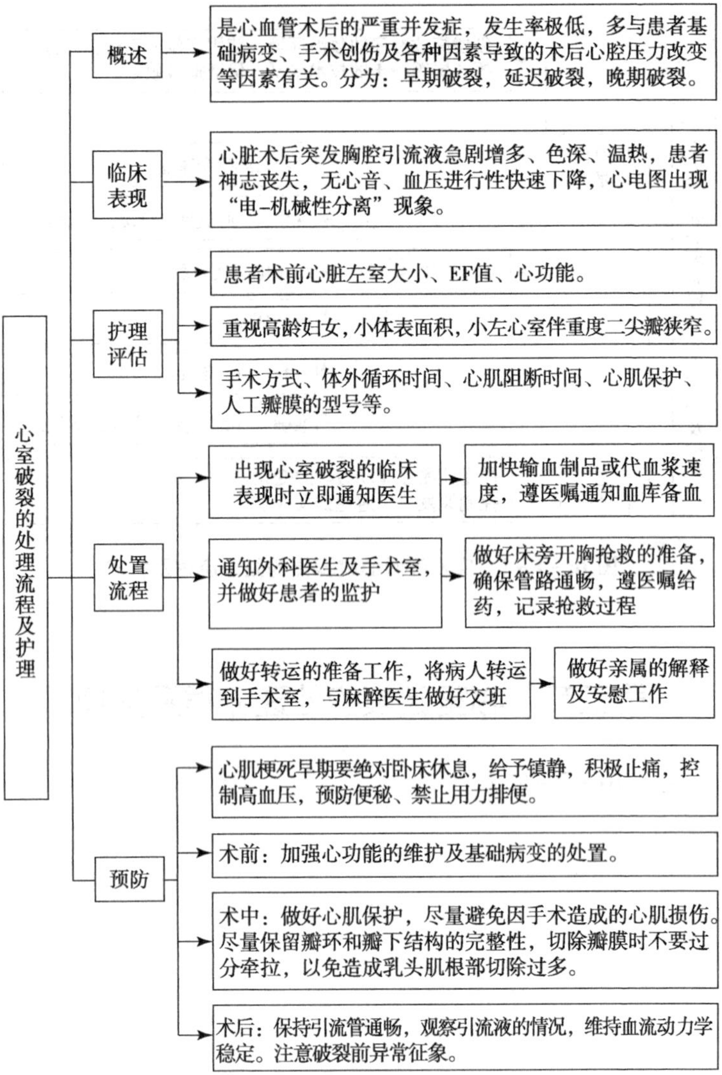

心室破裂的处理流程及护理

- 概述
  - 是心血管术后的严重并发症，发生率极低，多与患者基础病变、手术创伤及各种因素导致的术后心腔压力改变等因素有关。分为：早期破裂，延迟破裂，晚期破裂。
- 临床表现
  - 心脏术后突发胸腔引流液急剧增多、色深、温热，患者神志丧失，无心音、血压进行性快速下降，心电图出现“电-机械性分离”现象。
- 护理评估
  - 患者术前心脏左室大小、EF值、心功能。
  - 重视高龄妇女，小体表面积，小左心室伴重度二尖瓣狭窄。
  - 手术方式、体外循环时间、心肌阻断时间、心肌保护、人工瓣膜的型号等。
- 处置流程
  - 出现心室破裂的临床表现时立即通知医生 → 加快输血制品或代血浆速度，遵医嘱通知血库备血
  - 通知外科医生及手术室，并做好患者的监护 → 做好床旁开胸抢救的准备，确保管路通畅，遵医嘱给药，记录抢救过程
  - 做好转运的准备工作，将病人转运到手术室，与麻醉医生做好交班 → 做好亲属的解释及安慰工作
- 预防
  - 心肌梗死早期要绝对卧床休息，给予镇静，积极止痛，控制高血压，预防便秘、禁止用力排便。
  - 术前：加强心功能的维护及基础病变的处置。
  - 术中：做好心肌保护，尽量避免因手术造成的心肌损伤。尽量保留瓣环和瓣下结构的完整性，切除瓣膜时不要过分牵拉，以免造成乳头肌根部切除过多。
  - 术后：保持引流管通畅，观察引流液的情况，维持血流动力学稳定。注意破裂前异常征象。

图 10-2-1　心室破裂的处理流程及护理

第三节　恶性心律失常的处理流程及护理

见图 10－3－1。

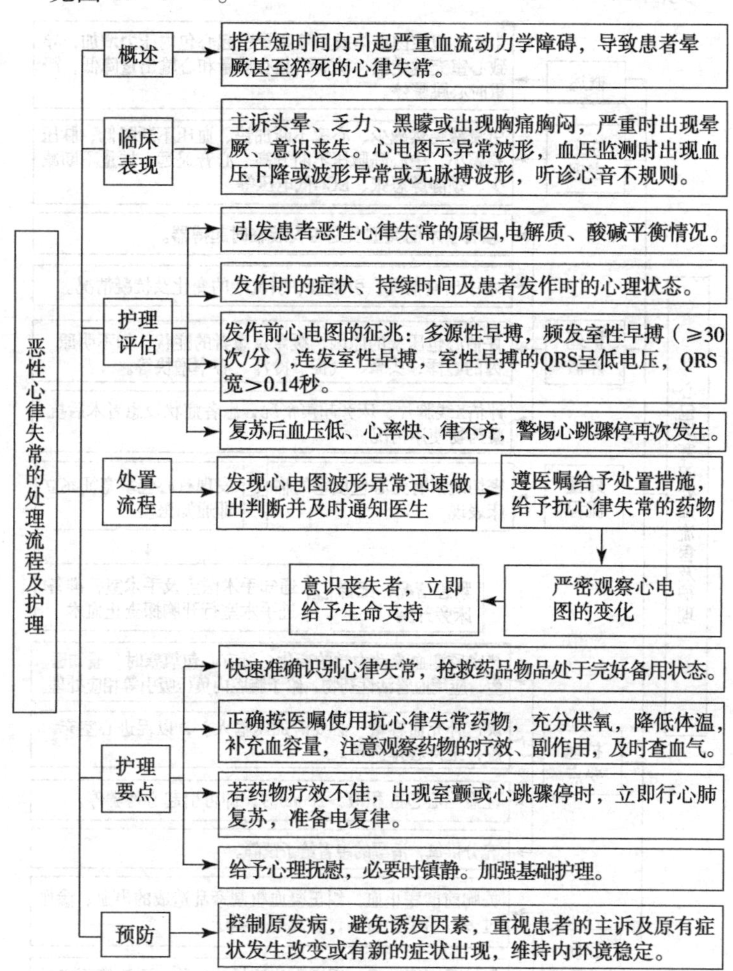

图 10－3－1　恶性心律失常的处理流程及护理

第四节　心包填塞的处理流程及护理

见图 10-4-1。

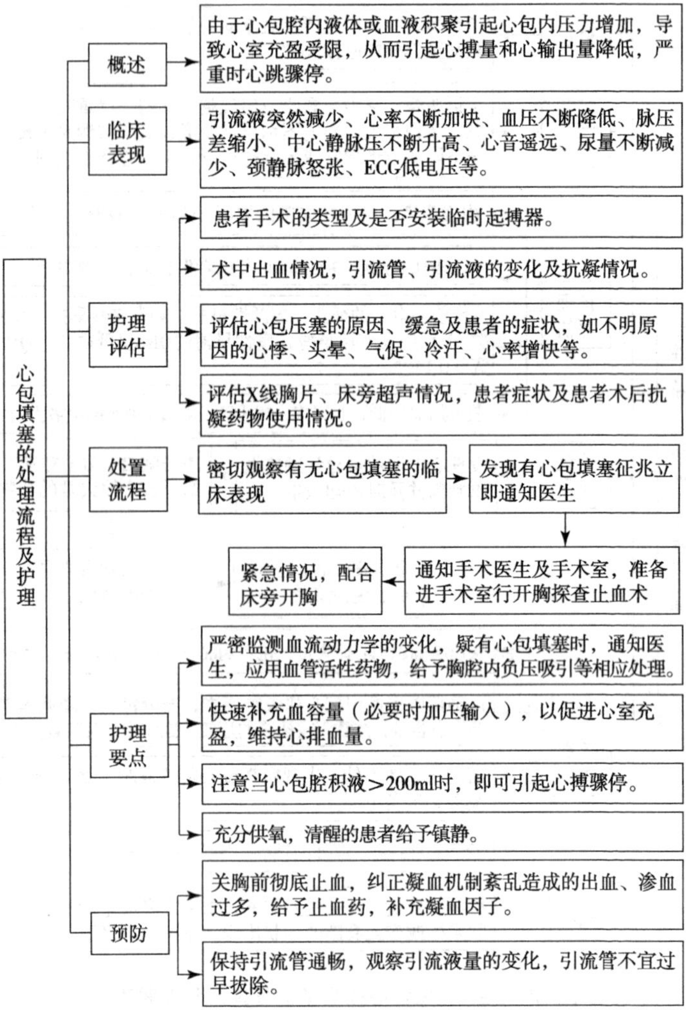

心包填塞的处理流程及护理

- 概述 → 由于心包腔内液体或血液积聚引起心包内压力增加，导致心室充盈受限，从而引起心搏量和心输出量降低，严重时心跳骤停。
- 临床表现 → 引流液突然减少、心率不断加快、血压不断降低、脉压差缩小、中心静脉压不断升高、心音遥远、尿量不断减少、颈静脉怒张、ECG低电压等。
- 护理评估
  - 患者手术的类型及是否安装临时起搏器。
  - 术中出血情况，引流管、引流液的变化及抗凝情况。
  - 评估心包压塞的原因、缓急及患者的症状，如不明原因的心悸、头晕、气促、冷汗、心率增快等。
  - 评估X线胸片、床旁超声情况，患者症状及患者术后抗凝药物使用情况。
- 处置流程 → 密切观察有无心包填塞的临床表现 → 发现有心包填塞征兆立即通知医生 → 通知手术医生及手术室，准备进手术室行开胸探查止血术 → 紧急情况，配合床旁开胸
- 护理要点
  - 严密监测血流动力学的变化，疑有心包填塞时，通知医生，应用血管活性药物，给予胸腔内负压吸引等相应处理。
  - 快速补充血容量（必要时加压输入），以促进心室充盈，维持心排血量。
  - 注意当心包腔积液>200ml时，即可引起心搏骤停。
  - 充分供氧，清醒的患者给予镇静。
- 预防
  - 关胸前彻底止血，纠正凝血机制紊乱造成的出血、渗血过多，给予止血药，补充凝血因子。
  - 保持引流管通畅，观察引流液量的变化，引流管不宜过早拔除。

图 10-4-1　心包填塞的处理流程及护理

第五节　急性左心衰竭的处理流程及护理

见图 10－5－1。

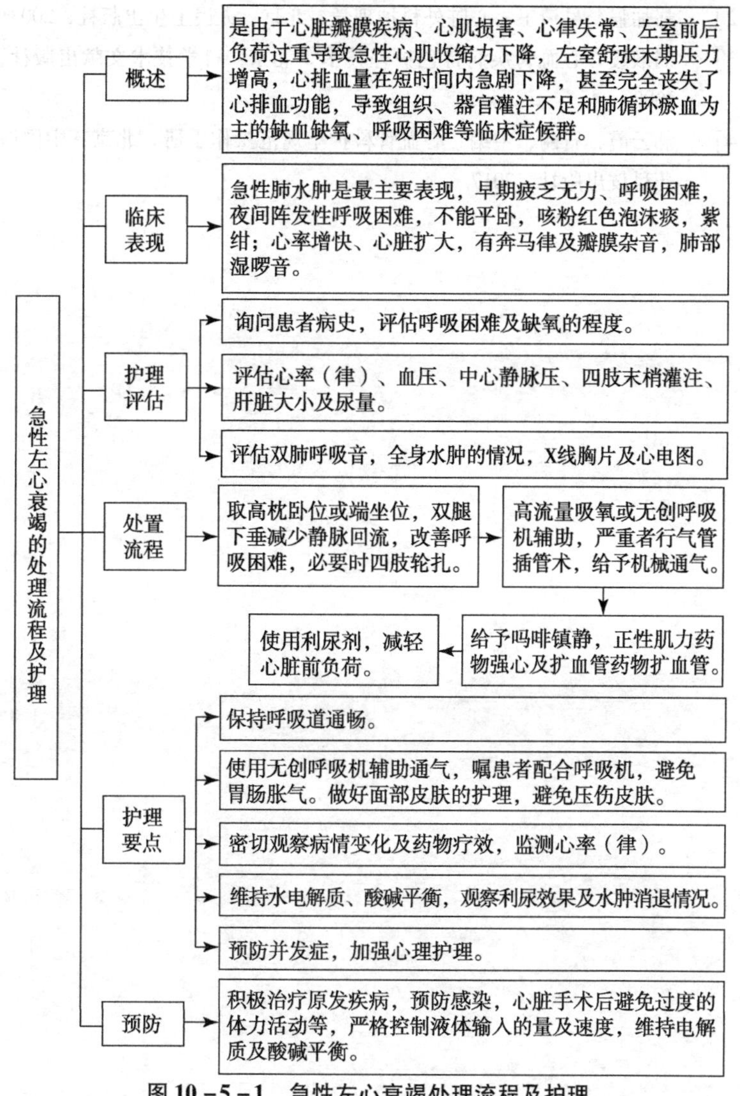

图 10－5－1　急性左心衰竭处理流程及护理

参考文献

[1] 徐红耀，吴信．心脏外科监护．北京：人民军医出版社，2007.

[2] 郭加强，吴清玉．心脏外科护理学．北京：人民卫生出版社，2003.

[3] 刘淑媛．心血管疾病特色护理技术．北京：科学技术文献出版社，2008.

[4] 郝云霞，石丽，主编．心血管科护士规范操作手册．北京：中国医药科技出版社，2017.

≪ 第十一章

心脏大血管外科专科护理质量评价指标

PDCA

昆明市延安医院

先天性心脏病术后护理质量评价标准——病房专用表格（一）

监管科室______ 监管时间：201 __年__月__日__时　监管人员______						整改时间______	持续监管时间______		
检查项目	检查内容		分值	扣分	监管情况	整改情况	持续改进情况		
							完成	基本完成	未完成
结构（20）	1. 护理人力资源配置	（1）床护比、护患比	2						
		（2）不同级别护士的配置	2						
	2. 药品、仪器/设备、物品	（1）常用药品、仪器/设备、物品管理	4						
		（2）抢救药品、仪器/设备、物品管理	4						
		（3）毒、麻、精药品管理	4						
	3. 病区环境	整洁、安静	4						

续表

检查项目	检查内容			分值	扣分	监管情况	整改情况	持续改进情况		
								完成	基本完成	未完成
过程（60）	1. 术后评估	（1）自理能力评估		1						
		（2）压疮评估		1						
		（3）跌倒坠床风险评估		1						
		（4）管路滑脱风险评估		1						
		（5）疼痛评估		1						
		（6）心理状态评估		1						
		（7）睡眠状态评估		1						
		（8）意识评估		1						
		（9）切口感染风险的评估		1						
		（10）管道感染风险评估		5						
	2. 专科护理	（1）呼吸系统护理	听诊双肺呼吸音	2						
			定时测量经皮血氧饱和度，评估缺氧情况	2						
			指导患者有效咳嗽、咳痰，深呼吸	4						
			雾化吸入	2						
			床头抬高30°以上	1						
		（2）循环系统护理	按照护理级别和病情需要巡视患者，观察生命体征	3						
			定时测量体温和观察四肢末梢温度	2						
			控制输液量及输液速度	3						
			遵医嘱给药，严格“三查八对”观察用药后的反应	2						

昆明市延安医院

先天性心脏病术后护理质量评价标准——病房专用表格（二）

检查项目	检查内容			分值	扣分	监管情况	整改情况	持续改进情况		
								完成	基本完成	未完成
		（3）引流管的护理	定时挤压引流管，保持通畅，告知家属注意事项	3						
			妥善固定引流管	2						
			观察引流液的颜色、性质、量	2						
		（4）泌尿系统的护理	记录24小时尿量，观察尿的颜色、性质	2						
		（5）消化系统护理	指导患者正确饮食，保证每日营养素摄入，少食多餐，服用利尿剂者注意补充含钾高的食物	2						
			观察胃肠功能，听诊肠鸣音，观察大便的颜色和性状	1						
		（6）神经系统护理	观察患者意识、瞳孔、对答情况	1						
			观察肢体活动情况，完成指令性动作情况	1						
		（7）心理护理	主动关爱患者，讲解先心病术后相关知识和康复要点，指导并协助患者开展肢体功能锻炼，促进自理能力的提高，多鼓励患者，增强信心	2						
		（8）其他	按要求完成基础护理，“三短六洁”	2						

续表

检查项目	检查内容		分值	扣分	监管情况	整改情况	持续改进情况		
							完成	基本完成	未完成
	3. 护理记录	客观，真实、准确、及时、完整，体现病情动态变化	6						
结果（20）	患者结局	患者病情稳定，无感染、管路滑脱、跌倒、坠床、窒息等不良事件发生，无术后低心排、灌注肺、肺动脉高压、心律紊乱等并发症发生	6						
		患者和家属基本知晓和认识常用药物的名称、作用、不良反应、预防和处理措施、注意事项	5						
		患者饮食习惯良好，保证营养摄入，生活能力逐步提高，能循序渐进地进行肢体功能锻炼	5						
		患者和家属情绪稳定，主动配合治疗，满意度大于90%	5						
	总体评价	90分及其以上“优秀”，80分及以上90分以下“良好”，低于80分“不达标”							
总分			100		总得分______ 分护士长签名____		监管人员签名______		

PDCA

昆明市延安医院

风湿性瓣膜病术后护理质量评价标准——病房专用表格（一）

监管科室______ 监管时间：201__年__月__日__时 监管人员______						整改时间______	持续监管时间______		
检查项目	检查内容		分值	扣分	监管情况	整改情况	持续改进情况		
							完成	基本完成	未完成
结构（20）	1. 护理人力资源配置	（1）床护比、护患比	2						
		（2）不同级别护士的配置	2						
	2. 药品、仪器/设备、物品	（1）常用药品、仪器/设备、物品管理	4						
		（2）抢救药品、仪器/设备、物品管理	4						
		（3）毒、麻、精药品管理	4						
	3. 病区环境	整洁、安静	4						
过程（60）	1. 术后评估	（1）自理能力评估	1						
		（2）压疮评估	1						
		（3）跌倒坠床风险评估	1						
		（4）管路滑脱风险评估	1						
		（5）疼痛评估	1						
		（6）心理状态评估	1						
		（7）睡眠状态评估	1						

续表

<table>
<tr><th rowspan="2">检查项目</th><th colspan="3" rowspan="2">检查内容</th><th rowspan="2">分值</th><th rowspan="2">扣分</th><th rowspan="2">监管情况</th><th rowspan="2">整改情况</th><th colspan="3">持续改进情况</th></tr>
<tr><th>完成</th><th>基本完成</th><th>未完成</th></tr>
<tr><td rowspan="12">过程（60）</td><td rowspan="3">1. 术后评估</td><td colspan="2">（8）意识评估</td><td>1</td><td></td><td></td><td></td><td></td><td></td><td></td></tr>
<tr><td colspan="2">（9）切口感染风险的评估</td><td>1</td><td></td><td></td><td></td><td></td><td></td><td></td></tr>
<tr><td colspan="2">（10）管道感染风险评估</td><td>5</td><td></td><td></td><td></td><td></td><td></td><td></td></tr>
<tr><td rowspan="9">2. 专科护理</td><td rowspan="5">（1）呼吸系统护理</td><td>听诊双肺呼吸音</td><td>2</td><td></td><td rowspan="5"></td><td rowspan="5"></td><td rowspan="5"></td><td rowspan="5"></td><td rowspan="5"></td></tr>
<tr><td>定时测量经皮血氧饱和度</td><td>2</td><td></td></tr>
<tr><td>指导患者有效咳嗽、咳痰，深呼吸，防止呼吸道感染</td><td>4</td><td></td></tr>
<tr><td>雾化吸入</td><td>2</td><td></td></tr>
<tr><td>床头抬高30°以上</td><td>1</td><td></td></tr>
<tr><td rowspan="4">（2）循环系统护理</td><td>按护理级别和病情需要巡视患者，观察心率、心律、血压的变化，听诊瓣膜开闭音是否正常</td><td>3</td><td></td><td></td><td></td><td></td><td></td><td></td></tr>
<tr><td>监测体温和四肢末梢温度</td><td>2</td><td></td><td></td><td></td><td></td><td></td><td></td></tr>
<tr><td>控制输液量、输液速度</td><td>2</td><td></td><td></td><td></td><td></td><td></td><td></td></tr>
<tr><td>监测内环境及电解质，维持血清钾在4.5～5.5mmol/L，维持酸碱平衡</td><td>3</td><td></td><td></td><td></td><td></td><td></td><td></td></tr>
<tr><td></td><td></td><td></td><td>正常使用血管活性药物，根据循环情况调整用量，观察用药后的反应</td><td>2</td><td></td><td></td><td></td><td></td><td></td><td></td></tr>
</table>

PDCA

昆明市延安医院

风湿性瓣膜病术后护理质量评价标准——病房专用表格（二）

检查项目	检查内容			分值	扣分	监管情况	整改情况	持续改进情况		
								完成	基本完成	未完成
		（3）引流管的护理	定时挤压引流管，保持通畅	1						
			妥善固定引流管	1						
			观察引流液的颜色、性质、量	1						
			正确使用止血药，观察效果	1						
		（4）泌尿系统的护理	记录24小时尿量，观察尿的颜色、性质	1						
		（5）抗凝的护理	遵医嘱正确使用抗凝药物	2						
			观察抗凝效果，监测有无抗凝过量和抗凝不足的现象	2						
		（6）消化系统护理	指导患者正确饮食，保证每日营养素摄入，少食多餐，服用利尿剂者注意补充含钾高的食物	3						
			观察胃肠功能，听诊肠鸣音，保持大便通畅，观察大便的颜色和性状	1						
		（7）神经系统护理	观察患者意识、瞳孔、对答情况	1						
			观察肢体活动情况，完成指令性动作情况	1						

续表

检查项目	检查内容			分值	扣分	监管情况	整改情况	持续改进情况		
								完成	基本完成	未完成
		（8）心理护理	主动关爱患者，讲解瓣膜病术后相关知识和康复要点，指导并协助患者开展肢体功能锻炼，促进自理能力的提高，多鼓励患者，增强信心	2						
		（9）其他	按要求完成基础护理，“三短六洁”	2						
	3. 护理记录	客观、真实、准确、及时、完整，体现病情动态变化		4						
结果（20）	患者结局	患者病情稳定，无感染、管路滑脱、跌倒、坠床、压疮等不良事件发生，无术后心内膜炎、瓣周漏等并发症发生		5						
		患者和家属基本知晓和认识常用药物的名称、作用、不良反应、预防和处理措施、注意事项，观察要点		5						
		患者饮食习惯良好，保证营养摄入，生活能力逐步提高，能够循序渐进地进行肢体功能锻炼		5						
		患者和家属情绪稳定，主动配合治疗，满意度大于90%		5						
	总体评价	90分及其以上“优秀”，80分及以上90分以下“良好”，低于80分“不达标”								
总分				100		总得分______分 护士长签名______		监管人员签名 ______		

PDCA

昆明市延安医院

微创先心病手术患者术后护理质量评价标准——病房专用表格（一）

监管科室______ 监管时间：201__年__月__日__时 监管人员______						整改时间______	持续监管时间______		
检查项目	检查内容		分值	扣分	监管情况	整改情况	持续改进情况		
							完成	基本完成	未完成
结构（20）	1. 护理人力资源配置	（1）床护比、护患比	2						
		（2）不同级别护士的配置	2						
	2. 药品、仪器/设备、物品	（1）常用药品、仪器/设备、物品管理	4						
		（2）抢救药品、仪器/设备、物品管理	4						
		（3）毒、麻、精药品管理	4						
	3. 病区环境	整洁、安静	4						
过程（60）	1. 术后评估	（1）自理能力评估	1						
		（2）压疮评估	1						
		（3）跌倒坠床风险评估	1						
		（4）管路滑脱风险评估	1						
		（5）疼痛评估	1						
		（6）心理状态评估	1						
		（7）睡眠状态评估	1						

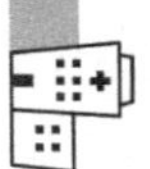

续表

检查项目	检查内容			分值	扣分	监管情况	整改情况	持续改进情况		
								完成	基本完成	未完成
过程（60）	1. 术后评估	（8）意识评估		1						
		（9）切口感染风险的评估		1						
		（10）管道感染风险评估		5						
	2. 专科护理	（1）呼吸系统护理	听诊双肺呼吸音，观察呼吸频率及型态，胸廓运动是否对称，呼吸音是否对称，右侧胸小切口术后的患者，右侧呼吸音偏低，胸廓运动度减小	4						
			定时测量经皮血氧饱和度	2						
			指导患者有效咳嗽、咳痰，深呼吸，防止呼吸道感染	4						
			雾化吸入，床头抬高30°以上	3						
		（2）循环系统护理	按照护理级别和病情需要巡视患者，观察心率、心律、血压的变化	3						
			监测体温和四肢末梢温度	2						
			控制输液量、输液速度	2						
			监测内环境及电解质变化，维持血清钾在3.5～4.0mmol/L，维持酸碱平衡	2						
			正常使用血管活性药物，根据循环情况调整用量，观察用药后的反应	2						

昆明市延安医院

微创先心病手术患者术后护理质量评价标准——病房专用表格（二）

检查项目	检查内容			分值	扣分	监管情况	整改情况	持续改进情况		
								完成	基本完成	未完成
		（3）引流管的护理	定时挤压引流管，保持通畅	1						
			妥善固定引流管	1						
			观察引流液的颜色、性质、量	1						
		（4）泌尿系统护理	记录 24 小时尿量，观察尿的颜色、性质	1						
		（5）疼痛的护理	右胸小切口手术从肋间进胸，胸腔引流管置于肋间肌肉组织中，疼痛比正中切口较为敏感，遵医嘱正确使用止疼药物，观察用药效果和全身反应	2						
			给予患者心理安慰和和鼓励	2						
		（6）消化系统护理	指导患者正确饮食，保证每日营养素摄入，少食多餐，服用利尿剂者注意补充含钾高的食物	2						
			观察胃肠功能，听诊肠鸣音，观察大便的颜色和性状	1						
		（7）神经系统护理	观察患者意识、瞳孔、对答情况	1						
			观察肢体活动情况，完成指令性动作情况	1						

续表

检查项目	检查内容			分值	扣分	监管情况	整改情况	持续改进情况		
								完成	基本完成	未完成
		（8）穿刺侧肢体	定时观察右下肢血运情况，观察局部有无渗血、血肿，足背动脉搏动情况	2						
			协助右下肢伸展运动，以促进下肢静脉回流	2						
		（9）心理护理	主动关爱患者，讲解先心病术后相关知识和康复要点，指导并协助患者开展肢体功能锻炼，促进自理能力的提高，多鼓励患者，增强信心	1						
		（10）其他	按要求完成基础护理，“三短六洁”	2						
	护理记录	客观、真实、准确、及时、完整，体现病情动态变化		2						
结果（20）	患者结局	患者病情稳定，无感染、管路滑脱、跌倒、坠床、压疮等不良事件发生，无术后肺不张、气胸、皮下气肿等发生		5						
		患者和家属知晓常用药物的名称、作用、不良反应、预防和处理措施、注意事项、观察要点，主动配合治疗		5						
		饮食习惯良好，保证营养摄入，生活能力逐步提高，能循序渐进地进行肢体功能锻炼		5						
		患者和家属情绪稳定，主动配合治疗，满意度大于90%		5						
	总体评价	90 分及其以上“优秀”，80 分及以上 90 分以下“良好”，低于 80 分“不达标”								
总分				100		总得分________分 护士长签名______		监管人员签名 ____________		

PDCA

昆明市延安医院

微创瓣膜病术后护理质量评价标准——病房专用表格（一）

监管科室______ 监管时间：201 __年__月__日__时 监管人员______						整改时间______	持续监管时间______		
检查项目	检查内容		分值	扣分	监管情况	整改情况	持续改进情况		
							完成	基本完成	未完成
结构（20）	1. 护理人力资源配置	（1）床护比、护患比	2						
		（2）不同级别护士的配置	2						
	2. 药品、仪器/设备、物品	（1）常用药品、仪器/设备、物品管理	4						
		（2）抢救药品、仪器/设备、物品管理	4						
		（3）毒、麻、精药品管理	4						
	3. 病区环境	整洁、安静	4						
过程（60）	1. 术后评估	（1）自理能力评估	1						
		（2）压疮评估	1						
		（3）跌倒坠床风险评估	1						
		（4）管路滑脱风险评估	1						
		（5）疼痛评估	1						
		（6）心理状态评估	1						
		（7）睡眠状态评估	1						

续表

检查项目	检查内容			分值	扣分	监管情况	整改情况	持续改进情况		
								完成	基本完成	未完成
过程（60）	1. 术后评估	（8）意识评估		1						
		（9）切口感染风险的评估		1						
		（10）管道感染风险评估		5						
	2. 专科护理	（1）呼吸系统护理	听诊双肺呼吸音，观察呼吸频率及型态，胸廓运动是否对称，呼吸音是否对称，右侧胸小切口术后，右侧呼吸音偏低，胸廓运动度减小	4						
			定时测量经皮血氧饱和度	2						
			指导患者有效咳嗽、咳痰，深呼吸，防止呼吸道感染	3						
			雾化吸入	2						
		（2）循环系统护理	观察心率、心律、血压的变化，听诊瓣膜开闭音是否正常	3						
			监测体温和四肢末梢温度	2						
			控制输液量、输液速度	2						
			监测内环境及电解质变化，维持血清钾在 4.5 ~ 5.0mmol/L，维持酸碱平衡	2						
			正常使用血管活性药物，根据循环情况调整用量，观察用药后的反应	2						

昆明市延安医院

微创瓣膜病术后护理质量评价标准——病房专用表格（二）

检查项目	检查内容			分值	扣分	监管情况	整改情况	持续改进情况		
								完成	基本完成	未完成
		（3）引流管的护理	定时挤压引流管，保持通畅	1						
			妥善固定引流管	1						
			观察引流液的颜色、性质、量	1						
			正确使用止血药，观察效果	1						
		（4）泌尿系统的护理	记录 24 小时尿量，观察尿的颜色、性质	1						
		（5）抗凝的护理	遵医嘱正确使用抗凝药物	2						
			观察抗凝效果，监测有无抗凝过量和抗凝不足的现象	2						
		（6）消化系统护理	指导患者正确饮食，保证每日营养素摄入，少食多餐，服用利尿剂者注意补充含钾高的食物	2						
			观察胃肠功能，听诊肠鸣音，保持大便通畅，观察大便的颜色和性状	1						
		（7）神经系统护理	观察患者意识、瞳孔、对答情况	1						
			观察肢体活动情况，完成指令性动作情况	1						

续表

检查项目	检查内容			分值	扣分	监管情况	整改情况	持续改进情况		
								完成	基本完成	未完成
		（8）穿刺侧肢体的护理	定时观察右下肢血运情况，观察局部有无渗血、血肿，足背动脉搏动情况	2						
			协助右下肢伸展运动，以促进下肢静脉回流	2						
		（9）心理护理	主动关爱患者，讲解微创瓣膜术后相关知识和康复要点，指导并协助患者开展肢体功能锻炼，促进自理能力的提高，多鼓励患者，增强信心	3						
		（10）其他	按要求完成基础护理，“三短六洁”	2						
	护理记录	客观，真实、准确，及时，完整，体现病情动态变化		2						
结果（20）	患者结局	患者病情稳定，无感染、管路滑脱、跌倒、坠床、压疮等不良事件发生，无术后肺不张、气胸、皮下气肿等并发症发生		5						
		患者和家属基本知晓和认识常用药物的名称、作用、不良反应、预防和处理措施、注意事项、观察要点，主动配合治疗		5						
		饮食习惯良好，保证营养摄入，生活能力逐步提高，能循序渐进地进行肢体功能锻炼		5						
		患者和家属情绪稳定，主动配合治疗，满意度大于90%		5						
	总体评价	90分及其以上“优秀”，80分及以上90分以下“良好”，低于80分“不达标”								
总分				100		总得分＿＿＿＿分 护士长签名＿＿＿		监管人员签名 ＿＿＿＿＿＿		

PDCA

昆明市延安医院
冠脉搭桥术后护理质量评价标准——病房专用表格（一）

监管科室______ 监管时间：201 __年__月__日__时 监管人员______					整改时间______	持续监管时间______		
检查项目	检查内容		分值	扣分	监管情况	整改情况	持续改进情况		
							完成	基本完成	未完成
结构（20）	1. 护理人力资源配置	（1）床护比、护患比	2						
		（2）不同级别护士的配置	2						
	2. 药品、仪器/设备、物品	（1）常用药品、仪器/设备、物品管理	4						
		（2）抢救药品、仪器/设备、物品管理	4						
		（3）毒、麻、精药品管理	4						
	3. 病区环境	整洁、安静	4						
过程（60）	1. 术后评估	（1）自理能力评估	1						
		（2）压疮评估	1						
		（3）跌倒坠床风险评估	1						
		（4）管路滑脱风险评估	1						
		（5）疼痛评估	1						
		（6）心理状态评估	1						
		（7）睡眠状态评估	1						

续表

检查项目	检查内容			分值	扣分	监管情况	整改情况	持续改进情况		
								完成	基本完成	未完成
过程（60）	1. 术后评估	（8）意识评估		1						
		（9）切口感染风险的评估		1						
		（10）管道感染风险评估		5						
	2. 专科护理	（1）呼吸系统护理	评估双肺呼吸音	2						
			定时测量经皮血氧饱和度	2						
			指导患者有效咳嗽、咳痰，深呼吸，防止呼吸道感染	4						
			雾化吸入	3						
		（2）循环系统护理	按照护理级别和病情需要巡视患者，观察心率、心律、血压的变化，维持适宜的动脉血压	3						
			监测体温和四肢末梢温度，尤其是术肢取血管处皮肤颜色、温度，动脉搏动情况，有无肿胀等，防止下肢静脉血栓形成	2						
			控制输液量、输液速度	2						
			监测内环境及电解质变化，维持酸碱平衡	2						
			正常使用血管活性药物，根据循环情况调整用量，观察用药后的反应	2						

PDCA

昆明市延安医院

冠脉搭桥术后护理质量评价标准——病房专用表格（二）

检查项目	检查内容			分值	扣分	监管情况	整改情况	持续改进情况		
								完成	基本完成	未完成
		（3）引流管的护理	定时挤压引流管，保持通畅	1						
			妥善固定引流管	1						
			观察引流液的颜色、性质、量	1						
		（4）泌尿系统的护理	记录24小时尿量，观察尿的颜色、性质	2						
		（5）抗凝的护理	遵医嘱正确使用抗凝药物，如低分子肝素、拜阿司匹林等	2						
			观察抗凝效果，监测有无抗凝过量和抗凝不足的现象，皮肤黏膜有无异常出血	2						
		（6）消化系统护理	指导患者正确饮食，保证每日营养素摄入，少食多餐，服用利尿剂者注意补充含钾高的食物	2						
			观察胃肠功能，听诊肠鸣音，保持大便通畅，观察大便的颜色和性状	1						
		（7）神经系统护理	观察患者意识、瞳孔、对答情况	1						
			观察肢体活动情况，完成指令性动作情况	1						

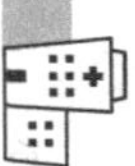

续表

检查项目	检查内容			分值	扣分	监管情况	整改情况	持续改进情况		
								完成	基本完成	未完成
		（8）心理护理	主动关爱患者，讲解搭桥术后相关知识和康复要点，指导并协助患者开展肢体功能锻炼，自理能力的提高，多鼓励患者，增强信心	2						
		（9）其他	监测血糖，并控制在正常范围	2						
			按要求完成基础护理，“三短六洁”	2						
	护理记录	客观、真实、准确、及时、完整，体现病情动态变化		4						
结果（20）	患者结局	患者病情稳定，无感染、管路滑脱、跌倒、坠床、压疮等不良事件发生，无术后低心排、心律失常、下肢静脉血栓、血糖紊乱等并发症发生		5						
		患者和家属基本知晓和认识常用药物的名称、作用、不良反应、预防和处理措施、注意事项、观察要点		5						
		饮食习惯良好，保证营养摄入，生活能力逐步提高，能够循序渐进地进行肢体功能锻炼		5						
		患者和家属情绪稳定，主动配合治疗，满意度大于90%		5						
	总体评价	90分及其以上“优秀”，80分及以上90分以下“良好”，低于80分“不达标”								
总分				100		总得分________分 护士长签名______		监管人员签名 ____________		

昆明市延安医院

主动脉夹层术后护理质量评价标准——病房专用表格（一）

监管科室______ 监管时间：201 __年__月__日__时 监管人员______					整改时间______	持续监管时间______		
检查项目	检查内容		分值	扣分	监管情况	整改情况	持续改进情况		
							完成	基本完成	未完成
结构（20）	1. 护理人力资源配置	（1）床护比、护患比	2						
		（2）不同级别护士的配置	2						
	2. 药品、仪器/设备、物品	（1）常用药品、仪器/设备、物品管理	4						
		（2）抢救药品、仪器/设备、物品管理	4						
		（3）毒、麻、精药品管理	4						
	3. 病区环境	整洁、安静	4						
过程（60）	1. 术后评估	（1）自理能力评估	1						
		（2）压疮评估	1						
		（3）跌倒坠床风险评估	1						
		（4）管路滑脱风险评估	1						
		（5）疼痛评估	1						
		（6）心理状态评估	1						
		（7）睡眠状态评估	1						

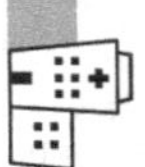

续表

检查项目	检查内容			分值	扣分	监管情况	整改情况	持续改进情况		
								完成	基本完成	未完成
过程（60）	1. 术后评估	（8）意识评估		1						
		（9）切口感染风险的评估		1						
		（10）管道感染风险评估		5						
	2. 专科护理	（1）呼吸系统护理	听诊双肺呼吸音	2						
			定时测量经皮血氧饱和度	2						
			指导患者有效咳嗽、咳痰，深呼吸，防止呼吸道感染	3						
			雾化吸入	2						
		（2）循环系统护理	按照护理级别和病情需要巡视患者，观察心率、心律，尤其血压的变化，维持血压在 90～110/50～70mmHg，如患者躁动遵医嘱给予镇静剂	5						
			监测体温和四肢末梢温度	2						
			控制输液量、输液速度	2						
			监测内环境及电解质变化，维持酸碱平衡	2						
			正常使用血管活性药物，根据循环情况调整用量，观察用药后的反应	1						

昆明市延安医院

主动脉夹层术后护理质量评价标准——病房专用表格（二）

检查项目	检查内容			分值	扣分	监管情况	整改情况	持续改进情况		
								完成	基本完成	未完成
		(3) 引流管的护理	定时挤压引流管，保持通畅；妥善固定引流管	2						
			观察引流液的颜色、性质、量	2						
		(4) 泌尿系统护理	记录24小时尿量，观察尿的颜色、性质	1						
		(5) 抗凝的护理	遵医嘱正确使用抗凝药物	1						
			观察抗凝效果，监测有无抗凝过量和抗凝不足的现象	1						
		(6) 消化系统护理	指导饮食，保证营养素摄入，少食多餐，服用利尿剂者补充含钾高食物	2						
			观察胃肠功能，保持大便通畅，切忌用力排便，观察大便的颜色和性状	1						
		(7) 神经系统护理	观察患者意识、瞳孔、对答情况	2						
			观察肢体活动情况，完成指令性动作情况	1						
		(8) 皮肤护理	保持床单元清洁干燥，做到预防压疮“六勤”，有异常及时处理，班班交接	2						

续表

检查项目	检查内容			分值	扣分	监管情况	整改情况	持续改进情况		
								完成	基本完成	未完成
		(9) 心理护理	主动脉夹层动脉瘤病情危、急、重，手术风险高，创伤大，费用高，术后并发症多，故患者及家属均承受极大的心理压力，护士应关爱患者，理解患者及家属心情，讲解主动脉夹层术后相关知识和康复要点，指导患者开展肢体功能锻炼，促进自理能力的提高，多鼓励患者，增强信心	3						
		(10) 其他	疼痛的处理，遵医嘱使用镇静、镇痛药物并观察记录治疗反应	2						
			按要求完成基础护理，“三短六洁”	1						
	护理记录	客观、真实、准确、及时、完整，体现病情动态变化		4						
结果（20）	患者结局	患者病情稳定，无感染、管路滑脱、跌倒、坠床、压疮等不良事件发生，无术后低心排、心律失常、血栓和栓塞、出血、压疮等并发症发生		5						
		认识常用药物的名称、作用、不良反应、预防和处理措施、注意事项、观察要点		5						
		饮食习惯良好，保证营养摄入，生活能力逐步提高，能循序渐进地进行肢体功能锻炼		5						
		患者和家属情绪稳定，主动配合治疗，满意度大于90%		5						
	总体评价	90分及其以上“优秀”，80分及以上90分以下“良好”，低于80分“不达标”								
总分				100		总得分______分 护士长签名______		监管人员签名______		

PDCA

昆明市延安医院

胸主动脉瘤术后护理质量评价标准——病房专用表格（一）

监管科室______　监管时间：201__年__月__日__时　监管人员______					整改时间______	持续监管时间______		
检查项目	检查内容		分值	扣分	监管情况	整改情况	持续改进情况		
							完成	基本完成	未完成
结构（20）	1. 护理人力资源配置	（1）床护比、护患比	2						
		（2）不同级别护士的配置	2						
	2. 药品、仪器/设备、物品	（1）常用药品、仪器/设备、物品管理	4						
		（2）抢救药品、仪器/设备、物品管理	4						
		（3）毒、麻、精药品管理	4						
	3. 病区环境	整洁、安静	4						
过程（60）	1. 术后评估	（1）自理能力评估	1						
		（2）压疮评估	1						
		（3）跌倒坠床风险评估	1						
		（4）管路滑脱风险评估	1						
		（5）疼痛评估	1						
		（6）心理状态评估	1						
		（7）睡眠状态评估	1						

续表

检查项目	检查内容			分值	扣分	监管情况	整改情况	持续改进情况		
								完成	基本完成	未完成
过程（60）	1. 术后评估	（8）意识评估		1						
		（9）切口感染风险的评估		1						
		（10）管道感染风险评估		5						
	2. 专科护理	（1）呼吸系统护理	听诊双肺呼吸音	2						
			定时测量经皮血氧饱和度	2						
			指导患者有效咳嗽、咳痰，深呼吸，防止呼吸道感染	3						
			雾化吸入	2						
		（2）循环系统护理	按照护理级别和病情需要巡视患者，观察并维持适当血压水平，警惕血压过高引起渗血和吻合口出血，血压过低灌注不足导致重要脏器缺血缺氧	5						
			监测体温和四肢末梢温度	2						
			控制输液量，输液速度	2						
			监测内环境及电解质变化，维持酸碱平衡	2						
			正常使用血管活性药物，根据循环情况调整用量，观察用药后的反应	1						

PDCA

昆明市延安医院
胸主动脉瘤术后护理质量评价标准——病房专用表格（二）

检查项目	检查内容			分值	扣分	监管情况	整改情况	持续改进情况		
								完成	基本完成	未完成
		（3）引流管的护理	定时挤压引流管，保持通畅；妥善固定引流管	2						
			观察引流液的颜色、性质、量	2						
		（4）泌尿系统护理	记录24小时尿量，观察尿的颜色、性质	1						
		（5）抗凝的护理	遵医嘱正确使用抗凝药物	1						
			观察抗凝效果，监测有无抗凝过量和抗凝不足的现象	1						
		（6）消化系统护理	指导饮食，保证营养素摄入，少食多餐，服用利尿剂者补充含钾高食物	2						
			观察胃肠功能，保持大便通畅，切忌用力排便，观察大便的颜色和性状	1						
		（7）神经系统护理	观察患者意识、瞳孔、对答情况	2						
			观察肢体活动情况，完成指令性动作情况	1						
		（8）皮肤护理	保持床单元清洁干燥，做到预防压疮“六勤”，有异常及时处理，班班交接	2						

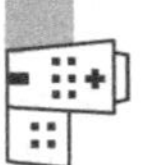

续表

检查项目	检查内容			分值	扣分	监管情况	整改情况	持续改进情况		
								完成	基本完成	未完成
		（9）心理护理	主动关爱患者，讲解胸主动脉瘤术后相关知识和康复要点，指导并协助患者开展肢体功能锻炼，促进自理能力的提高，多鼓励患者，增强信心	3						
		（10）其他	疼痛的处理，遵医嘱使用镇静、镇痛药物并观察记录治疗反应	2						
			按要求完成基础护理，“三短六洁”	2						
	护理记录	客观、真实、准确、及时、完整、体现病情动态变化		4						
结果（20）	患者结局	患者病情稳定，无感染、管路滑脱、跌倒、坠床、压疮等不良事件发生，无术后低心排、出血、神经系统等并发症发生		5						
		认识常用药物的名称、作用、不良反应、预防和处理措施，注意事项、观察要点		5						
		饮食习惯良好，保证营养摄入，生活能力逐步提高，能循序渐进地进行肢体功能锻炼		5						
		患者和家属情绪稳定，主动配合治疗，满意度大于90%		5						
	总体评价	90分及其以上“优秀”，80分及以上90分以下“良好”，低于80分“不达标”								
总分				100		总得分________分 护士长签名______		监管人员签名 __________		

昆明市延安医院

心脏移植术后护理质量评价标准——病房专用表格（一）

监管科室______ 监管时间：201 __年__月__日__时 监管人员______						整改时间______	持续监管时间______		
检查项目	检查内容		分值	扣分	监管情况	整改情况	持续改进情况		
							完成	基本完成	未完成
结构（20）	1. 护理人力资源配置	（1）床护比、护患比	2						
		（2）不同级别护士的配置	2						
	2. 药品、仪器/设备、物品	（1）常用药品、仪器/设备、物品管理	4						
		（2）抢救药品、仪器/设备、物品管理	4						
		（3）毒、麻、精药品管理	4						
	3. 病区环境	整洁、安静	4						
过程（60）	1. 术后评估	（1）自理能力评估	1						
		（2）压疮评估	1						
		（3）跌倒坠床风险评估	1						
		（4）管路滑脱风险评估	1						
		（5）疼痛评估	1						
		（6）心理状态评估	1						
		（7）睡眠状态评估	1						

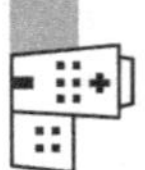

续表

检查项目	检查内容			分值	扣分	监管情况	整改情况	持续改进情况		
								完成	基本完成	未完成
过程（60）	1. 术后评估	（8）意识评估		1						
		（9）切口感染风险的评估		1						
		（10）管道感染风险评估		5						
	2. 专科护理	（1）呼吸系统护理	评估双肺呼吸音	2						
			定时测量经皮血氧饱和度	2						
			指导患者有效咳嗽、咳痰，深呼吸，防止呼吸道感染	3						
			雾化吸入	3						
		（2）循环系统护理	按护理级别和病情需要巡视，观察心率、心律、血压变化，常规12导联动态心电图观察ST－T变化，了解心肌供血状态，及时发现心律失常	3						
			监测体温和四肢末梢温度	2						
			控制输液量、输液速度	1						
			监测内环境及电解质变化，维持酸碱平衡	2						
			使用正性肌力药、血管活性药物，根据循环情况调整用量，观察用药后的反应	2						

PDCA

昆明市延安医院

心脏移植术后护理质量评价标准——病房专用表格（二）

检查项目	检查内容			分值	扣分	监管情况	整改情况	持续改进情况		
								完成	基本完成	未完成
		（4）泌尿系统护理	记录24小时尿量，观察尿的颜色、性质	2						
		（5）免疫抑制药物护理	合理用药，终身免疫抑制治疗	3						
			密切监测血药浓度，按时按量遵医嘱给药，看服到口	2						
		（6）消化系统护理	指导患者正确饮食，保证每日营养素摄入，少食多餐	2						
			观察胃肠功能，保持大便通畅，观察大便的颜色和性状	1						
		（7）神经系统护理	观察患者意识、瞳孔、对答情况	1						
			观察肢体活动情况，完成指令性动作情况	1						
		（8）预防感染	单间隔离，病房环境相对无菌，患者使用的物品必须经过高压消毒后方可使用。医护人员进入隔离病房之前，必须穿隔离衣、戴口罩并换拖鞋，进入隔离病房后，洗手方可接触患者，给患者进行无菌操作时戴无菌手套	3						

续表

检查项目	检查内容			分值	扣分	监管情况	整改情况	持续改进情况		
								完成	基本完成	未完成
		(9)心理护理	针对患者长期患病，体质虚弱，术后隔离时间较长，容易产生孤独、焦虑、抑郁，加上免疫抑制剂的不良反应，患者心理负担较重，甚至会出现精神症状，护士当更加耐心、细致关爱患者，消除患者的焦虑、恐惧，协助患者进行锻炼，及时给予鼓励，增强信心	4						
		(10)其他	成立专门的心脏移植小组，小组成员应由具有丰富的护理经验人员组成，护理人员的组织和计划要统筹安排	2						
			按要求完成基础护理，“三短六洁”	1						
	护理记录	客观、真实、准确、及时、完整，体现病情动态变化		4						
结果(20)	患者结局	患者病情稳定，无感染、管路滑脱、跌倒、坠床、压疮等不良事件发生，无术后低心排、右心衰竭、出血、排异反应等并发症发生		5						
		患者和家属基本知晓和认识常用药物的名称、作用、不良反应、预防和处理措施、注意事项、观察要点		5						
		饮食习惯良好，保证营养摄入，生活能力逐步提高，能够循序渐进进行肢体功能锻炼		5						
		患者和家属情绪稳定，主动配合治疗，满意度大于90%		5						
	总体评价	90分及其以上“优秀”，80分及以上90分以下“良好”，低于80分“不达标”								
总分				100		总得分____分 护士长签名____		监管人员签名____		

PDCA

昆明市延安医院
先天性心脏病术后护理质量评价标准——ICU 专用表格（一）

监管科室______ 监管时间：201 __年__月__日__时 监管人员______						整改时间______	持续监管时间______		
检查项目	检查内容		分值	扣分	监管情况	整改情况	持续改进情况		
							完成	基本完成	未完成
结构（20）	1. 护理人力资源配置	（1）床护比、护患比	2						
		（2）不同级别护士的配置	2						
	2. 药品、仪器/设备、物品	（1）常用药品、仪器/设备、物品管理	4						
		（2）抢救药品、仪器/设备、物品管理	4						
		（3）毒、麻、精药品管理	4						
	3. 病区环境	整洁、安静	4						
过程（60）	1. 术后评估	（1）自理能力评估	1						
		（2）压疮评估	1						
		（3）跌倒坠床风险评估	1						
		（4）管路滑脱风险评估	1						
		（5）疼痛评估	1						
		（6）心理状态评估	1						
		（7）睡眠状态评估	1						

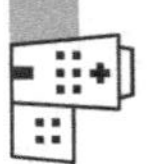

续表

检查项目	检查内容			分值	扣分	监管情况	整改情况	持续改进情况		
								完成	基本完成	未完成
过程（60）	1. 术后评估	（8）意识评估		1						
		（9）切口感染风险的评估		1						
		（10）管道感染风险评估		3						
	2. 专科护理	（1）呼吸系统护理	呼吸机辅助呼吸，监测呼吸参数，肺动脉高压患者，延长机械通气时间，轻度的过度通气；姑息术后尽量缩短机械通气时间，小 PEEP 值的应用	4						
			听诊双肺呼吸音	2						
			监测动脉血气、经皮血氧饱和度	2						
			正确使用肺血管扩张药物	2						
			床旁 X 线胸片	1						
			按需吸痰，严格执行吸痰操作规程	2						
			气道湿化，雾化吸入，胸部体疗	2						
			床头抬高 30°以上	1						

昆明市延安医院
先天性心脏病术后护理质量评价标准——ICU 专用表格（二）

检查项目	检查内容			分值	扣分	监管情况	整改情况	持续改进情况		
								完成	基本完成	未完成
		（2）循环系统护理	监测有创动脉血压、心率（律）、中心静脉压，维持在正常范围（主动脉弓离断/缩窄术后监测上下肢动脉血压）	4						
			监测体温和四肢末梢温度	2						
			每小时记录出入量，严格控制输液速度和量，遵医嘱补充血容量	2						
			正确使用血管活性药物和抗心律失常药物，根据情况调整用量，观察疗效和不良反应	2						
		（3）引流管的护理	定时挤压引流管，保持通畅	2						
			妥善固定引流管	1						
			观察引流液的颜色、性质、量；正确使用止血药，观察效果	2						
		（4）泌尿系统护理	监测每小时尿量，观察尿的颜色、性质	2						
			监测肾功能，尿少时，及时正确利尿治疗，必要时肾代替治疗及早应用	1						
		（5）内环境	维持酸碱平衡	1						
			维持电解质的稳定	1						
		（6）抗凝	姑息术后患者遵医嘱正确使用抗凝药物，观察抗凝效果	2						

续表

检查项目	检查内容			分值	扣分	监管情况	整改情况	持续改进情况		
								完成	基本完成	未完成
		（7）消化系统护理	观察胃肠功能，听诊肠鸣音	1						
			及早行胃肠营养支持	1						
		（8）神经系统护理	观察患者意识、瞳孔、清醒的时间	1						
			观察肢体活动情况，完成指令性动作情况	1						
			遵医嘱使用镇静药，观察镇静效果	1						
		（9）其他	姑息术后患者特殊体位	1						
			遵医嘱镇痛治疗，并观察效果	1						
			做好基础护理	1						
	3. 护理记录	记录及时、准确，无涂改 、空项，体现病情动态变化		2						
结果（20）	患者结局	无护理相关并发症（低心排血量综合征、心律失常、低氧血症、肺高压危像、灌注肺、上腔静脉梗阻综合征、喉返神经损伤、急性肾功能衰竭）		20						
	总体评价	90 分及其以上“优秀”，80 分及以上 90 分以下“良好”，低于 80 分“不达标”								
总分				100		总得分______分 护士长签名______		监管人员签名 ________		

PDCA

昆明市延安医院

瓣膜病术后护理质量评价标准——ICU 专用表格（一）

监管科室______ 监管时间：201 __年__月__日__时 监管人员______						整改时间______	持续监管时间______		
检查项目	检查内容		分值	扣分	监管情况	整改情况	持续改进情况		
							完成	基本完成	未完成
结构（20）	1. 护理人力资源配置	（1）床护比、护患比	2						
		（2）不同级别护士的配置	2						
	2. 药品、仪器/设备、物品	（1）常用药品、仪器/设备、物品管理	4						
		（2）抢救药品、仪器/设备、物品管理	4						
		（3）毒、麻、精药品管理	4						
	3. 病区环境	整洁、安静	4						
过程（60）	1. 术后评估	（1）自理能力评估	1						
		（2）压疮评估	1						
		（3）跌倒坠床风险评估	1						
		（4）管路滑脱风险评估	1						
		（5）疼痛评估	1						
		（6）心理状态评估	1						
		（7）睡眠状态评估	1						

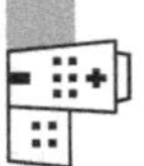

续表

检查项目	检查内容			分值	扣分	监管情况	整改情况	持续改进情况		
								完成	基本完成	未完成
过程（60）	1. 术后评估	（8）意识评估		1						
		（9）切口感染风险的评估		1						
		（10）管道感染风险评估		3						
	2. 专科护理	（1）呼吸系统护理	呼吸机辅助呼吸，监测呼吸参数	2						
			听诊双肺呼吸音	2						
			监测动脉血气、经皮血氧饱和度	2						
			床旁 X 线胸片	1						
			按需吸痰，严格执行吸痰操作规程	2						
			指导患者有效咳嗽、咳痰，深呼吸	2						
			气道湿化，雾化吸入	2						
			床头抬高 30°以上	1						
		（2）循环系统护理	监测有创动脉血压、心率（律）、中心静脉压，维持在正常范围	2						
			监测体温和四肢末梢温度	2						
			每小时记录出入量，遵医嘱补充血容量，根据左心室大小控制输液速度	2						
			正确使用血管活性药物和抗心律失常药，根据情况调整用量，观察药效和不良反应	2						

昆明市延安医院

瓣膜病术后护理质量评价标准——ICU 专用表格（二）

检查项目	检查内容			分值	扣分	监管情况	整改情况	持续改进情况		
								完成	基本完成	未完成
		（3）引流管的护理	定时挤压引流管，保持通畅	2						
			妥善固定引流管	1						
			观察引流液的颜色、性质、量；正确使用止血药，观察效果	2						
		（4）泌尿系统护理	监测每小时尿量，观察尿的颜色、性质	2						
			监测肾功能，尿少时，及时利尿治疗；必要时肾代替治疗及早应用	2						
		（5）内环境	维持酸碱平衡	1						
			维持电解质的稳定，维持血清钾 4.5～5.5mmol/L	2						
		（6）抗凝的护理	遵医嘱根据凝血酶原时间使用抗凝药物华法林	2						
			观察抗凝效果和不良反应	1						
		（7）消化系统护理	观察胃肠功能，听诊肠鸣音	1						
			及早行胃肠营养支持	1						

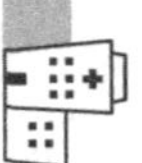

续表

检查项目	检查内容			分值	扣分	监管情况	整改情况	持续改进情况		
								完成	基本完成	未完成
		（8）神经系统护理	观察患者意识、瞳孔、清醒的时间	2						
			观察肢体活动情况，完成指令性动作情况	1						
			遵医嘱使用镇静药，观察镇静效果	1						
		(9）其他	监测血糖，并控制在正常范围	1						
			遵医嘱镇痛治疗，并观察效果	1						
			做好基础护理	1						
	护理记录	记录及时、准确，无涂改 、空项，体现病情动态变化		2						
结果（20）	患者结局	无护理相关并发症（心内膜炎、左心室破裂、瓣周漏、低心排血量综合征、恶性心律失常、肾功能不全）		20						
	总体评价	90 分及其以上“优秀”，80 分及以上 90 分以下“良好”，低于 80 分“不达标”								
总分				100		总得分________分 护士长签名______		监管人员签名 __________		

PDCA

昆明市延安医院

微创房间隔修补术后护理质量评价标准——ICU 专用表格（一）

监管科室______ 监管时间：201 __年__月__日__时 监管人员______						整改时间______	持续监管时间______		
检查项目	检查内容		分值	扣分	监管情况	整改情况	持续改进情况		
							完成	基本完成	未完成
结构（20）	1. 护理人力资源配置	（1）床护比、护患比	2						
		（2）不同级别护士的配置	2						
	2. 药品、仪器/设备、物品	（1）常用药品、仪器/设备、物品管理	4						
		（2）抢救药品、仪器/设备、物品管理	4						
		（3）毒、麻、精药品管理	4						
	3. 病区环境	整洁、安静	4						
过程（60）	1. 术后评估	（1）自理能力评估	1						
		（2）压疮评估	1						
		（3）跌倒坠床风险评估	1						
		（4）管路滑脱风险评估	1						
		（5）疼痛评估	1						
		（6）心理状态评估	1						
		（7）睡眠状态评估	1						

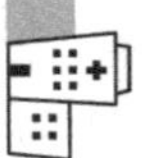

续表

检查项目	检查内容			分值	扣分	监管情况	整改情况	持续改进情况		
								完成	基本完成	未完成
过程（60）	1. 术后评估	（8）意识评估		1						
		（9）切口感染风险的评估		1						
		（10）管道感染风险评估		3						
	2. 专科护理	（1）呼吸系统护理	呼吸机辅助呼吸，监测呼吸参数	2						
			听诊双肺呼吸音，观察胸廓运动是否对称	2						
			监测动脉血气、经皮血氧饱和度	2						
			床旁 X 线胸片	2						
			按需吸痰，严格执行吸痰操作规程	2						
			指导患者有效咳嗽、咳痰，深呼吸，促进肺复张	2						
			气道湿化，雾化吸入	2						
			床头抬高 30°以上	1						
		（2）循环系统护理	监测有创动脉血压、心率（律）、中心静脉压，维持在正常范围	2						
			监测体温和四肢末梢温度	2						
			每小时记录出入量，遵医嘱补充血容量，根据左心室的大小控制输液速度	2						
			正确使用血管活性药物和抗心律失常药，根据情况调整用量，观察药效和不良反应	2						

昆明市延安医院

微创房间隔修补术后护理质量评价标准——ICU 专用表格（二）

检查项目	检查内容		分值	扣分	监管情况	整改情况	持续改进情况		
							完成	基本完成	未完成
	（3）引流管的护理	定时挤压引流管，保持通畅	2						
		妥善固定引流管	1						
		观察引流液的颜色、性质、量；正确使用止血药，观察效果	2						
	（4）泌尿系统的护理	监测每小时尿量，观察尿的颜色、性质	2						
		监测肾功能，尿少时，及时正确利尿治疗；必要时肾代替治疗的及早应用	2						
	（5）内环境	维持酸碱平衡	2						
		维持电解质的稳定	2						
	（7）消化系统护理	观察胃肠功能，听诊肠鸣音	1						
		及早行胃肠营养支持	1						
	（8）神经系统护理	观察患者意识、瞳孔、清醒的时间	1						
		观察肢体活动情况，完成指令性动作情况	1						
		遵医嘱使用镇静药，观察镇静效果	1						

续表

检查项目	检查内容			分值	扣分	监管情况	整改情况	持续改进情况		
								完成	基本完成	未完成
		(9) 其他	指导并协助患者行穿刺侧肢体做伸展运动，促进静脉回流，观察皮肤的颜色、温度和足背动脉搏动情况	2						
			遵医嘱镇痛治疗，并观察效果	2						
			做好基础护理	1						
	3. 护理记录	记录及时、准确，无涂改、空项，体现病情动态变化		2						
结果（20）	患者结局	无护理相关并发症（术后出血、肺不张、气胸、广泛性皮下气肿、膈神经损伤、心律失常）		20						
	总体评价	90 分及其以上“优秀”，80 分及以上 90 分以下“良好”，低于 80 分“不达标”								
总分				100		总得分________分 护士长签名______		监管人员签名 __________		

昆明市延安医院

微创瓣膜病术后护理质量评价标准——ICU 专用表格（一）

监管科室______ 监管时间：201 __年__月__日__时 监管人员______					整改时间______	持续监管时间______			
检查项目	检查内容		分值	扣分	监管情况	整改情况	持续改进情况		
							完成	基本完成	未完成
结构（20）	1. 护理人力资源配置	（1）床护比、护患比	2						
		（2）不同级别护士的配置	2						
	2. 药品、仪器/设 备、物品	（1）常用药品、仪器/设备、物品管理	4						
		（2）抢救药品、仪器/设备、物品管理	4						
		（3）毒、麻、精药品管理	4						
	3. 病区环境	整洁、安静	4						
过程（60）	1. 术后评估	（1）自理能力评估	1						
		（2）压疮评估	1						
		（3）跌倒坠床风险评估	1						
		（4）管路滑脱风险评估	1						
		（5）疼痛评估	1						
		（6）心理状态评估	1						
		（7）睡眠状态评估	1						

续表

检查项目	检查内容			分值	扣分	监管情况	整改情况	持续改进情况		
								完成	基本完成	未完成
过程（60）	1. 术后评估	（8）意识评估		1						
		（9）切口感染风险的评估		1						
		（10）管道感染风险评估		3						
	2. 专科护理常规	（1）呼吸系统护理	呼吸机辅助呼吸，监测呼吸参数	2						
			听诊双肺呼吸音，观察胸廓运动是否对称	2						
			监测动脉血气，经皮血氧饱和度	2						
			床旁X线胸片	1						
			按需吸痰，严格执行吸痰操作规程	2						
			指导患者有效咳嗽、咳痰，深呼吸，促进肺复张	2						
			气道湿化，雾化吸入	2						
			床头抬高30°以上	1						
		（2）循环系统护理	监测有创动脉血压、心率（律）、中心静脉压，维持在正常范围	2						
			监测体温和四肢末梢温度	2						
			每小时记录出入量，遵医嘱补充血容量，根据左心室大小控制输液速度	2						
			正确使用血管活性药物和抗心律失常药，根据情况调整用量，观察药效和不良反应	2						

PDCA

昆明市延安医院
微创瓣膜病术后护理质量评价标准——ICU 专用表格（二）

检查项目	检查内容			分值	扣分	监管情况	整改情况	持续改进情况		
								完成	基本完成	未完成
		（3）引流管的护理	定时挤压引流管，保持通畅，妥善固定引流管	2						
			观察引流液的颜色、性质、量；正确使用止血药，观察效果	2						
		（4）泌尿系统护理	监测每小时尿量，观察尿的颜色、性质	2						
			监测肾功能，尿少时，及时正确利尿治疗；必要时肾代替治疗应用	2						
		（5）内环境	维持酸碱平衡	1						
			维持电解质的稳定，维持血清钾 4.5～5.5mmol/L	2						
		（6）抗凝的护理	遵医嘱根据凝血酶原时间使用抗凝药物华法林	2						
			观察抗凝效果和不良反应	2						
		（7）消化系统护理	观察胃肠功能，听诊肠鸣音	1						
			及早行胃肠营养支持	1						
		（8）神经系统护理	观察患者意识、瞳孔、清醒的时间	1						
			观察肢体活动情况，完成指令性动作情况	1						
			遵医嘱使用镇静药，观察镇静效果	1						

续表

检查项目	检查内容			分值	扣分	监管情况	整改情况	持续改进情况		
								完成	基本完成	未完成
		(9) 其他	指导并协助患者行穿刺侧肢体做伸展运动，促进静脉回流，观察皮肤的颜色、温度和足背动脉搏动情况	2						
			遵医嘱镇痛治疗，并观察效果	1						
			做好基础护理	1						
	3. 护理记录	记录及时、准确，无涂改 、空项，体现病情动态变化		2						
结果（20）	患者结局	无护理相关并发症（术后出血、肺不张、气胸、广泛性皮下气肿、膈神经损伤、心律失常）		20						
	总体评价	90 分及其以上“优秀”，80 分及以上 90 分以下“良好”，低于 80 分“不达标”								
总分				100		总得分______分 护士长签名______		监管人员签名 ________		

PDCA

昆明市延安医院

冠状动脉旁路移植术后护理质量评价标准——ICU 专用表格（一）

监管科室____ 监管时间：201 __年__月__日__时 监管人员____						整改时间____	持续监管时间____		
检查项目	检查内容		分值	扣分	监管情况	整改情况	持续改进情况		
							完成	基本完成	未完成
结构（20）	1. 护理人力资源配置	（1）床护比、护患比	2						
		（2）不同级别护士的配置	2						
	2. 药品、仪器/设备、物品	（1）常用药品、仪器/设备、物品管理	4						
		（2）抢救药品、仪器/设备、物品管理	4						
		（3）毒、麻、精药品管理	4						
	3. 病区环境	整洁、安静	4						
过程（60）	1. 术后评估	（1）自理能力评估	1						
		（2）压疮评估	1						
		（3）跌倒坠床风险评估	1						
		（4）管路滑脱风险评估	1						
		（5）疼痛评估	1						
		（6）心理状态评估	1						
		（7）睡眠状态评估	1						

续表

检查项目	检查内容			分值	扣分	监管情况	整改情况	持续改进情况		
								完成	基本完成	未完成
过程（60）	1. 术后评估	（8）意识评估		1						
		（9）切口感染风险的评估		1						
		（10）管道感染风险评估		3						
	2. 专科护理常规	（1）呼吸系统护理	呼吸机辅助呼吸，监测呼吸参数	2						
			听诊双肺呼吸音	2						
			监测动脉血气、经皮血氧饱和度	2						
			床旁 X 线胸片	1						
			按需吸痰，严格执行吸痰操作规程	2						
			指导患者有效咳嗽、咳痰，深呼吸	2						
			气道湿化，雾化吸入	2						
			床头抬高 30°以上	1						
		（2）循环系统护理	监测有创动脉血压、心率（律）、中心静脉压，维持在正常范围	2						
			监测体温和四肢末梢温度	2						
			每小时记录出入量，遵医嘱补充血容量，控制输液速度	2						
			正确使用血管活性药物，根据循环情况调整用量，观察用药后的反应	2						

昆明市延安医院

冠状动脉旁路移植术后护理质量评价标准——ICU 专用表格（二）

检查项目	检查内容			分值	扣分	监管情况	整改情况	持续改进情况		
								完成	基本完成	未完成
		（3）引流管的护理	定时挤压引流管，保持通畅	2						
			妥善固定引流管	1						
			观察引流液的颜色、性质、量；正确使用止血药，观察效果	2						
		（4）泌尿系统护理	监测每小时尿量，观察尿的颜色、性质	1						
			监测肾功能，尿少时，及时正确利尿治疗；必要时肾代替治疗及早应用	2						
		（5）内环境	维持酸碱平衡	1						
			维持电解质的稳定	1						
		（6）抗凝的护理	遵医嘱正确使用抗凝药物	2						
			观察抗凝效果	1						
		（7）消化系统护理	观察胃肠功能，听诊肠鸣音	1						
			及早行胃肠营养支持	1						
		（8）神经系统护理	观察患者意识、瞳孔、清醒的时间	1						
			观察肢体活动情况，完成指令性动作情况	1						
			遵医嘱使用镇静药，观察镇静效果	1						

续表

检查项目	检查内容			分值	扣分	监管情况	整改情况	持续改进情况		
								完成	基本完成	未完成
		(9) 取大隐静脉下肢护理	观察患肢足背动脉的搏动情况，皮肤颜色、温度	1						
			术后 24 小时拆除患肢弹力绷带，观察切口情况	1						
			抬高患肢	1						
		(10) 其他	监测血糖，并控制在正常范围	1						
			遵医嘱镇痛治疗，并观察效果	1						
			做好基础护理	1						
	3. 护理记录	记录及时、准确，无涂改 、空项，体现病情动态变化		2						
结果（20）	患者结局	无护理相关并发症（围术期心肌梗死、低心排血量综合征、恶性心律失常、肾功能不全）		20						
	总体评价	90 分及其以上“优秀”，80 分及以上 90 分以下“良好”，低于 80 分“不达标”								
总分				100		总得分________分 护士长签名______		监管人员签名 __________		

PDCA

昆明市延安医院

主动脉夹层动脉瘤术后护理质量评价标准——ICU 专用表格（一）

监管科室______ 监管时间：201__年__月__日__时 监管人员______ 整改时间______ 持续监管时间______

检查项目	检查内容		分值	扣分	监管情况	整改情况	持续改进情况		
							完成	基本完成	未完成
结构（20）	1. 护理人力资源配置	（1）床护比、护患比	2						
		（2）不同级别护士的配置	2						
	2. 药品、仪器/设备、物品	（1）常用药品、仪器/设备、物品管理	4						
		（2）抢救药品、仪器/设备、物品管理	4						
		（3）毒、麻、精药品管理	4						
	3. 病区环境	整洁、安静	4						
过程（60）	1. 术后评估	（1）自理能力评估	1						
		（2）压疮评估	1						
		（3）跌倒坠床风险评估	1						
		（4）管路滑脱风险评估	1						
		（5）疼痛评估	1						
		（6）心理状态评估	1						
		（7）睡眠状态评估	1						

续表

检查项目	检查内容			分值	扣分	监管情况	整改情况	持续改进情况		
								完成	基本完成	未完成
过程（60）	1. 术后评估	（8）意识评估		1						
		（9）切口感染风险的评估		1						
		（10）管道感染风险评估		5						
	2. 专科护理常规	（1）呼吸系统护理	呼吸机辅助呼吸，监测呼吸参数	2						
			听诊双肺呼吸音	2						
			监测动脉血气、经皮血氧饱和度	2						
			床旁 X 线胸片	1						
			按需吸痰，严格执行吸痰操作规程	2						
			指导患者有效咳嗽、咳痰，深呼吸	2						
			气道湿化，雾化吸入	2						
			床头抬高 30°以上	2						
		（2）循环系统护理	监测有创动脉血压、心率（律）、中心静脉压，维持在正常范围	2						
			监测体温和四肢末梢温度	2						
			遵医嘱补充血容量	2						
			每小时记录出入量，控制输液速度	2						
			正确使用血管活性药物和抗心律失常药物，根据循环情况调整用量，观察药物的疗效及不良反应	2						

昆明市延安医院

主动脉夹层动脉瘤术后护理质量评价标准——ICU 专用表格（二）

检查项目	检查内容			分值	扣分	监管情况	整改情况	持续改进情况		
								完成	基本完成	未完成
		（3）引流管的护理	定时挤压引流管，保持通畅	1						
			妥善固定引流管	1						
			观察引流液的颜色、性质、量；正确使用止血药，观察效果	2						
		（4）泌尿系统的护理	监测每小时尿量，观察尿的颜色、性质	1						
			监测肾功能，尿少时，及时正确利尿治疗；必要时肾代替治疗的及早应用	2						
		（5）内环境	维持酸碱平衡	1						
			维持电解质的稳定	1						
		（6）消化系统护理	观察胃肠功能，听诊肠鸣音	1						
			及早行胃肠营养支持	1						
		（7）神经系统护理	观察患者意识、瞳孔、清醒的时间	2						
			观察肢体活动情况，完成指令性动作情况	2						
			遵医嘱使用镇静药，观察镇静效果	1						

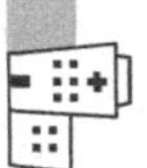

续表

检查项目	检查内容			分值	扣分	监管情况	整改情况	持续改进情况		
								完成	基本完成	未完成
		(8) 其他	监测血糖，并控制在正常范围	1						
			遵医嘱镇痛治疗，并观察效果	1						
			做好基础护理	1						
	3. 护理记录	记录及时、准确，无涂改、空项，体现病情动态变化		2						
结果（20）	患者结局	无护理相关并发症（出血、神经系统损伤、低心排血量综合征、呼吸功能不全、心律失常、急性肾功能损伤、感染、血栓形成）		20						
	总体评价	90 分及其以上“优秀”，80 分及以上 90 分以下“良好”，低于 80 分“不达标”								
总分				100		总得分______分 护士长签名______		监管人员签名 ______		

PDCA

昆明市延安医院

胸主动脉瘤术后护理质量评价标准——ICU 专用表格（一）

监管科室______ 监管时间：201__年__月__日__时 监管人员______					整改时间______	持续监管时间______		
检查项目	检查内容		分值	扣分	监管情况	整改情况	持续改进情况		
							完成	基本完成	未完成
结构（20）	1. 护理人力资源配置	（1）床护比、护患比	2						
		（2）不同级别护士的配置	2						
	2. 药品、仪器/设备、物品	（1）常用药品、仪器/设备、物品管理	4						
		（2）抢救药品、仪器/设备、物品管理	4						
		（3）毒、麻、精药品管理	4						
	3. 病区环境	整洁、安静	4						
过程（60）	1. 术后评估	（1）自理能力评估	1						
		（2）压疮评估	1						
		（3）跌倒坠床风险评估	1						
		（4）管路滑脱风险评估	1						
		（5）疼痛评估	1						
		（6）心理状态评估	1						
		（7）睡眠状态评估	1						

续表

检查项目	检查内容			分值	扣分	监管情况	整改情况	持续改进情况		
								完成	基本完成	未完成
过程（60）	1. 术后评估	（8）意识评估		1						
		（9）切口感染风险的评估		1						
		（10）管道感染风险评估		5						
	2. 专科护理常规	（1）呼吸系统护理	呼吸机辅助呼吸，监测呼吸参数	2						
			听诊双肺呼吸音	2						
			监测动脉血气、经皮血氧饱和度	2						
			床旁 X 线胸片	1						
			按需吸痰，严格执行吸痰操作规程	2						
			指导患者有效咳嗽、咳痰，深呼吸	2						
			气道湿化，雾化吸入	2						
			床头抬高 30°以上	2						
		（2）循环系统护理	监测有创动脉血压、心率（律）、中心静脉压，维持在正常范围	2						
			监测体温和四肢末梢温度	2						
			遵医嘱补充血容量	2						
			每小时记录出入量，控制输液速度	2						
			正确使用血管活性药物和抗心律失常药物，根据情况调整用量，观察药物的疗效及不良反应	2						

昆明市延安医院

胸主动脉瘤术后护理质量评价标准——ICU 专用表格（二）

检查项目	检查内容			分值	扣分	监管情况	整改情况	持续改进情况		
								完成	基本完成	未完成
		（3）引流管的护理	定时挤压引流管，保持通畅	1						
			妥善固定引流管	1						
			观察引流液的颜色、性质、量；正确使用止血药，观察效果	2						
		（4）泌尿系统的护理	监测每小时尿量，观察尿的颜色、性质	1						
			监测肾功能，尿少时，及时正确利尿治疗；必要时肾代替治疗的及早应用	2						
		（5）内环境	维持酸碱平衡	1						
			维持电解质的稳定	1						
		（6）消化系统护理	观察胃肠功能，听诊肠鸣音	1						
			及早行胃肠营养支持	1						
		（7）神经系统护理	观察患者意识、瞳孔、清醒的时间	2						
			观察肢体活动情况，完成指令性动作情况	2						
			遵医嘱使用镇静药，观察镇静效果	1						

续表

检查项目	检查内容			分值	扣分	监管情况	整改情况	持续改进情况		
								完成	基本完成	未完成
		(8) 其他	监测血糖，并控制在正常范围	1						
			遵医嘱镇痛治疗，并观察效果	1						
			做好基础护理	1						
	3. 护理记录	记录及时、准确，无涂改 、空项，体现病情动态变化		2						
结果（20）	患者结局	无护理相关并发症（出血、神经系统损伤、呼吸功能不全、急性肾功能损伤、感染）		20						
	总体评价	90 分及其以上“优秀”，80 分及以上 90 分以下“良好”，低于 80 分“不达标”								
总分				100		总得分________分 护士长签名______		监管人员签名 ____________		

PDCA

昆明市延安医院

心脏移植术后护理质量评价标准——ICU 专用表格（一）

监管科室____ 监管时间：201 __年__月__日__时 监管人员____						整改时间____	持续监管时间____		
检查项目	检查内容		分值	扣分	监管情况	整改情况	持续改进情况		
							完成	基本完成	未完成
结构（20）	1. 护理人力资源配置	（1）床护比、护患比	2						
		（2）不同级别护士的配置	2						
	2. 药品、仪器/设备、物品	（1）常用药品、仪器/设备、物品管理	4						
		（2）抢救药品、仪器/设备、物品管理	4						
		（3）毒、麻、精药品管理	4						
	3. 病区环境	整洁、安静	4						
过程（60）	1. 术后评估	（1）自理能力评估	1						
		（2）压疮评估	1						
		（3）跌倒坠床风险评估	1						
		（4）管路滑脱风险评估	1						
		（5）疼痛评估	1						
		（6）心理状态评估	1						
		（7）睡眠状态评估	1						

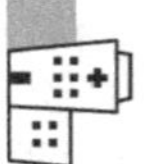

续表

检查项目	检查内容			分值	扣分	监管情况	整改情况	持续改进情况		
								完成	基本完成	未完成
过程（60）	1. 术后评估	（8）意识评估		1						
		（9）切口感染风险的评估		1						
		（10）管道感染风险评估		3						
	2. 专科护理常规	（1）呼吸系统护理	呼吸机辅助呼吸，监测呼吸参数	2						
			听诊双肺呼吸音	1						
			监测动脉血气、经皮血氧饱和度	2						
			每日床旁 X 线胸片	1						
			按需吸痰，严格执行吸痰操作规程	1						
			指导患者有效咳嗽、咳痰，深呼吸	1						
			气道湿化，雾化吸入	1						
			床头抬高 30°以上	1						
		（2）循环系统护理	监测有创动脉血压、心率（律）、中心静脉压、心输出量、心脏指数、肺动脉压、肺动脉楔压，维持在正常范围	2						
			每日床旁十二导联心动图检查，观察 ST－T 变化，了解心肌供血情况	2						
			维持心率在 90～100 次/分，必要时应用临时心外膜起搏器	1						

昆明市延安医院

心脏移植术后护理质量评价标准——ICU 专用表格（二）

检查项目	检查内容			分值	扣分	监管情况	整改情况	持续改进情况		
								完成	基本完成	未完成
		（2）循环系统护理	监测体温和四肢末梢温度	1						
			每小时记录出入量，控制输液速度；遵医嘱补充血容量	2						
			正确使用正性肌力药、血管活性药和抗心律失常药，观察疗效及不良反应	2						
		（3）引流管的护理	定时挤压引流管，保持通畅	1						
			妥善固定引流管	1						
			观察引流液的颜色、性质、量；正确使用止血药，观察效果	2						
		（4）泌尿系统护理	监测每小时尿量，观察尿的颜色、性质	1						
			监测肾功能，尿少时，及时正确利尿治疗；必要时肾代替治疗及早应用	1						
		（5）内环境	维持酸碱平衡	1						
			维持电解质的稳定	1						
		（6）免疫抑制剂护理	遵医嘱正确使用免疫抑制剂，观察疗效及不良反应	1						
			监测血药浓度	1						

续表

检查项目	检查内容			分值	扣分	监管情况	整改情况	持续改进情况		
								完成	基本完成	未完成
		（7）消化系统护理	观察胃肠功能，听诊肠鸣音	1						
			留置胃管，观察有无消化道出血	1						
			遵医嘱使用抗酸剂和组胺受体阻滞剂	1						
			及早行胃肠营养支持	1						
		（8）神经系统护理	观察患者意识、瞳孔、清醒的时间	1						
			观察肢体活动情况，完成指令性动作情况	1						
			遵医嘱使用镇静药，观察镇静效果	1						
		（9）预防感染	单间隔离	1						
			入室更换高温消毒灭菌的隔离服和专用拖鞋	1						
			尽早拔除各种有创管道	1						
			严格无菌操作	1						
		（10）心理护理	对患者的恐惧、焦虑、抑郁和孤独感作耐心细致的疏导	1						
			帮助患者建立家庭支持系统，对家属进行相关知识教育	1						

续表

检查项目	检查内容			分值	扣分	监管情况	整改情况	持续改进情况		
								完成	基本完成	未完成
		（11）其他	监测血糖，并控制在正常范围	1						
			遵医嘱镇痛治疗，并观察效果	1						
			做好基础护理	1						
	3. 护理记录	记录及时、准确，无涂改、空项，体现病情动态变化		2						
结果（20）	患者结局	无护理相关并发症（右心衰竭、感染、出血、排斥反应、低心排血量综合征、急性肾功能衰竭）		20						
	总体评价	90 分及其以上“优秀”，80 分及以上 90 分以下“良好”，低于 80 分“不达标”								
总分				100		总得分______分 护士长签名______		监管人员签名 ______		

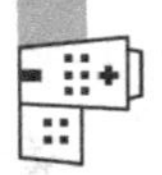

≪ 附录一

心脏大血管外科常用药物目录

药品种类	药品名称	规格	用法剂量	适应证	不良反应及注意事项
正性肌力及血管活性药物	去乙酰毛花苷注射液	0.4mg/2ml	1. 成人首剂量0.4～0.6mg，以后每2～4小时可再给0.2～0.4mg； 2. 新生儿0.022mg/kg，小儿0.025mg/kg，分2～3次，间隔3～4小时给予。	主要用于心力衰竭，控制伴快速心室率的心房颤动、心房扑动的心室率及终止室上性心动过速。	**不良反应：**1. 胃肠道毒性反应；2. 心律失常。 **注意：**低血钾症、不完全性房室传导阻滞、高血钙症、甲状腺功能低下、缺血性心脏病等慎用。

续表

药品种类	药品名称	规格	用法剂量	适应证	不良反应及注意事项
正性肌力及血管活性药物	米力农	5mg/5ml	负荷量 25～75μg/kg，5～10 分钟缓慢静注，维持量 0.25～1.0μg/（kg·min）。每日最大剂量不超过 1.13mg/kg。	适用于对洋地黄、利尿剂、血管扩张剂治疗无效或效果欠佳的各种原因引起的急、慢性顽固性充血性心力衰竭。	**不良反应**：头痛、室性心律失常、无力、血小板计数减少等。过量时可有低血压、心动过速。 **注意**：小剂量表现为正性肌力作用，当剂量达到稳态的最大正性肌力效应时，其血管扩张作用也加强。
	左西孟旦注射液	12.5mg/5ml	初始 10 分钟负荷剂量为 6～12μg/kg，之后持续输注 0.1μg/（kg·min）。	本品适用于传统治疗（利尿剂、血管紧张素转换酶抑制剂和洋地黄类）疗效不佳，并且需要增加心肌收缩力的急性失代偿心力衰竭的短期治疗。	**不良反应**：头痛、低血压和室性心动过速，低钾血症、失眠、头晕、心动过速、室性早搏、心衰、心肌缺血、早搏、恶心、便秘、腹泻、呕吐、血红蛋白减少。

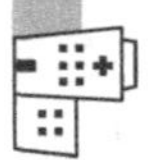

续表

药品种类	药品名称	规格	用法剂量	适应证	不良反应及注意事项
正性肌力及血管活性药物	多巴胺	20mg/2ml	开始1～5μg/（kg·min）滴注，10分钟内以每分钟1～4μg/kg速度递增，以达到最大疗效。慢性顽固性心力衰竭，开始时按体重0.5～2μg/（kg·min）逐渐递增。	适用于心肌梗死、创伤、内毒素败血症、心脏手术、肾功能衰竭、充血性心律失常等引起休克综合征；补充血容量后休克仍不能纠正者，尤其有少尿及周围血管阻力正常或较低的休克。也可用于利尿剂无效的心功能不全。	**不良反应：**胸痛、呼吸困难、心悸、心律失常（尤其用大剂量）、全身软弱无力感。 **注意：**小剂量［0.5～2μg/（kg·min）］作用于多巴胺受体，使肾及肠系膜血管扩张，肾血流量及肾小球滤过率增加，尿量及钠排泄量增加。小到中剂量［2～10μg/（kg·min）］对心肌产生正性肌力作用，使心肌收缩力及心搏量增加，最终使心排血量增加，收缩压升高，脉压可增大，冠脉血流及耗氧改善。大剂量［10μg/（kg·min）以上］导致周围血管阻力增加肾血管收缩，尿量减少。
	多巴酚丁胺	20mg/2ml	0.9%氯化钠或5%葡萄糖稀释后，以2.5～10μg/（kg·min）静滴或微量注射泵泵入。	用于器质性心脏病时心肌收缩力下降引起的心力衰竭，包括心脏直视手术后所致的低心排血量综合征。	**不良反应：**心悸、恶心、头痛、胸痛、气短等。 **注意：**如出现收缩压增加，心率增快与剂量有关。心肌收缩力有所增加时，冠状动脉血流及心肌耗氧量常增加。

续表

药品种类	药品名称	规格	用法剂量	适应证	不良反应及注意事项
正性肌力及血管活性药物	盐酸肾上腺素注射液	1mg/1ml	抢救心脏骤停：皮下注射，1次0.25～1mg；极量：皮下注射，1次1mg。	适用于因支气管痉挛所致严重呼吸困难，迅速缓解药物等引起的过敏性休克，亦用于延长浸润麻醉用药的作用时间。各种原因引起的心脏骤停进行心肺复苏的主要抢救用药。	**不良反应**：心悸、头痛、血压升高、震颤、无力、眩晕、呕吐、四肢发凉。可有心律失常，严重者可由于心室颤动而致死。 **注意**：本品兼有α受体和β受体激动的作用。α受体激动引起皮肤黏膜、内脏血管收缩。β受体激动引起冠状血管扩张，骨骼肌、心肌兴奋，心率增快，支气管平滑肌、胃肠道平滑肌松弛。
	重酒石酸去甲肾上腺素	2mg/1ml	静脉滴注0.02～0.1μg/（kg·min），根据病情调整用量。	用于治疗急性心肌梗死、体外循环等引起的低血压；对血容量不足的休克、低血压，作为急救时补充血容量的辅助治疗，以使血压回升，暂时维持脑与冠状动脉灌注。	**不良反应**：强烈的血管收缩可以使重要脏器器官血流减少，肾血流锐减后尿量减少，组织血供不足导致缺氧和酸中毒；持久或大量使用时，可使回心血流量减少，外周血管阻力增高，心排血量减少。 **注意**：用药过程中必须监测动脉压、中心静脉压、尿量、心电图。

续表

药品种类	药品名称	规格	用法剂量	适应证	不良反应及注意事项
正性肌力及血管活性药物	异丙肾上腺素针	1mg/2ml	救治心脏骤停，心腔内注射 0.5～1mg。Ⅲ度房室传导阻滞，心率每分钟不及 40 次时，可以 0.5～1mg 加在 5% 葡萄糖 200～300ml 内缓慢静滴。	1. 治疗心源性或感染性休克。 2. 治疗完全性房室传导阻滞、心搏骤停。	**不良反应**：口咽发干、心悸不安。 **注意**：心律失常并伴有心动过缓，心绞痛、冠状动脉供血不足，洋地黄中毒所致的心动过缓慎用。
	硝酸甘油	5mg/1ml	开始剂量为 5μg/min，每 3～5 分钟增加 5μg/min，如在 20μg/min 时无效可以 10μg/min 递增。	用于冠心病心绞痛的治疗及预防，也可用于降低血压或治疗充血性心力衰竭。	**不良反应**：头痛；偶可发生眩晕、虚弱、心悸和其他体位性低血压的表现。 **注意**：患者对本药的个体差异很大，静脉滴注无固定适合剂量，应根据个体的血压、心率和其他血流动力学参数来调整用量。使用过程中避光滴注。

续表

药品种类	药品名称	规格	用法剂量	适应证	不良反应及注意事项
正性肌力及血管活性药物	硝普钠	50mg/支	成人开始 0.5μg/（kg·min），根据治疗反应以每分钟 0.5μg/kg 递增，小儿开始 1.4μg/（kg·min），按效应逐渐调整用量。	用于高血压急症和急性心力衰竭，包括急性肺水肿。	**不良反应：** 1. 来自其代谢产物氰化物和硫氰酸盐的毒性反应。 2. 突然停药，可能发生反跳性血压升高。过量则出现严重的低血压并可引起冠状动脉或脑血管灌注减低而产生严重后果。 **注意：**使用过程中应严密监测血压，并且要避光。溶液的保存与应用不应超过 24 小时。
	前列地尔针	10μg/2ml	5～10μg 用 0.9% 氯化钠稀释后缓慢静注。先天性心脏病患者 5ng/（kg·min）静滴。	用于改善心脑血管微循环障碍。脏器移植术后抗栓治疗，用以抑制移植血管内的血栓形成。小儿先天性心脏病动脉导管未闭，用以缓解低氧血症，保持导管血流以等待时机手术治疗。	**不良反应：**休克；循环系统可出现加重心衰，肺水肿，胸部发紧感，血压下降等症状。 **注意：**保存温度 0～5℃，避免冻结。

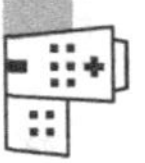
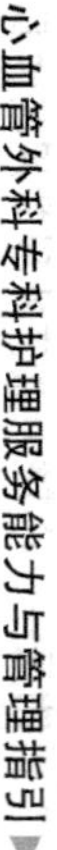

续表

药品种类	药品名称	规格	用法剂量	适应证	不良反应及注意事项
正性肌力及血管活性药物	乌拉地尔注射液	25mg/5ml	缓慢静注 10～50mg，监测血压变化，降压效果应在 5 分钟内出现。若效果不够满意，可重复用药。微量泵推荐初始速度为 2mg/min，维持速度为 9mg/h。	用于治疗高血压危象，重度和极重度高血压，难治性高血压及控制围手术期高血压。	**不良反应**：血压降得太快所致的头痛、头晕、恶心、呕吐、出汗、烦躁、乏力、心悸、心律不齐、上胸部压迫感或呼吸困难等症状。 **注意**：疗程一般不超过 7 天。
抗心律失常药	胺碘酮针	0. 15g/3ml	静脉滴注，负荷量 3mg/kg，然后以 1～1. 5mg/min 维持，6 小时后减至 0. 5～1. 0mg/min，一日总量 1200mg。	应用于房性心律失常伴快速室性心律；严重的室性心律失常。	**不良反应**：窦性心动过缓，房室传导阻滞，低血压。 **注意**：必须预防低血钾的发生，并纠正低血钾。

续表

药品种类	药品名称	规格	用法剂量	适应证	不良反应及注意事项
抗心律失常药	利多卡因针	0.1g/5ml	首次负荷量：1～1.5mg/kg静注，必要时每5分钟后再重复注射1～2次，但1小时内总量不超过300mg；负荷量后可继续以每分钟1～4mg速度静滴维持；或以每分钟按体重0.015～0.03mg/kg速度静脉滴注。	治疗心律失常，用于急性心肌梗死后室性早搏和室性心动过速，也可用于洋地黄中毒、心脏外科手术及心导管引起的室性心律失常。	**不良反应**：可引起低血压和心动过缓。血药浓度过高，可引起心房传导速度减慢、房室传导阻滞及抑制心肌收缩力和心输出量下降。 **注意**：超量可引起心脏骤停、阿-斯综合征、预激综合征，严重心脏传导阻滞患者静脉禁用。
	艾司洛尔	0.2g/2ml	1. 控制心房颤动、心房扑动时心室率。负荷量：0.5mg/（kg·min）静注，维持量：自0.05mg/（kg·min）开始递增。 2. 围手术期高血压或心动过速。即刻控制剂量为：1mg/kg静注，继续予0.15mg/（kg·min）静滴，最大维持量为0.3mg/（kg·min）。	治疗室上性快速心律失常、急性心肌缺血、术后高血压等。	**不良反应**：低血压。 **注意**：高浓度给药（>10mg/ml）会造成严重的静脉反应，故应尽量经大静脉给药。

续表

药品种类	药品名称	规格	用法剂量	适应证	不良反应及注意事项
抗心律失常药	盐酸消旋山莨菪碱注射液	10mg/1ml	1. 常用量：成人每次肌注5～10mg，小儿0.1～0.2mg/kg，每日1～2次。 2. 抗休克及有机磷中毒：静注，成人每次10～40mg，小儿每次0.3～2mg/kg，必要时每隔10～30分钟重复给药，也可增加剂量。病情好转后应逐渐延长给药间隔，至停药。	用于解除平滑肌痉挛、胃肠绞痛、胆道痉挛以及急性微循环障碍及有机磷中毒等。	**不良反应**：口干、面红、视物模糊等。 **注意**：急腹症未诊断明确时，不宜使用。
利尿药	托拉塞米注射液	10mg/支	1. 充血性心力衰竭所致的水肿：一般初始剂量为5mg或10mg，每日一次，如疗效不满意可增加剂量至20mg，每日一次，每日最大剂量为40mg，疗程不超过一周。 2. 肾脏疾病所致的水肿：初始剂量20mg，每日一次，最大剂量每日100mg，疗程不超过一周。	适用于需要迅速利尿或不能口服利尿剂的充血性心力衰竭、肝硬化腹水、肾脏疾病所致的水肿患者。	**不良反应**：长期大量使用可能发生水和电解质平衡失调。 **注意**：对电解质进行动态监测。

续表

药品种类	药品名称	规格	用法剂量	适应证	不良反应及注意事项
利尿药	注射用呋塞米	20mg/支	1. 治疗水肿性疾病，静脉注射，开始 20～40mg，必要时每 2 小时追加剂量，直至出现满意疗效。 2. 治疗急性左心衰竭时，起始 40mg 静脉注射，必要时每小时追加 80mg，直至出现满意疗效。 3. 治疗急性肾功能衰竭时，可用 200～400mg 加于氯化钠注射液 100ml 内静脉滴注，滴注速度每分钟不超过 4mg。	适用于：水肿性疾病；高血压；预防急性肾功能衰竭；高钾血症及高钙血症；稀释性低钠血症；抗利尿激素分泌过多症；急性药物毒物中毒	**不良反应**：与水、电解质紊乱有关，如体位性低血压、休克、低钾血症、低氯血症、低氯性碱中毒、低钠血症、低钙血症，以及与此有关的口渴、乏力、肌肉酸痛、心律失常等。
	氢氯噻嗪片	25mg/片	1. 治疗水肿性疾病，每次 25～50mg，每日 1～2 次。 2. 治疗高血压，每日 25～100mg，分 1～2 次服用，并按降压效果调整剂量。	1. 水肿性疾病：排泄体内过多的钠和水，减少细胞外液容量，消除水肿。 2. 高血压。 3. 中枢性或肾性尿崩症。 4. 肾石症：主要用于预防含钙盐成分形成的结石。	**不良反应**：水、电解质紊乱所致的副作用；高糖血症；高尿酸血症。 **注意**：无尿或严重肾功能减退者慎用。

续表

药品种类	药品名称	规格	用法剂量	适应证	不良反应及注意事项
抗凝药	肝素钠针	1.25 万单位/2ml	1. 静脉注射：首次 5000 ~ 10000 单位，之后或按体重每 4 小时 100 单位/kg。 2. 静脉滴注：每日 20000 ~ 40000 单位，加至氯化钠注射液 1000ml 中持续滴注。滴注前可先静脉注射 5000 单位作为初始剂量。	1. 防治血栓形成或栓塞性疾病。 2. 各种原因引起的弥漫性血管内凝血。 3. 用于血液透析、体外循环、导管术、微血管手术等操作中及某些血液标本或器械的抗凝处理。	**不良反应**：用药过多可致自发性出血，故每次注射前应测定凝血时间。如注射后引起严重出血，可静注硫酸鱼精蛋白进行急救（1mg 硫酸鱼精蛋白可中和 150U 肝素）。 **注意**：用药期间应定时测凝血时间。
	拜阿司匹林肠溶片	100mg/片	每天 100 ~ 300mg。	1. 用于抗血栓：对血小板聚集有抑制作用，可预防血栓形成，预防一过性脑缺血发作、心肌梗死、心房颤动、人工心脏瓣膜或其他手术后的血栓形成。 2. 用于治疗不稳定型心绞痛。	**不良反应**：上、下胃肠道不适，如消化不良、胃肠道和腹部疼痛。可能增加出血的风险。

续表

药品种类	药品名称	规格	用法剂量	适应证	不良反应及注意事项
抗凝药	华法林	2.5mg/片或3mg/片	根据口服抗凝治疗目标INR（国际标准化比值）来决定：人造心脏瓣膜患者，INR 2.5～3.5，其他患者INR 2.0～3.0。	适用于预防及治疗深静脉血栓及肺栓塞，预防心肌梗死后血栓栓塞并发症，预防房颤、心瓣膜疾病或人工瓣膜置换术后引起的血栓栓塞并发症。	**不良反应**：出血。 **注意**：用药过程中监测PT。
	低分子量肝素钙针	5000IU/支或4000IU/支	1. 血液透析：对于无出血危险或血透持续4小时左右的患者，应在透析开始时通过动脉端单次注射大约65IU/kg剂量的低分子肝素。 2. 治疗不稳定性心绞痛和非Q波性心肌梗死：每日2次皮下注射86IU /kg的低分子肝素（间隔12小时）。	联合阿司匹林用于不稳定性心绞痛和非Q波性心肌梗塞急性期的治疗。在血液透析中预防体外循环中的血凝块形成。	**不良反应**：不同部位的出血。

续表

药品种类	药品名称	规格	用法剂量	适应证	不良反应及注意事项
止血药	醋酸去氨加压素针	15μg/1ml	控制出血或手术前预防出血：按体重0.3μg/kg的剂量，用生理盐水稀释到50～100ml，在15～30分钟内静脉滴注；若效果显著，可间隔时间为6～12小时重复给药1～2次。	1. 在介入性治疗或诊断性手术前，使延长的出血时间缩短或恢复正常。 2. 适用于先天性或药物诱发的血小板机能障碍、尿毒症、肝硬化及不明病因所致出血时间延长的患者。使延长的出血时间缩短或恢复正常。	**不良反应**：头痛。高剂量时可引起血压一过性降低及反射性心动过速。 **注意**：若多次重复给药可能会降低疗效。
	尖吻蝮蛇血凝酶针	1单位/瓶	每次2单位，每瓶用1ml注射用水溶解，缓慢静脉注射，注射时间不少于1分钟。用于手术预防性止血，术前15～20分钟给药。	用于外科手术浅表创面渗血的止血，是否使用需要根据外科医生对伤口出血情况的判断。	本品临床试验中未观察到不良反应。 **注意**：DIC及血液病所致的出血，不宜使用。

续表

药品种类	药品名称	规格	用法剂量	适应证	不良反应及注意事项
止血药	氨甲环酸氯化钠注射液	100ml：氨甲环酸1g	一般成年人每次0.25～0.5g，可根据年龄和症状适当增减剂量。	主要用于急性或慢性、局限性或全身性原发性纤维蛋白溶解亢进所致的各种出血。弥散性血管内凝血所致的继发性高纤溶状态，在未肝素化前，一般不用本品。	**不良反应**：偶有药物过量所致颅内血栓形成和出血。 **注意**：急性心肌梗死者慎用。
肝素拮抗剂	硫酸鱼精蛋白注射液	50mg/5ml	用量与最后一次肝素使用量相当（1mg硫酸鱼精蛋白可中和100单位肝素），每次不超过50mg。	抗肝素药。用于因注射肝素过量所引起的出血。	**不良反应**：可导致血压下降、心动过缓、过敏性休克，大多因静注过快所致。 **注意**：使用中和使用后要密切监测，并配备抢救治疗设备。
肌松药物	维库溴铵粉针	每支含维库溴铵4mg	插管剂量：0.08～0.12mg/kg。维持剂量：0.02～0.03mg/kg。	本品主要用于全麻辅助用药，用于全麻时的气管插管及手术中骨骼肌松弛。	**不良反应**：生命体征的改变和神经肌肉阻滞作用的延长。 **注意**：本品可致呼吸肌松弛，使用时应给予病人机械通气，直至自主呼吸恢复。必须在有经验的医师的监护下使用。

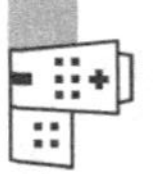

续表

药品种类	药品名称	规格	用法剂量	适应证	不良反应及注意事项
镇静镇痛药	盐酸右美托咪定注射液	0.2mg/2ml	成人剂量：配成 4μg/ml 浓度以 1μg/kg 剂量缓慢静注，输注时间超过 10 分钟。	用于行全身麻醉的手术患者气管插管和机械通气时的镇静。	**不良反应**：低血压、心动过缓及窦性停搏。 **注意**：只能在有监护设备的条件下使用。
	枸橼酸舒芬太尼注射	50μg/1ml	根据个体反应和临床情况的不同来调整使用剂量。	用于气管内插管，使用人工呼吸的全身麻醉。	**不良反应**：典型的阿片样症状，如呼吸抑制、呼吸暂停、骨骼肌强直（胸肌强直）、肌阵挛、低血压、心动过缓、恶心、呕吐和眩晕、缩瞳和尿潴留。
	咪达唑仑注射液	2mg/2ml	是一种强效镇静剂，使用时需要缓慢给药，并且剂量个体化。重症监护室的镇静起始剂量为 1 ~ 2μg/（kg · min）。	持续静脉滴注作为麻醉剂用于气管插管及机械通气患者的镇静，或是用于病危护理治疗中的镇静；全麻诱导。	**不良反应**：严重心肺事件及反常反应。 **注意**：用药过程中严密监测。

续表

药品种类	药品名称	规格	用法剂量	适应证	不良反应及注意事项
心脏移植免疫抑制剂	环孢菌素胶囊	25mg/片	成人口服：开始剂量按体重每日 12 ~ 15mg/kg，1 ~ 2 周后逐渐减量，每周减少开始用药量的5%，维持量为每日 5 ~ 10mg/kg。对做移植术的患者，在移植前 4 ~ 12 小时给药。	主要用于同种异体肝、肾、心、骨髓等器官或组织移植所发生的排斥反应。	**不良反应**：胃肠道反应，具有肾毒性。
	吗替麦考酚酯分散片	0.5g/片	在移植术后应尽早开始口服本品治疗，口服剂量为 0.5 ~ 1g bid。	适用于接受同种异体肾脏或肝脏移植的患者中预防器官的排斥反应。	危险性与免疫抑制的强度和疗程有关，而与特定的免疫抑制剂无关。

参考文献

［1］《中国药典》2015 年版二部.

［2］ 国家食品药品监督管理局标准 YBH02932011.

［3］ 国家食品药品监督管理局标准 YBH11052008.

≪附录二

心血管外科常用词汇中英文对照及缩写

中文	全称	英文缩写
右心房	right atrium	RA
右心室	right ventricle	RV
三尖瓣	tricuspid valve	TV
左心房	left atrium	LA
左心室	left ventricle	LV
二尖瓣	mitral valve	MV
左冠状动脉	left coronary artery	LCA
右冠状动脉	right coronary artery	RCA
主动脉	aorta	AO
肺动脉干	pulmonary trunk	
肺静脉	pulmonary vein	PV
体外循环	extracorporeal circulation	ECC
心肺转流	cardiopulmonary bypass	CPB
心肺机	Heart - Lung Machine	
心电图	electrocardiogram	ECG
左房压	left atrium pressure	LAP
中心静脉压	central venous pressure	CVP
体外膜肺氧合	extracorporeal membrane oxygenation	ECMO
静脉-动脉模式	veno - arteria ECMO	VA - ECMO
静脉-静脉模式	veno - venous ECMO	VV - ECMO
房间隔缺损	atrial septal defect	ASD
室间隔缺损	ventricular septal defect	VSD

动脉导管未闭	patent ductus arteriosus	PDA
主动脉窦瘤破裂	ruptured sinus of valsalva aneurysm	RSVA
主动脉 - 肺动脉间隔缺损	aorticopulmonary septal defect	APSD
法洛四联症	tetralogy of Fallot	TOF
右室双出口	double - outlet right ventricle	DORV
完全性大动脉转位	transposition of great arteries	TGA
永存共同动脉干	persistent truncus arteriosus	PTA
三尖瓣闭锁	tricuspid atresia	TA
三尖瓣下移	Ebstein's anomaly	
主动脉缩窄	coarctation of the aorta	COA
主动脉弓中断	aortic arch interruption	AAI
肺动脉狭窄	pulmonary stenosis	PS
二尖瓣狭窄	mitral stenosis	MS
二尖瓣关闭不全	mitral insufficiency	MI
主动脉瓣狭窄	aortic stenosis	AS
主动脉瓣关闭不全	aortic insufficiency	AI
二尖瓣装置	mitral apparatus	
冠状动脉粥样硬化性心脏病	atherosclerotic coronary artery disease	CAD
主动脉夹层	aortic dissection	AD
扩张型心肌病	dilated cardiomyopathy	DCM
中心静脉压	central venous pressure	CVP
临时起搏器	temporary pacemaker	
胸部物理治疗	chest physiotherapy	CPT
急性呼吸窘迫综合征	acute respiratory distress syndrome	ARDS
多脏器功能障碍综合征	multiple organ dysfunction syndrome	MODS
主动脉球囊反搏	Intra - aortic Balloon Pump	IABP